Müller

Haus- und Familienarzt

Der homöopathische
Haus- und Familienarzt

Eine Darstellung der Grundsätze und Lehren der Homöopathie zur Heilung der Krankheiten mit Anhang: Homöopathische Konstitutionstypen

Von

Dr. Clotar Müller

Mit 12 Abbildungen

21. Auflage

HAUG

KARL F. HAUG VERLAG · HEIDELBERG

CIP-Kurztitelaufnahme der Deutschen Bibliothek

Müller, Clotar:

Der homöopathische Haus- und Familienarzt ; e. Darst. d. Grundsätze u. Lehren d. Homöopathie zur Heilung d. Krankheiten ; mit Anh.: Homöopath. Konstitutionstypen / von Clotar Müller. – 21. Aufl. – Heidelberg : Haug, 1985.

ISBN 3-7760-0294-8

17.–21. Auflage 1969–1985 Karl F. Haug Verlag, Heidelberg
Verlags-Nr. 85139 · ISBN 3-7760-0294-8

Gesamtherstellung: Pilger-Druckerei GmbH, Speyer

Inhaltsverzeichnis

I. Teil

II. Teil

Die Behandlung der einzelnen Krankheiten

Anhang

Die Kinderkrankheiten

III. Teil

Aus dem Vorwort zur ersten Auflage

. . . Nach dem Gesagten kann es nicht zweifelhaft bleiben, daß dieses Buch ausschließlich für Nichtärzte geschrieben sei, vorzüglich für solche, welche von den Vorzügen der Homöopathie bereits durch eigene Erfahrung überzeugt sind. Diese werden für den Fall, daß sie überhaupt keinen homöopathischen Arzt in der Nähe haben, dem sie ihr Wohl und das der Ihrigen anvertrauen können, oder daß sie zeitweilig auf Reisen oder Landaufenthalt von ihrem gewohnten Hausarzte entfernt sind, hierdurch in den Stand gesetzt, in den meisten Erkrankungen sich selbst zu helfen und so dem Übelstande überhoben, sich notgedrungen an einen Arzt zu wenden, zu dessen Heilmethode sie kein Vertrauen, wohl aber Scheu haben. Kaum weniger aber sollen denjenigen, welchen ein homöopathischer Arzt zur Seite steht, die hier gegebenen Belehrungen und Anweisungen zu Nutzen sein; denn abgesehen von den unbedeutenderen, gerade sehr häufig vorkommenden Beschwerden, wie Zahnweh, Durchfall, Kopfweh usw., die schnell ohne jedesmaliges Herbeirufen des Arztes heben zu können gewiß von großem Gewinn ist, muß eine angemessene Belehrung der Laien über Krankheiten und deren wichtigste Symptome dem homöopathischen Arzte eine wesentliche Erleichterung und Hilfe bringen, indem dadurch die Selbstbeobachtung geschärft und geregelt, das Krankenexamen erleichtert und die Aufstellung des Krankheitsbildes und der charakteristischen Anzeigen für die Heilmittel bedeutend gefördert wird. Jeder Arzt, der häufig Gelegenheit gehabt hat, Kranke homöopathisch zu behandeln, welche geläuterte Begriffe von der Homöopathie hatten und richtig zu unterscheiden wußten, um welche Umstände es sich vorzüglich dabei handle, wird diesen Vorteil gewiß nicht gering schätzen. Endlich aber ist dieses Buch auch noch für diejenigen bestimmt, welche noch gar keine Kenntnis von der Homöopathie genommen oder wohl gar irrige Ansichten und vorgefaßte Meinungen über sie haben. Solche dürfen nur bei den alltäglich vorkommenden leichteren Erkrankungen mit Genauigkeit und Gewissenhaftigkeit nach Vorschrift einige Versuche machen und sie werden sich bald von der überraschenden Wirksamkeit der homöopathischen Arzneimittel überzeugen. Bei dem hohen Werte, den es für jeden haben muß, sich schnell und leicht von Schmerz und Krankheit zu befreien und sich den Körper zugleich frei von allen schädlichen Arzneigemischen und ekelhaften Substanzen zu halten, wird es doch dem Vernünftigen gewiß der Mühe wert erscheinen, einige wenige Stunden Aufmerksamkeit und guten Willen der Sache zu schenken.

Da aber dieses Buch nur für Nichtärzte zur Belehrung geschrieben ist, so war es eben deshalb nötig, von allen jenen Krankheiten in demselben ganz abzusehen, deren Erkenntnis und Behandlung durchaus nur einem mit allen Hilfsmitteln der Wissenschaft vertrauten Arzt möglich ist, bei denen deshalb jede Einmischung eines Laien höchst nachteilig und gefährlich werden kann. Aus diesem Grunde mußten Krankheitszustände, wie Typhus

(Nervenfieber), gewisse Entzündungen, Krebs, Wassersucht, Syphilis usw. unerwähnt bleiben, da nur Leichtsinn und Gewissenlosigkeit derartige Übel einem Laien zur Behandlung in die Hand geben könnte. Wenn dagegen mehrere, kaum weniger gefährliche Krankheiten, wie Lungen-, Herz- und Unterleibsentzündung, Lungenschwindsucht, Scharlach, Pocken, Masern usw. aufgenommen worden sind, so ist dies geschehen entweder nur, um auf die Gefahr bei nicht rechtzeitiger Erkenntnis aufmerksam zu machen und zur schleunigen Herbeischaffung sachverständiger Hilfe aufzufordern, oder endlich, um verkehrte, zum Schaden führende allgemein verbreitete Ansichten und Gewohnheiten zu berichtigen und dafür sachgemäße Begriffe und Vorschriften zu unterbreiten. Niemals ist jedoch hierbei versäumt worden, nachdrücklich und ernstlich darauf hinzuweisen, daß die Behandlung solcher Zustände allein von Laien nicht unternommen werden darf, oder wenigstens nur in den bedrängten Fällen, da geeignete ärztliche Hilfe durchaus nicht zu erreichen ist. Es wird also gewiß kein Mißbrauch, oder wenistens nur bei absichtlicher Verkennung und Überhebung, hierbei unterlaufen können.

Im übrigen bedarf es keiner weitern Auseinandersetzung, wie dies Buch richtig und zweckmäßig zu brauchen sei, da in dem ersten Abschnitte eine verständliche Darstellung der leitenden Grundsätze der Homöopathie, sowie ihrer Vorschriften in bezug auf Gaben und Anwendungsweise der Heilmittel und auf Diät vorausgeschickt, in dem zweiten Abschnitte bei den einzelnen Krankheitsformen die möglichste Deutlichkeit, Einfachheit und Bestimmtheit in der Beschreibung der Krankheitssymptome und in der Aufstellung der Heilanzeigen angewendet und außerdem zur schnellen Orientierung und zum leichten Auffinden der abgehandelten Krankheitsformen am Schluß ein alphabetisches Inhaltsregister beigefügt worden ist.

Leipzig, im Oktober 1853. **Dr. Clotar Müller.**

Vorwort zur neunten Auflage

Auch in dieser neuen Auflage habe ich die Grundsätze, welche einem derartigen ausschließlich nur für Nichtärzte bestimmten Buche gewisse Grenzen auferlegen, streng festgehalten, weil ich mich immer fester überzeugt habe, daß alle diejenigen Krankheitszustände, deren Erkenntnis und Behandlung nur einem mit allen Hilfsmitteln der Wissenschaft ausgerüsteten Arzte möglich ist und bei denen deshalb jedes tätige Eingreifen eines Laien nachteilig und gefährlich werden kann, hier streng auszuschließen waren.

Dagegen hat diese Auflage, abgesehen von einzelnen Vervollständigungen und Hinzufügungen neuer Erfahrungen, in zweifacher Beziehung wesentliche Bereicherung erfahren und dadurch, wie ich wohl mit gutem Grunde annehmen darf, bedeutend an Brauchbarkeit gewonnen.

Fürs erste habe ich es mir angelegen sein lassen, diejenigen Abschnitte, welche eine allgemeine Belehrung über die normale Entwicklung der Säuglinge und Kinder, sowie bestimmte Anhaltspunkte zur Beurteilung und Entscheidung über den gesunden oder krankhaften Zustand derselben in gewissen Lebensperioden geben, ausführlicher und eingehender als bisher auszuarbeiten. Gerade hierin wird von seiten der Mütter und Pflegerinnen am meisten gefehlt und gesündigt, wie ich mich nur zu oft überzeugen mußte; nicht etwa nur aus Leichtsinn und Nachlässigkeit, sondern weit mehr aus Unkenntnis und Irrtum. Denn oft genug kommen durch Nichtbeachtung oder falsche Beurteilung scheinbar geringfügiger Umstände selbst von seiten der sorgsamsten Mütter hier Vernachlässigungen und Nachteile vor, die schwer oder gar nicht wieder gut zu machen sind. Hier also ist vor allem gründliche Aufklärung und Belehrung nötig, und deshalb hielt ich es für eine Pflicht, alles zu tun, um das Auge und das Urteil der Pflegerinnen zu schärfen. Je schärfer und richtiger eine Mutter zu beobachten versteht, desto leichter macht sie es dem Arzte, zur rechten Zeit einzuschreiten und desto größer ist die Aussicht, schweren Folgen vorzubeugen.

Fürs zweite aber habe ich geglaubt, dem alphabetischen Register am Ende des Buches eine größere Aufmerksamkeit schenken zu sollen. Ich habe nämlich ziemlich häufig die Erfahrung machen müssen, daß im betreffenden Falle die Stelle nicht gefunden wurde, die den geeigneten Rat zu erteilen vollkommen imstande gewesen wäre, kurz, daß der Leser nicht wußte, wo er nachschlagen solle, um zu finden, was er bedurfte. Um diesem Übelstande abzuhelfen, habe ich das Register bedeutend vervollständigt, so daß nunmehr auch der im Nachschlagen wenig Geübte kaum noch fehl gehen kann. Ich habe aber auch bei allen Krankheiten und Krankheitssymptomen außer der betreffenden Seitenzahl gleichzeitig die im Text empfohlenen und genauer präzisierten Heilmittel in alphabetischer Ordnung hinzugefügt und dabei die vorzüglich wirksamen durch besonderen Druck hervorgehoben. Dadurch ist das bisherige Register in der Tat zu einem fast vollständigen Repertorium geworden und die Mühe des Auffindens somit soweit erleichtert worden, als es nur möglich ist. Ich darf wohl mit Recht annehmen, daß hierdurch die Brauchbarkeit des Buches in nicht geringem Maße gewonnen hat. Freilich muß ich aber dabei vor einer einseitigen Benutzung dieses Repertoriums dringend warnen, die sich mit den hier gefundenen Heilmittelangaben begnügt, ohne die im angezogenen Texte genauer besprochenen Indikationen und Differenzialdiagnosen weiter zu berücksichtigen. Wer ohne weiteres die im Repertorium aufgefundenen Arzneimittel in ihrer alphabetischen Reihenfolge anwenden und durchprobieren wollte, würde den häufigen Mißerfolg nur sich selbst zuzuschreiben haben. Es darf niemals aus den Augen verloren werden, daß dieses Repertorium nur dazu dienen kann und soll, die Stellen im Texte anzuzeigen, die nachzulesen sind, um das geeignete Arzneimittel herauszufinden. Es soll also nicht etwa den Text ersetzen und überflüssig machen, sondern nur zugänglicher und übersehbarer.

Leipzig, im Juli 1874. **Dr. Clotar Müller.**

Vorwort zur sechzehnten Auflage

Das Buch hat in vielen vielen Tausenden von Exemplaren dazu beigetragen, die Homöopathie als Heilmethode in allen Bevölkerungskreisen bekannt zu machen und für ihr Verständnis zu werben. Ist doch die Homöopathie die mildeste aller therapeutischen Möglichkeiten. Ihre Wirksamkeit hat sich immer wieder auch da noch bewährt, wo andere Mittel und Methoden versagten.

Diese Neuauflage wurde durch einen Anhang „Homöopathische Konstitutionstypen" erweitert. An 12 Abbildungen werden verschiedene Arzneiwirkungstypen gezeigt und so verständlich gemacht, warum mit der Homöopathie nicht Krankheiten, sondern kranke Menschen behandelt werden.

Möge auch diese Neuauflage wieder vielen Menschen Ratgeber und Helfer sein.

Im Oktober 1958

Der Verlag

Erster Teil

§ 1

Die Grundsätze und Lehren der Homöopathie

Die Uranfänge der Medizin lassen sich bis in die ältesten Zeiten der Menschheit überhaupt zurückverfolgen; der Trieb, die mancherlei Gebrechen und Erkrankungen des Körpers zu heben oder zu erleichtern, ist viel zu natürlich und kräftig, als daß nicht schon die Menschen selbst der rohesten und ungebildetsten Zeit Mittel gesucht und gefunden haben sollten, diesen Zweck teilweis zu erreichen. Ja, der Drang, seine Mitmenschen gegen diese sichtbaren und stets an die eigene Gefahr erinnernden Beeinträchtigungen der Gesundheit zu sichern und gegen den Schmerz, diesen von jeher am meisten gefürchteten Begleiter der körperlichen Leiden, Linderung und Hilfe zu bringen, war so mächtig, daß schon ziemlich zeitig einzelne ihren Beruf darin suchten und ihr ganzes Leben und Streben allein der Pflege und Heilung von Kranken widmeten, um Mittel zur Linderung der Schmerzen und Leiden aufzufinden. Daher ist es denn gekommen, daß weit früher, als der Grund zu den meisten andern Künsten und Wissenschaften gelegt war, schon der Stand der Ärzte der Tat und dem Namen nach existierte und bereits die Heilung selbständig gelehrt und betrieben wurde. Über 3000 Jahre darf diese älteste aller Wissenschaften zurückblicken und in jedem Jahrhundert auf die unerschöpfliche Quelle reiner Begeisterung und aufopfernder Selbstentäußerung stolz sein, mit der die Besten der Zeit stets dieses edle Ziel rastlos verfolgten. So rühmlich nun auch diese Tatsache von dem in den Menschen tief begründeten Sinn für Liebe und von deren aufopferndem Streben nach Wahrheit Zeugnis ablegt, so ist doch das Resultat dieser riesenmäßigen Anstrengungen keineswegs vielversprechend für die Tragweite menschlicher Geisteskraft und Befähigung. Denn wenn man die Geschichte der Medizin von ihrem Ursprunge bis zum Beginn dieses Jahrhunderts verfolgt und mit unbefangenem Blicke deren einzelne Perioden und Phasen überschaut und vergleicht, so steht man schaudernd vor einem unerquicklichen Wulst und unlösbarem Gewirre von Widersprüchen, haltlosen Hypothesen und unerwiesenen Behauptungen und vermißt mit Schmerz selbst jeden Beginn eines organisch geordneten Baues und Fortschrittes zum bestimmt vorgesteckten Ziele. Auf der einen Seite häufte die gröbste Empirie Unmassen von vermeintlichen Erfahrungen auf, deren absolute Untauglichkeit jede Benutzung unmöglich machte; auf der andern Seite erging sich Phantasie und Spekulation in den verworrensten Theorien und Systemen, deren jedesmaliges Zusammenbrechen das Signal zum Aufbau noch haltloserer gab. Die wirklichen Fortschritte und die einzigen stichhaltigen Resultate des Forschens so vieler bedeutender Männer in dieser langen Reihe von Jahren betrafen ausschließlich immer nur die Hilfswissenschaften der Medizin, die Anatomie, Physiologie, Physik und Chemie, während der eigentliche Zweck selbst, das Heilen der Krankheiten, ungefördert und so die Heilkunst fast ganz auf demselben wissenschafts- und prinzipienlosen Punkte blieb, auf dem sie in der Kindheit der Menschheit sich befunden hatte. Das war leider die Frucht einer mehr als zweitausendjährigen medizinischen Erfahrung! Deshalb konnte ein berühmter Arzt, Hofrat Girtanner, am Ende des vorigen Jahrhunderts laut und öffentlich sagen: „Es fällt in die Augen, warum es nicht zwei Ärzte gibt, noch geben kann, die miteinander völlig einig wären. Denn da die Heilkunde gar keine festen Prinzipien hat, da nichts in derselben ausgemacht ist, da es nur wenige sichere, zuverlässige Erfahrungen in derselben gibt, so hat jeder Arzt das Recht, bloß seiner eigenen Meinung zu folgen. Wo von keinem Wissen die Rede ist, wo alle nur meinen, da ist eine Meinung so viel wert als die andere. In der dicken ägyptischen Finsternis der Unwissenheit, in welcher die Ärzte herumtappen, ist auch nicht der mindeste Strahl des Lichtes vorhanden, vermöge welches sie sich orientieren könnten. Wenn zwei Ärzte am Bette eines nicht gefährlichen Kranken zusammenkommen, so geht es ihnen oft wie den Wahrsagern zu Rom: sie haben Mühe, wenn sie sich ansehen, das Lachen zu verbeißen."[1] Ja, der berühmte Boerhave stand nicht an, öffentlich zu behaupten, daß es weit vorteilhafter für das Menschen-

---

[1] Ausführliche Darstellung des Brownschen Systems. Göttingen 1798. Band II. S. 598.

geschlecht wäre, wenn es nie Ärzte in der Welt gegeben hätte, und der hochgestellte Schönlein sagte von der Medizin, daß sie seit der hellenischen und römischen Kultur so gut als keinen Fortschritt gemacht habe und daß sie auf ganz neuen Grundlagen von unten auf umgebaut werden müsse.

Gerade in diese Zeit, wo der trostlose und jämmerliche Zustand der Medizin wenigstens einzelnen hellen Köpfen in seiner ganzen Hoffnungslosigkeit klarzuwerden begann, gerade in eine Periode, wo abermals ein von allen Ärzten Europas mit frevelhaftem Leichtsinn begeistert aufgenommenes System, die mörderische Lehre Browns, in Verfall geriet, fällt das Leben und Wirken Samuel Hahnemanns, des Mannes, der der staunenden Menschheit mit unerschrockenem Munde die Schwächen und Sünden der Heilkunst offen darlegte und ihr zuerst von allen Ärzten ein einfaches und wahres Prinzip, die Grundbedingung jeder planmäßigen Ausbildung, verschaffte.

Samuel Christian Friedrich Hahnemann, geboren den 10. April 1755 zu Meißen, gestorben den 2. Juni 1843 zu Paris, wurde, bald nachdem er die Heilkunst einige Jahre praktisch ausgeübt hatte, von deren Unzulänglichkeit und Erbärmlichkeit so mächtig ergriffen, daß er seine Praxis ganz niederlegte und sich nur mit Chemie und wissenschaftlichen Arbeiten beschäftigte. Hierin, namentlich in der Chemie, leistete er in mehrfacher Beziehung so Tüchtiges, daß sein Name schon hierdurch allein der Vergessenheit entrissen worden wäre. Allein es war ihm bestimmt, in dem Dunkel der Heilkunst noch ein weit helleres Licht zu entzünden. Mitten in diesen theoretischen Arbeiten, namentlich bei der Bearbeitung von Cullens Arzneimittellehre, und angeregt durch dessen verworrene Erklärung über die fiebervertreibende Kraft der Chinarinde, entdeckte sein scharfer Blick plötzlich das Gesetz, das in den Wirkungen einer Substanz an Gesunden ihre Heilkraft für die ähnlichen Krankheitssymptome erkennen lehrt. An sich selbst machte er zuerst den Versuch, daß ein Lot der Chinarinde, dieses anerkannten Heilmittels des Wechselfiebers, im gesunden Körper Symptome erzeugt, die einem Wechselfieberanfalle höchst ähnlich sind. Weitere Versuche an seinen Angehörigen und mit anderen Substanzen bestätigten ihm bald seine Entdeckung bis zur unumstößlichen Sicherheit und gaben seinem schaffenden Geiste das sichere Fundament, auf welchem er nun mit eiserner Festigkeit und glänzendem Scharfsinn ein System der Medizin aufbaute, das sich gegen die Autorität alles Bestehenden auflehnte und die Satzungen einer tausendjährigen vermeintlichen Erfahrung über den Haufen warf. Einen solchen Kampf allein gegen alle zu wagen, das konnte nur ein felsenfestes Vertrauen auf die Wahrheit seiner Sache und eine unerschütterliche Festigkeit der Seele unternehmen; diesen Kampf aber glänzend und siegreich durchführen zu können, das verdankte er allein der Urkraft seines Genius und der überzeugenden Gewalt der Wahrheit, der auf die Dauer nie das Ohr der Menschen verschlossen bleiben kann. Deshalb blieben die Waffen des Spottes und der Gemeinheit in den Händen der gelehrten und hochgestellten Gegner ohne Erfolg gegen den armen unbeschützten Mann, deshalb schleuderten umsonst die Fakultäten und Universitäten ihre Bullen und Bannstrahlen und die Regierungen ihre Exil- und Konfiskationserlasse, deshalb fand seine Lehre bald begeisterte Anhänger und Gönner, die ihr Anerkennung und Schutz verschafften, so daß sie in kurzem in allen Ländern der Erde Verbreitung und festen Fuß fand, und längst, unbeirrt und ungehindert von dem Geschrei ihrer Feinde ihre berechtigte Stellung eingenommen hat.

Soweit überhaupt nun die Medizin berechtigt ist, Gemeingut aller gebildeten Menschen zu sein und wenigstens in ihren Grundsätzen und Elementen von allen gekannt und verstanden zu werden, soll hier das Wesen der Homöopathie in Kürze faßlich dargestellt und ihre Hauptlehren bündig auseinandergesetzt werden, um so mehr, als mit der steigenden Aufklärung jede Kunst und Wissenschaft ihre früher exklusive und kastenartige Stellung immer mehr verlieren und gerade hinsichtlich der Gesundheitspflege eine möglichst allgemeine Verbreitung gewisser Kenntnisse dringend notwendig erscheinen muß. Ist doch gerade die Homöopathie vor vielen anderen Wissenschaften besonders geeignet für eine populäre Darstellung in weiteren Kreisen, weil von ihr mit Recht gesagt werden kann: „Die Einfachheit ist ein Zeichen der Wahrheit."

Der oberste Grundsatz der Homöopathie, durch dessen Aufstellung Hahnemann statt der bisherigen prinzipienlosen Willkür und hohlen Theorie ein sicheres und positives Gesetz für die Anwendung der Heilmittel in Krankheiten gab, ist also, wie schon bemerkt, das Ähnlichkeitsgesetz (Similia Similibus Curantur)[1]. Dasselbe lautet für die praktische Anwendung folgendermaßen: Jeder Krankeitsfall wird am schnellsten und sichersten durch dasjenige Arzneimittel geheilt, welches im gesunden Körper möglichst ähnliche Erscheinungen hervorbringt. Die Übereinstimmung der Krankheitssymptome also mit den Arzneimittelwirkungen an Gesunden ist der leitende und entscheidende Punkt für die Anwendung eines Heilmittels. Hahnemann entdeckte dieses neue, mit dem Grundsatz der bisherigen Medizin in geradem Gegensatz stehende Gesetz zuerst durch die Prüfung der Chinarinde; bald aber zeigte sich, daß dasselbe in der Tat, wenn auch unbewußt, schon oft angewendet worden war und beinahe allen bisherigen wahren Krankheitsheilungen zugrunde liegt. So hatte z. B. schon Hippokrates eine Art Cholera durch Veratrum geheilt, ein Mittel, das an Gesunden Erbrechen, Durchfall und choleraartige Erscheinungen hervorbringt; das englische Schweißfieber, eine im Jahre 1485 grassierende Krankheit, bei der anfangs von 100 Kranken 99 gestorben waren, wurde durch schweißtreibende Mittel zu einer ganz gefahrlosen Krankheit umgewandelt; Opium, das bei Gesunden Schlafsucht erregt, war von Osthoff und anderen mit dem größten Erfolg in einem epidemischen Fieber, welches von unwiderstehlicher Schlafsucht und Delirien begleitet war, angewendet worden; gegen Frostschäden war längst Eis und Schnee, sowie gegen den Schmerz bei Verbrennungen ein mäßiger Hitzegrad als die besten Heilmittel bekannt und allgemein verwendet worden; die Gefahr der Menschenpocken hatte Jenner durch Impfung mit dem ganz ähnlichen Kuhpockenstoffe abzulenken gelehrt. Durch solche unbestreitbaren Tatsachen war demnach die Heilung der Krankheiten nach dem Ähnlichkeitsprinzip außer allen Zweifel gestellt, und Hahnemann konnte mit Recht dasselbe als ein Naturgesetz aufstellen, das, durch unzählige unumstößliche Beweise und Tatsachen erhärtet, als solches von der Wissenschaft aufgenommen werden mußte, selbst wenn diese nicht imstande wäre, dasselbe hinreichend zu erklären, gleichwie in der Naturwissenschaft die obersten Gesetze und Grundsätze fast alle nur durch die Beobachtung und Erfahrung gefunden worden sind und ihre Erklärung und wesentliche Begründung a priori

[1] D. h. Ähnliches heilt Ähnliches, oder Ähnliches wird durch Ähnliches geheilt.

in den meisten Fällen unmöglich ist. Obgleich demnach Hahnemann der wissenschaftlichen Erklärung, wie die Heilung nach dem Ähnlichkeitsgesetz zustande kommt, nicht bedurfte und einer solchen verhältnismäßig auch nur wenig Wert beilegte, so hat er doch in seinem Organon der Heilkunst[1] (§§ 28 und 29 der 5. Aufl.) folgende Ansicht als die wahrscheinlichste, da sie auf lauter Erfahrungsprämissen basiere, aufgestellt: „Jeden gesunden Organismus belebe eine geistige (dynamische) Kraft = Lebenskraft und halte ihn in harmonischer Ordnung; ohne diese Kraft sei der Organismus tot. Wenn der Mensch erkranke, so sei ursprünglich nur diese Lebenskraft durch einen dem Leben feindlichen äußeren Einfluß (Krankheitsursache) verstimmt, was sich durch regelwidrige Empfindungen und Tätigkeiten im Organismus äußere, die wir Krankheitssymptome nennen. Die Gesamtheit dieser Symptome sei das einzige, was der Arzt an jedem Krankheitsfalle erkennen kann; die Krankheit bestehe demnach für den Arzt bloß in der Gesamtheit ihrer Symptome. Sind alle Krankheitssymptome getilgt, so müsse jederzeit auch die Krankheit selbst, d. i. die Verstimmung der Lebenskraft, geheilt sein; der Arzt habe also bloß den Inbegriff der Krankheitszeichen hinwegzunehmen, um das Ganze der Krankheit selbst zu heben; deshalb sei die Gesamtheit der Symptome die einzige Indikation, die einzige Hinweisung auf das zu wählende Heilmittel. Die Krankheitssymptome könnten aber von den Arzneien nicht anders geheilt werden, als insofern diese die Kraft haben, ebenfalls Befindensveränderungen im Körper hervorzubringen; diese Kraft der Arzneien könne nur bei ihrer Einwirkung auf gesunde Körper wahrgenommen werden. Die krankhaften Symptome, welche die Arzneien im gesunden Körper erzeugen, seien ebenfalls das einzige, woraus wir ihre Heilkraft gegen Krankheiten erkennen lernen. Bei Eingabe einer genau nach Symptomenähnlichkeit gewählten Arznei werde nun in der von natürlicher Krankheit verstimmten Lebenskraft eine ähnliche, künstliche, etwas stärkere Krankheitsaffektion erzeugt und an die Stelle der schwächeren natürlichen Krankheitserregungen geschoben, gegen welche dann die instinktartige Lebenskraft eine erhöhte Energie zu richten gezwungen sei, aber wegen der nur kurzen Wirkungsdauer der künstlichen Arzneikrankheit diese bald über-

[1] Organon der Heilkunst von Samuel Hahnemann, im Verlag Dr. Willmar Schwabe, Inhaber: Dr. med. Margarete Schwabe, Berlin-Wannsee.

winde und so wieder fähig werde, das Leben des Organismus in Gesundheit fortzuführen. Ganz auf dieselbe Weise heile z. B. zuweilen die Natur eine vorhandene Krankheit durch eine neue Erkrankung, welche Ähnlichkeit in ihren Symptomen mit jener habe; so werde z. B. oft ein chronischer Hautausschlag oder eine Augenentzündung durch ausbrechende Pocken oder Impfung mit Kuhpockenlymphe dauernd gehoben, ebenso wie durch Masern ein vorherbestehender Keuchhusten usw. Nur dadurch, daß diese beiden Krankheitszustände, welche sich im Organismus antreffen, Ähnlichkeit und Übereinstimmung hinsichtlich der Symptome und der befallenen Organe hätten, könne eine dauernde und radikale Heilung zustande kommen, während verschiedene und unähnliche Krankheiten, wie die tägliche Erfahrung zeige, nebeneinander bestehen und verlaufen könnten, ohne einen solchen gegenseitigen Einfluß aufeinander zu äußern. Die Homöopathie ahme also streng den Weg nach, den die Natur zur gründlichen Heilung von Krankheiten einschlage, nur daß sie ungleich mehr Heilpotenzen vor der Natur voraushabe, welche nur einzelne wenige Krankheiten anderen Krankheiten zur homöopathischen Hilfe zuzuschicken und außerdem nicht ohne große Unbequemlichkeiten und Gefährlichkeiten ihren Zweck zu erreichen vermöge."

Diese Hypothese von der künstlichen Arzneikrankheit, welche die ursprüngliche Krankheit wie mit einem Schlage verdränge und nunmehr selbst vom Organismus spielend überwunden werde, wodurch Hahnemann eine theoretische Erklärung für das Zustandekommen der Heilung nach dem Ähnlichkeitsgesetz geben wollte, ist mit unseren heutigen wissenschaftlichen Anschauungen nicht mehr in Einklang zu bringen, es wäre aber verkehrt, wenn man dem Entdecker der Homöopathie daraus einen großen Vorwurf machen wollte, da diese Theorie dem Geiste der Zeit entsprach, in welcher Hahnemann lebte und da er selbst auch erklärte, daß diesen Erklärungsversuchen kein allzu großer Wert beizulegen sei, weil hierbei stets der reale Boden der reinen Tatsachen verlassen und zu künstlichen Schlüssen gegriffen werden müsse. In unserer Zeit sind wir durch die Untersuchungen der Professoren Schulz und Arndt der wissenschaftlichen Begründung des homöopathischen Heilgesetzes einen guten Schritt nähergekommen. Diese Gelehrten haben auf die wunderbare doppelte Wirkung der Arzneimittel besonders aufmerksam gemacht und sind durch zahlreiche Versuche zu dem Schluß gekommen, daß kleine

Arzneireize die Lebenstätigkeit anfachen, mittelstarke sie fördern, starke Reize sie hemmen und sehr starke sie aufheben. Indem sie bewiesen, daß dieses sogenannte Arndtsche biologische Grundgesetz nicht nur für gesunde, sondern in erhöhtem Maße für kranke Organe Gültigkeit hat, gaben sie dadurch zugleich auch den in der Homöopathie gebräuchlichen kleinen Arzneigaben eine wissenschaftliche Stütze. Wir wollen die kranken Zellen und Gewebe nicht durch starke Dosen betäuben oder lähmen, sondern durch kleine Dosen der spezifischen Arznei zur erhöhten Tätigkeit veranlassen. Auf welche Weise nun die kleinen Arzneigaben eine solche Wirkung auf die Zellen ausüben, ist freilich auch jetzt noch ein Rätsel, dessen Lösung den Fortschritten der Wissenschaft vorbehalten bleibt.

Zum Glück brauchen wir aber auf diese Lösung, so interessant sie auch sein mag, nicht zu warten, um das Grundgesetz der Homöopathie in Krankheitsfällen mit Erfolg anwenden zu können. Zur Erreichung dieses Zweckes sind hauptsächlich folgende zwei Bedingungen von größter praktischer Wichtigkeit: 1. die genaue Erforschung der Krankheitssymptome und 2. die möglichst vollständige Kenntnis der Arzneiwirkungen auf den gesunden Körper.

Was nun den ersten Punkt, die Erforschung der Krankheitserscheinungen, anlangt, so muß dieselbe zum Zwecke der Homöopathie eine ungleich genauere und sorgfältigere sein, als die frühere Medizin sie je gekannt hat. Vor allem muß dabei von dem bloßen Generalisieren ganz abgesehen werden, d. h. es genügt durchaus nicht, die Krankheiten nach bestimmten hervorstechenden Erscheinungen in gewisse Klassen einzuteilen und zu benennen, wie z. B. als Lungenentzündung, Nervenfieber, Keuchhusten usw., sondern es muß stets jeder vorhandene Krankheitsfall als besonderes Individuum betrachtet und in allen seinen einzelnen Erscheinungen aufgefaßt werden. Denn die Homöopathie hat es nicht mit Krankheitsfamilien, sondern bloß mit Krankheitsfällen zu tun und wählt das passende Heilmittel nicht nach den Krankheits*namen*, sondern nach den Symptomen des einzelnen Krankheits*falles*. Jene Einteilung und Benennung der Krankheiten nach bestimmten hervorstechenden Erscheinungen kann nur Wert haben für die

Pathologie und Diagnose, indem sie durch Gruppierung der einzelnen Krankheiten deren Übersicht erleichtert und Anhaltspunkte für eine Vergleichung ähnlicher Krankheitsfälle bietet; am Krankenbette aber in bezug auf das zu wählende Heilmittel darf sie für den Homöopathen von keinem oder doch nur beschränktem Einfluß sein. Der Homöopath muß vielmehr jeden Krankheitsfall als einen eigentümlichen betrachten und mit größter Aufmerksamkeit und möglichstem Scharfsinn alles auf denselben bezügliche erforschen, ja selbst das unbedeutend scheinende Symptom nicht unbeachtet lassen. Hierzu ist die vollständigste Kenntnis der Konstruktion, der Beschaffenheit, der Lage und des Zusammenhangs sämtlicher Teile des Körpers = Anatomie, sowie deren Bedeutung und Verrichtungen im gesunden Zustande = Physiologie, und endlich der in Krankheiten vorkommenden Abweichungen und Strukturveränderungen = Pathologie, notwendig. Ebenso bedarf es hierbei einer ganz besonderen Berücksichtigung der Anamnese = Krankheitszustände, die dem vorliegenden Falle vorausgegangen sind, sowie vor allem auch der Ätiologie = Erkenntnis der Erkrankungsursache und -veranlassung; denn die Entfernung der schädlichen, noch fortwirkenden Einwirkung muß natürlich auch in der Homöopathie die erste und hauptsächlichste Aufgabe sein. So muß z. B. natürlich überall, wo es möglich ist, der eingedrungene Splitter aus dem Auge, die Kugel aus der Schußwunde herausgezogen, das Gift aus dem Magen durch Brechen entfernt, die erstickende Luft in dem Zimmer des Asphyktischen mit gesunder erneuert werden usw. Aus allem diesem geht deutlich hervor, daß der Homöopath, um alle Erscheinungen des vorliegenden Krankheitsfalles genau zu erforschen und richtig aufzufassen, aller Hilfswissenschaften der Medizin ebensosehr wie der Allopath, ja zum Teil sogar in größerer Vollständigkeit, bedarf, nur mit der Bedeutung, daß er sie nicht wie bei dieser nur zur Diagnose (Benennung der Krankheitsart), sondern zur sicheren Heilung benutzt. Hahnemann selbst bediente sich statt aller künstlichen Klassifikationen der Krankheiten behufs einer allgemeinen Übersicht nur der Einteilung in akute und chronische Krankheiten, und verstand unter der ersteren Bezeichnung schnelle Erkrankungsprozesse der abnorm verstimmten Lebenskraft, welche ihren Verlauf in mäßiger, mehr oder weniger kurzen Zeit zu beendigen geeignet sind; chronische Krankheiten nannte er solche, welche bei kleinen, oft unbemerkten Anfängen den lebenden Organismus verstimmen und ihn allmählich so vom gesunden Zustande entfernen, daß die zur Erhaltung der Gesundheit bestimmte Lebenskraft ihnen nur unvollkommenen, unzweckmäßigen, unnützen Widerstand entgegensetzen, sie aber für sich nicht auslöschen kann, sondern bis zur endlichen Zerstörung des Organismus fortwuchern lassen muß. Als einzige Quellen der chronischen Krankheiten nahm er später die Psora (Krätzsiechtum), die Syphilis und die Sykosis an; indessen hat sich diese letztere Annahme in ihrer vollen Ausdehnung und namentlich in ihrer Einwirkung auf die Therapie nicht bestätigt und sie ist deshalb von den meisten Vertretern der Homöopathie später gänzlich aufgegeben worden.

Zu einer genauen Aufnahme eines Krankheitsfalles ist demnach meist eine schriftliche Aufzeichnung der beobachteten Erscheinungen dringend notwendig. Man läßt zu diesem Zwecke zuvörderst den Kranken oder dessen Angehörige ruhig den Vorgang seiner Erkrankung erzählen und eine Schilderung aller Beschwerden und aller vom gewöhnlichen Zustande abweichenden Erscheinungen geben. Hierauf muß der Arzt nach Berücksichtigung des Geschlechts, Alters, der vorhergegangenen Krankheiten, der Entstehungsursache, der etwa schon gebrauchten Arzneimittel usw. vermittelst seiner eigenen Sinne die krankhafte Beschaffenheit des Körpers und dessen veränderte Funktionen untersuchen, namentlich auch bei sehr vielen Krankheiten die Brust- und Unterleibsorgane durch Fühlen, Klopfen und Behorchen (Perkussion und Auskultation) explorieren; denn zur Vervollständigung des Krankheitsbildes müssen auch möglichst alle inneren Krankheitssymptome aufgesucht und berücksichtigt werden. Endlich müssen noch durch ausführliche Fragen die Angaben des Kranken vervollständigt und näher bestimmt werden; so namentlich über die Art und den Sitz des Schmerzes, über den Einfluß der Tageszeit und der verschiedenen Körperlage auf das Befinden, über den Schlaf, die Stuhl- und Harnausleerungen, die Hauttätigkeit, den Kräftezustand, die monatliche Reinigung, die Gemütsstimmung usw.

Erst wenn auf diese Weise mit Scharfsinn und Unbefangenheit alle Eigentümlichkeiten des nach außen reflektierten Bildes einer innerlichen Krankheit zur Anschauung gebracht worden sind, ist der Arzt befähigt, an die weitere Aufgabe zu gehen, nämlich ein Arzneimittel auszusuchen, dessen Wirkungen auf den gesunden Körper die größtmögliche Ähnlichkeit mit den vorliegenden Krankheitssymptomen haben.

Das zweite Erfordernis zur praktischen Anwendung des Ähnlichkeitsgesetzes ist, wie schon gesagt wurde, eine vollständige Kenntnis der Arzneiwirkungen auf den gesunden Körper. Nachdem so viele Jahrhunderte hindurch fortwährend in reichlichem Maße Arzneimittel von den Ärzten angewendet worden waren, hätte man doch mit Recht erwarten sollen, daß die Kräfte und Wirkungen auf den Organismus auch hinlänglich gekannt wären, um ihre Anwendung zu begründen und zu rechtfertigen. Allein zur Schande der Ärzte muß es bekannt werden, daß mit frevelhaftem Leichtsinn hierbei zu Werke gegangen und mit Arzneimitteln gegen Krankheiten operiert wurde, über deren Wirkungen man nicht die geringste Sicherheit hatte. Denn ebenso wie man über das innere Wesen der Krankheiten vergeblich gegrübelt, die verschiedensten Hypothesen und Theorien ersonnen und auf diese die künstlichsten Systeme und Heilmethoden aufgebaut hatte, statt sich allein an die reine Beobachtung der uns erkennbaren Krankheitserscheinungen zu halten, so hatte man auch die den Arzneimitteln eigentümlichen Heilkräfte allein durch die oberflächliche Beachtung gewisser äußerer und chemischer Eigenschaften, durch die trügerische Erfahrung ihres Erfolges am Krankenbette, oder endlich gar durch Aufstellung willkürlicher, meist auf reine Fiktionen gegründeter Klassen erforschen wollen. Zum Überfluß hatte man sich noch die einzige, wenn auch höchst unsichere Quelle, Erfahrungen über die Wirkungen der Arzneien aus deren Anwendung gegen Krankheiten zu sammeln, dadurch getrübt und geradezu völlig verdorben, daß man nicht unvermischte und einfache Arzneimittel verordnete, sondern Gemische von den verschiedenartigsten bunt durcheinander gewürfelten Substanzen, so daß es unmöglich war zu erkennen, welchem unter den vielen Arzneimitteln die Wirkung zuzuschreiben sei. So war es denn gekommen, daß über die meisten Arzneimittel die mannigfaltigsten und widersprechendsten Annahmen Geltung fanden und daß je nach der gerade herrschenden Schule ein Mittel zu den stärkenden und auflösenden gerechnet wurde, das von andern in die Klasse der narkotischen oder scharfen gestellt worden war. Und solche Widersprüche kamen nicht etwa nur bei indifferenten und schwachwirkenden Arzneikörpern vor, sondern gerade über die Heroen und die kräftigsten Heilmittel, wie Opium, Digitalis, Arsen, Antimon, Merkur usw., herrschte der größte Zweifel und Streit und wurden die widersprechendsten Behauptungen aufgestellt. So hat man sich z. B. jahrhundertelang darüber gestritten, ob das Opium stärke oder schwäche, reize oder beruhige, erhitze oder kühle, und Sydenham erklärte, daß er ohne dieses Mittel nicht Arzt sein möchte, während der berühmte Stahl geradezu jede Anwendung desselben ein Verbrechen nennt. Ja, Guy Patin behauptete allen Ernstes von dem Antimon, einem häufig angewendeten und sehr beliebten Arzneimittel, daß durch dasselbe mehr Menschen umgekommen seien als im Dreißigjährigen Kriege. Mit den Hypothesen und Erklärungsversuchen über die Wirkungen des Quecksilbers sind viele Bände angefüllt worden, und es gibt keine Heilwirkung und keine Eigenschaft, die diesem Mittel von einigen nicht zugeschrieben, von andern nicht bestritten worden wäre. Wahrlich, es gehörte eine schmachvolle Verblendung oder ein unbegreiflicher Leichtsinn dazu, eine Masse der kräftigsten und giftigsten Substanzen flutenweise gegen ungekannte Krankheiten anzuwenden, ohne von ihren Wirkungen nur mehr als schwache Ahnungen oder ganz willkürliche und eingebildete Vorstellungen zu haben, und Hahnemann geißelte solchen Frevel nur mit vollem Recht, als er schrieb: „Kein Zimmermann bearbeitet sein Holz mit Werkzeugen, die er nicht kennt; er kennt jedes einzelne derselben genau und weiß daher, wo er das eine und wo er das andere anzuwenden hat, um das gewiß zu bewirken, was die Absicht erfordert, und es ist doch nur Holz, was er bearbeitet, und er ist nur ein Zimmermann."

Hahnemann hat nicht nur das Verdienst, diese abscheuliche Verwirrung und diesen schmachvollen Unfug, der mit der Gesundheit vieler Tausende getrieben wurde, erkannt und schonungslos an den Pranger gestellt zu haben, sondern er hat auch zugleich ein helles Licht in die ägyptische Finsternis gebracht und den sichern Weg aus diesem Labyrinth gebahnt, indem er zeigte, daß das einzige Mittel, die Wirkungen der einzelnen Arzneimittel kennenzulernen, deren Prüfung an gesunden Körpern sei. Hatten auch schon einige erleuchtete Köpfe wie Störck, Hoffmann, Wepfer, v. Haller usw. über die Nützlichkeit und Notwendigkeit der Arzneiprüfungen an Gesunden Andeutungen und einzelne Versuche gemacht, so blieben diese doch vereinzelte Anfänge und wurden bald wieder ganz aufgegeben, weil der Schlüssel zu ihrer Verwertung und praktischen Anwendung, das Ähnlichkeitsprinzip, noch nicht aufgefunden war. Hahnemann aber begnügte sich nicht damit, den Weg gezeigt zu haben, sondern er legte selbst trotz der Mühseligkeiten und der Opfer an Zeit und Geld mit großartigem Scharfsinn, Fleiß und Ausdauer sogleich Hand ans Werk, experimentierte teils an sich, teils an den Seinen, gründete und leitete Prüfungsvereine und schaffte so in verhältnismäßig kurzer Zeit eine reine Arzneimittellehre, die bald zur Heilung der meisten vorkommenden Krankheitsfälle hinreichend war und nach und nach durch die Anstrengungen seiner Schüler und Anhänger dem Ziele der Vollkommenheit sich immer mehr genähert hat.

Bei diesen Prüfungen nun ist außer festem Willen und Ausdauer vor allem unerläßlich große Vorsicht, Genauigkeit, scharfe Beobachtungsgabe, strenge Gewissenhaftigkeit und klarer Verstand, um die wahrgenommenen Befindensveränderungen richtig aufzufassen und mit deutlichen Ausdrücken zu bezeichnen. Deshalb werden sich dazu am besten immer Ärzte eignen, denen außerdem noch eine vollkommenere Kenntnis der Körperorgane und ihrer Verrichtungen zustatten kommt. Außerdem muß jeder Arzneistoff, der geprüft werden soll, ganz rein und unvermischt genommen werden, und während der ganzen Prüfungszeit ebenso jede fremdartige arzneiliche Substanz streng vermieden, sowie überhaupt eine naturgemäße Diät und eine regelmäßige Lebensordnung befolgt werden mit Vermeidung aller übermäßigen Geistes- und Körperanstrengungen, aller anstrengenden Nachtwachen, Ausschweifungen und Gemütsbewegungen. Da nun aber jeder Arzneistoff seine eigentümlichen, von allen anderen abweichenden Wirkungen hat, so muß auch jeder auf die Eigenheit seiner besonderen Wirkungen sorgfältig geprüft werden, es muß daher jeder Arzneistoff von mehreren, möglichst vielen Personen geprüft werden, damit alle Wirkungen an den Tag treten können und zugleich die besonders charakteristischen und feststehenden Erscheinungen vor den mehr zufälligen und individuellen hervorstechen. Eben deshalb müssen auch die Prüfungspersonen teils dem männlichen, teils dem weiblichen Geschlecht angehören, um namentlich die auf die verschiedenen Geschlechtssysteme bezüglichen Symptome erkennen zu lassen. Endlich ist dabei noch zu berücksichtigen, daß starke, giftige Substanzen nur in geringer Gabe genommen werden dürfen, während die von milderer Kraft in ansehnlicher Dosis und die schwächsten nur an sehr reizbaren und empfindlichen Personen zu versuchen sind. Außer diesen absichtlichen Prüfungen an

Gesunden sind auch noch dergleichen an Tieren anzustellen, um bei den hier möglichen Sektionen die Veränderungen in den inneren Körperteilen beobachten zu können. Ferner sind auch die zufälligen Vergiftungen mit Arzneistoffen sorgfältig zu sammeln und die hieraus gewonnenen, oft höchst wichtigen Symptome den andern beizufügen und endlich müssen auch noch zur Ergänzung des Charakterbildes eines jeden Arzneimittels die durch dasselbe konstant erlangten Heilerfahrungen und Erfolge mit herbeigezogen werden, weil sie eine höchst schätzbare Bestätigung und Erweiterung der Prüfungsresultate gewähren.

Nur auf diese Weise ist es möglich, die reinen Wirkungen eines Arzneikörpers zu erforschen und nach und nach eine wahre Arzneimittellehre zu erhalten, d. i. eine Sammlung der echten, reinen, untrüglichen Wirkungen der einfachen Arzneistoffe für sich, worin von jedem eine ansehnliche Reihe besonderer Befindensveränderungen und objektiver Symptome aufgezeichnet stehen, in denen die Krankheitselemente mehrerer natürlichen, einst durch sie zu heilenden Krankheiten in Ähnlichkeit vorhanden sind. Von einer solchen Arzneimittellehre ist demnach alles Vermutete, bloß Behauptete und Erdichtete gänzlich ausgeschlossen und alles reine Sprache der sorgfältig und redlich befragten Natur.

Man hat nun behufs der Auffindung des homöopathischen Heilmittels die einzelnen Erscheinungen eines zu heilenden Krankheitsfalles sorgfältig mit den Symptomen der geprüften Arzneimittel zu vergleichen, und dasjenige Arzneimittel, welches das meiste Ähnliche von der Gesamtheit der Krankheitssymptome darbietet, muß das passendste, das homöopathische Heilmittel dieses Krankheitsfalles sein. Je treffender die Symptome der gereichten Arznei auf das Krankheitsbild in allen seinen Nuancen passen, je ähnlicher sich die Eigentümlichkeiten der Krankheit in bezug auf die Zeit des Entstehens, der Verschlimmerung, des Verschwindens, auf das Wechseln, auf die begleitenden Gemütsveränderungen usw. wiederfinden, desto sicherer, schneller und dauerhafter erfolgt die Heilung. Bei dieser Aufsuchung des spezifischen Heilmittels sind nun aber die auffallenden, charakteristischen und eigenheitlichen Zeichen und Symptome des Krankheitsfalles vorzüglich und fast einzig ins Auge zu fassen, die allgemeineren und unbestimmteren, wie

Appetitlosigkeit, Kopfweh, Mattigkeit, unruhiger Schlaf, Unbehaglichkeit usw. verdienen in ihrer Allgemeinheit und Unbestimmtheit, wenn sie nicht näher bestimmt sind, wenig Aufmerksamkeit, da dergleichen Allgemeines fast bei jeder Krankheit und fast bei jedem Arzneimittel vorkommt.

Das so gewählte homöopathische Heilmittel heilt nun in den meisten Fällen die Krankheit schnell und ohne Beschwerde; namentlich erfolgt die Heilung akuter und noch nicht lange bestehender Krankheiten schnell; die der chronischen Siechtume erfordert stets verhältnismäßig mehr Zeit. Nicht immer gelingt es indessen, eine Krankheit durch ein homöopathisches Arzneimittel allein zu heilen; sie bedarf häufig zweier und mehrerer hintereinander angewendeter Heilmittel. Denn ganz abgesehen davon, daß es auch bei dem sorgfältigsten Verfahren selbst dem erfahrensten Homöopathen nicht in allen Fällen gelingen wird, sogleich das erste Mal das passendste homöopathische Heilmittel herauszufinden, wird auch schon eines anderen Umstandes wegen öfters die Wahl eines zweiten, dritten und weiteren Heilmittels notwendig sein. Erstens kommen nämlich Krankheiten mit allzuwenigen Symptomen vor, namentlich äußere oder örtliche Krankheiten; hier ist es oft außerordentlich schwierig, das passendste Heilmittel herauszufinden, weil mehrere der geprüften Arzneimittel eine vollständige Symptomenähnlichkeit darbieten. Zweitens ereignet es sich zumal bei langjährigen, komplizierten Krankheiten, daß durch das zuerst gereichte passende Heilmittel zwar ein oder mehrere von den höchst zahlreichen Krankheitssymptomen getilgt werden, andere aber zurückbleiben oder auch umgeändert werden, oder daß neue auftreten. In beiden Fällen muß dann, wenn man sich durch hinlängliches Abwarten der Wirkung des gegebenen Arzneimittels überzeugt hat, daß es nicht imstande ist, die Krankheit in allen ihren Erscheinungen zu tilgen, von neuem eine Aufnahme sämtlicher noch vorhandener Krankheitssymptome stattfinden und hiernach die Wahl eines zweiten Heilmittels erfolgen, und ebenso, wenn es nötig sein sollte, ein drittes und weiteres Mal.

Das bisher Gesagte umfaßt das eigentliche Wesen der Homöopathie und bildet gleichsam deren Grundpfeiler, an denen jeder, der der homöopathischen Heillehre anhängt, unabänderlich festhalten muß. Außerdem bestehen aber nun noch einige weitere Regeln und Lehrsätze, die, wenn auch weniger wichtig, doch notwendige Konsequenzen der Grundprinzipien sind und deshalb wenigstens zum Teil unerläßliche Bedingungen der Homöopathie ausmachen.

Hierher gehört vor allem die Regel, daß stets nur ein einziges homöopathisches Arzneimittel auf einmal in Anwendung gebracht werden soll. Es ist demnach in der Homöopathie jedes Zusammenmischen zweier oder gar mehrerer Arzneistoffe unbedingt verwerflich und stets als eine vollständige Verletzung ihres Wesens zu betrachten, und zwar deshalb, weil nach ihr jeder Arzneistoff seine ihm allein eigentümlichen, von jedem andern abweichenden Wirkungen hat, und nur einfache und unvermischte Arzneistoffe bisher an Gesunden geprüft und in ihren wahren Wirkungen bekannt sind. Denn die Wirkungen künstlich zusammengesetzter und vermischter Arzneisubstanzen sind völlig unbekannt und darum zum Heilzwecke nach homöopathischem Prinzip ganz unbrauchbar. Das Verabreichen sogenannter Komplexmittel, in denen bis fünf und mehr Mittel gemischt sind, ist daher durchaus zu verwerfen; es ist ein Unfug schlimmster Art und eines Homöopathen unwürdig. Auch das in neuerer Zeit bei einzelnen Homöopathen beliebte Verordnen zweier Arzneimittel in schnellem Wechsel ist im allgemeinen nicht zu empfehlen, indem es meist beide Arzneimittel in ihrer Wirkung beeinträchtigt und außerdem oft nur den Deckmantel für eine mangelhafte Arzneikenntnis und unpassende Mittelwahl abgeben muß; jedoch hat die Erfahrung gezeigt, daß man damit in einigen Fällen schneller zum Ziele kommt, so daß wir uns veranlaßt sehen, auf dieses Verfahren an einzelnen Stellen im zweiten Teile dieses Buches aufmerksam zu machen. Begreiflicherweise machen aber hiervon eine Ausnahme solche chemische Verbindungen zweier oder mehrerer einfachen Körper, welche von der Natur gebildet und trotz ihrer Zusammengesetztheit doch nur einen einfachen chemischen Körper bilden, wie z. B. alle einfachen und Doppelsalze, der Quecksilbersublimat, die Schwefelleber usw.; denn auch abgesehen von jener chemischen Einheit muß schon deshalb ein solcher Stoff als einziges und einfaches Arzneimittel im homöopathischen Sinne gelten, weil mit ihm die Prüfung an Gesunden vorgenommen worden ist, mithin seine eigentümlichen Wirkungen gehörig erforscht und bekannt sind. Ebenso muß auch die Anwendung der Mineralquellen zum Trinken und Baden, trotzdem die meisten von ihnen sehr viele Urstoffe enthalten und sie deshalb für Arzneigemische angesehen werden könnten, in der Homöopathie erlaubt und vollkommen gerechtfertigt sein, vorausgesetzt nämlich, daß sie an Gesunden hinlänglich geprüft und demnach die Wirkungen dieser natürlichen, sich immer gleichbleibenden Arzneigemische nach dem Gesetze der Ähnlichkeit benutzt werden können. Es ist demnach sehr anzuerkennen, daß die meisten dieser wohltätigen Heilquellen von homöopathischen Ärzten einer sorgfältigen Prüfung an Gesunden bereits unterworfen worden sind und nun für ihre Heilanwendung feste untrügliche Anzeigen und Erfahrungen bestehen, während sie früher auf die unzuverlässigsten und vagesten Empfehlungen hin und nach dem leichtfertigsten Schlendrian verordnet wurden.

Eine zweite höchst wichtige Vorschrift der Homöopathie besteht ferner darin, daß jedes passende Heilmittel in einer verhältnismäßig sehr kleinen Dosis angewendet werden muß. Dieser Punkt ist es nun gerade, der von allen Lehren der Homöopathie am meisten Anfechtung erfahren hat und von jeher durch deren Gegner zum Gegenstand des größten Mißtrauens und Zweifels und zur beständigen Zielscheibe des Spottes und Witzes gemacht worden ist. Und doch wurde Hahnemann eben nur durch reine Versuche und gewissermaßen durch die Notwendigkeit auf die kleinen, den gewöhnlichen Begriffen nach unberechenbaren Gaben gebracht. Denn im Anfange gab er seine nach homöopathischen Gesetzen gewählten Heilmittel in ziemlich massiven, dem gewöhnlichen Gebrauche nahekommenden Dosen; da er aber von denselben zu stürmische Erstwirkungen und sogar zeitweilige Verschlimmerung der Krankheitssymptome, welcher allerdings dann in einiger Zeit die Besserung und Heilung nachfolgte, beobachtete, verringerte er immer mehr die Gabengröße, bis er endlich zu der Behauptung kam, daß überhaupt eine Arzneigabe kaum je so klein sein könne, daß sie nicht die ihr homöopathisch entsprechende Krankheit bessern und völlig heilen könne. So war es denn wirklich notwendig, für die homöopathischen Arzneimittel eine ganz neue Form der Anwendung und eine von dem bisherigen Gebrauch himmelweit verschiedene Dosenlehre und Berechnung aufzustellen, was durch das Verdünnen mit Weingeist oder Verreiben mit Milchzucker erzielt wurde. Bei dieser Bereitung der Arzneimittel stellte sich aber bald die auffallende Erscheinung und Tatsache heraus, daß durch das zweckmäßige Verdünnen oder Verreiben bis zu einem gewissen Grade die Wirksamkeit des Arzneistoffes durchaus nicht in demselben Verhältnis schwächer wurde, sondern sich nur rein und frei von jenen lästigen Erstwirkungen erhielt, ja sogar einzelne Stoffe durch diese feinere Verteilung bis zu einem gewissen Grade an Kraft und Heilwirksamkeit zuzunehmen schienen. Diese auffällige Erscheinung, die mit dem jahrtausendelang getriebenen Unfuge und Mißbrauche kolossaler Arzneimassen im grellsten Widerspruche stand, mußte begreiflicherweise das größte Aufsehen und die heftigsten Widersprüche erwecken, zumal da sie neue Vorbereitungen und Manipulationen zur Herstellung der homöopathischen Medikamente erforderte und außerdem wegen ihrer Einfachheit und außerordentlichen Wohlfeilheit dem einträglichen Gewerbe der Apotheker großen Schaden tun mußte. Es ist hier nicht der Ort, der deshalb entstandenen maßlosen Streitigkeiten und der mit Hilfe alter Privilegien versuchten Dispensierverbote und anderer Rechtsbeschränkungen ausführlich zu gedenken; nur so viel verdient als Resultat dieser leidenschaftlichen Anstrengungen der Gegner der Homöopathie erwähnt zu werden, daß jetzt beinahe überall, wenigstens in größeren Städten, nach den Vorschriften der Homöopathie streng eingerichtete und gewissenhaft beaufsichtigte Apotheken hergestellt sind, in denen ausschließlich homöopathische Medikamente bereitet werden, oder daß da, wo solche Offizinen noch fehlen, den homöopathischen Ärzten das Recht zusteht, ihre Arzneimittel selbst zu bereiten und auszugeben.

Was nun diese Kraftentwicklung der Arzneimittel durch das Verdünnen und Verreiben selbst und deren endliche Begrenzung durch immer höheres Verdünnen anlangt, so sind, ebenso wie über die Erklärung dieses Punktes, unter den Homöopathen selbst sehr verschiedene Ansichten geltend gemacht worden; namentlich sind von einigen diese Verdünnungen bis auf eine unendliche Höhe getrieben und gerade hierin die größte Wirksamkeit, sowie das wahre Wesen der Homöopathie gesucht worden. Indessen ist es keinem Zweifel unterworfen, daß eine solche allzuweit getriebene Kleinheit der Gaben homöopathischer Heilmittel mit dem Wesen der Homöopathie selbst nichts zu schaffen hat und daß es töricht ist, die Verdünnungen *so weit* zu treiben, daß von der Anwesenheit des ursprünglichen Stoffes *keine Rede* mehr sein kann. Jedenfalls steht aber unerschütterlich fest, daß ein homöopathisch gewähltes Heilmittel eben vermöge seiner spezifischen Beziehung zum vorhandenen Krankheitsfalle nur einer sehr kleinen Gabe bedarf, um schnelle und völlige Heilung zu bringen; alle Einwürfe gegen diese Wirksamkeit kleiner Gaben sind schon hinlänglich durch die Erfahrung sowohl als durch Gründe widerlegt, und mit Recht sind zu diesem Zwecke von den Homöopathen längst bewährte und von niemand bezweifelte Tatsachen als sprechende Analogien und Beweise aufgeführt worden. Es zeugt darum nur von der großen Ignoranz oder der absichtlichen Verstocktheit der Gegner der Homöopathie, wenn derartige längst gehörig gewürdigte Einwürfe und billige Witzeleien unaufhörlich bis in die neueste Zeit mit großem Behagen wiedergekäut werden; vielleicht, daß mit der Zeit selbst auch solche Mägen vor derartiger Kost Ekel bekommen! Es ist nicht schwer, die Wirksamkeit sehr kleiner Quantitäten Stoff aus bekannten Tatsachen der Physik und Chemie zu beweisen, so wirken z. B. Kupfersalze noch in einer Lösung von 1 auf 700 000 000 giftig auf die Wurzeln gewisser Pflanzen. Im magnetischen Eisen kann weder Physik noch Chemie die geringste Verschiedenheit vom gewöhnlichen Eisen nachweisen und doch kann man mit einem kleinen Magnet zahllose Eisenstäbe magnetisch machen, ohne daß der ursprüngliche Magnet etwas von seiner Kraft und seinem Gewicht verliert. Ein kleines Stückchen Moschus, das lange Zeit hindurch in einem weiten Raume gelegen und denselben mit dem stärksten Geruch angefüllt hat, hat doch an Gewicht, wenigstens für menschliche Waagen, nicht eine Spur verloren; ja selbst nach Entfernung desselben behält eine ganze Reihe von Zimmern noch monatelang den Moschusgeruch, wie dies der Fall mit den Zimmern der Wiener Hofburg gewesen, in denen die Kaiserin Maria Theresia krank gelegen. Sie hatte von den Ärzten u. a. auch viel Moschus verordnet bekommen, dessen Geruch trotz aller Vorkehrungen jahrelang noch in den betreffenden Räumen wahrzunehmen war. Allgemein bekannt ist die wunderbare Wirkung der Radiumpräparate, die trotz monatelanger intensiver Wirksamkeit nicht im geringsten an Gewicht und Kraft einbüßen! Überhaupt ist es streng genommen für uns ebenso unmöglich zu erklären, wie eine größere, massive Gabe eines Arzneimittels bestimmte Wirkungen im Organismus hervorbringt, als wie eine kleine homöopathische; wir wissen so wenig, warum und auf welche Weise 1 Gramm Jalappe stets Kolik und Durchfall bewirkt, als wir die Heilwirkung von einem Tropfen der 3. Verdünnung desselben Arzneimittels auseinandersetzen können. Wohl aber können wir aus den entsprechenden Tatsachen mit Sicherheit schließen, daß gerade in dem Umstande, daß zwischen dem homöopathischen Heilmittel und dem zu heilenden Krankheitsfalle ein spezifischer Bezug stattfinden muß, daß darin gerade der Grund enthalten ist, weshalb dasselbe schon in einer außerordentlich schwachen Gabe seine volle Heilwirkung äußert, so daß, wenn die Ähnlichkeit zwischen Arznei- und Krankheitssymptomen fehlt, auch die Wirksamkeit der kleinen, ja sogar einer viel stärkeren Gabe sich vermindert oder ganz wegfällt. Es ist also die homöopathische Ähnlichkeit zur Ermöglichung der Wirkung außerordentlich kleiner Gaben unumgänglich notwendig, oder mit anderen Worten: sehr kleine Gaben eines Arzneimittels können nur wirksam sein, wenn dasselbe das homöopathisch richtig gewählte ist. Dieser wichtige Einfluß der homöopathischen Ähnlichkeit oder der Spezifität zeigt sich auch an analogen, allgemein bekannten Tatsachen und gibt zugleich einen wesentlichen Beitrag zur Erklärung der Wirksamkeit so kleiner Arzneigaben. Wenn z. B. jemand infolge einer Magenverderbnis an Ekel, Übelkeit, Magendruck usw. leidet, so reicht schon der Anblick oder der bloße Geruch einer Tasse Fleischbrühe hin, um ihm von neuem Würgen und Erbrechen zu verursachen. Und doch wird derselbe, welcher hier schon von dem Geruche der Fleischbrühe heftige Krankheitserscheinungen bekam, sobald er nur nicht an verdorbenem Magen leidet, nicht eine, sondern mehrere Tassen Fleischbrühe ohne alle Beschwerden trinken können. Welches kann wohl der Grund dieser heftigen Wirkung durch eine so kleine, fast unwägbare Menge einer Substanz sein, die in anderen Fällen selbst bei tausendmal größerer Gabe keine Krankheitserscheinungen bewirkt? Offenbar nur der, daß die Fleischbrühe auf dasselbe Organ, den Magen oder dessen Nerven, direkt oder indirekt einwirkt, welches bereits krankhaft affiziert ist, daß also zwischen dem Einfluß der Fleischbrühe und den Krankheitserscheinungen ein besonderer Bezug, eine Art von Ähnlichkeit stattfindet. Auf eine höchst ähnliche Weise kommt nun auch die Wirkung eines homöopathisch gewählten Heilmittels in sehr kleiner Gabe zustande, nur daß hier die Übereinstimmung und die spezifische Verwandtschaft zwischen Heilmittel und Krankheit ungleich größer und reiner ist, deshalb auch die Einwirkung des ersteren ungleich kräftiger und heilend wird, selbst wenn auch die angewendete Arzneigabe noch verdünnter und schwächer gewesen ist. Daß aber wirklich ein leidendes Organ oder ein leidender Organismus gegen verwandte spezifische (d. i. homöopathisch-ähnliche) Arzneireize eine unendlich größere Empfindlichkeit und Reaktionsfähigkeit besitzt als in seiner ungestörten Gesundheit und gegen nicht verwandte und spezifische Reize, das ist eine Tatsache, die selbst von den größten Gegnern der Homöopathie nicht geleugnet werden kann; hunderte der alltäglichsten Tatsachen sprechen zu unwiderlegbar dafür: ein entzündetes Auge, das in gesundem Zustande sehr grelles Licht vertrug, wird schon durch den schwächsten Lichtstrahl geblendet und bis zu Tränen und heftigem Schmerz gereizt; ein an Husten Leidender wird von einer sehr geringen Menge Tabaksrauch unerträglich affiziert, während er früher stundenlang unbelästigt im dicksten Qualme sitzen konnte usw. usw.

Übrigens ist, wie schon gesagt wurde, eine bis in das Unendliche getriebene Arzneiverkleinerung zur homöopathischen Heilung durchaus nicht nötig oder erwünscht, und es ist keineswegs gerade hierin das Wesen und der Wert der Homöopathie zu suchen; denn es ist unbezweifelte Tatsache, daß ein Arzneimittel, wenn es nur sonst nach dem Gesetz der homöopathischen Ähnlichkeit das richtig gewählte ist, seine Heilwirkung schnell und sicher bewirkt, auch wenn es in verhältnismäßig starker und massiver Dosis gegeben wurde. Sehr viele Fälle ganz eklatanter Heilungen, die größtenteils zu den sogenannten unbewußt-homöopathischen gehören und mitunter den größten Widersachern der Homöopathie gelingen, geben hierfür den unwiderstehlichsten Beweis. Überhaupt ist in der Homöopathie die Feststellung einer Normalgabe für alle Arzneimittel und Krankheiten ebenso unzulässig und widersinnig wie in jeder andern Heilmethode. Die größere oder geringere Reizempfänglichkeit, das Geschlecht, das Alter, die Konstitution, die Lebensweise der betreffenden Kranken, sowie der Charakter und der Sitz der Krankheit, das Klima und endlich vor allem die verschiedene Kraft der Arzneimittel, alles dies sind für die Bestimmung der Arzneigabe viel zu wichtige Momente, als daß sie nicht bei jedem einzelnen Falle berücksichtigt werden und den Ausschlag geben müßten. Nur so viel muß immer als unwiderruflicher Grundsatz festgehalten werden, daß nie ein homöopathisches Arzneimittel in einer so starken Gabe angewendet werden darf, daß lästige oder gar gefährliche Erst- und Nebenwirkungen dabei auftreten, oder im Fall einer unpassenden Mittelwahl der Krankheit neue Erscheinungen oder ungünstige Umstände zugebracht werden.

Nahe verwandt mit der Bestimmung der Gabengröße ist die Frage über die Wiederholung der homöopathischen Arzneimittel. Im allgemeinen muß hier die Regel gelten, ein homöopathisches Heilmittel gehörig auswirken zu lassen und nicht eher eine zweite Gabe desselben Mittels oder eine andere zunächst passende Arznei zu reichen, bevor die Wirkung der ersten völlig erloschen ist. Aus den Versuchen an Gesunden aber zeigt sich, daß allerdings die Wirkung einzelner Arzneimittel eine sehr langsame und nachhaltige ist, so daß zuweilen eine einzige Gabe mehrere Tage, ja Wochen bedarf, um alle ihre Kräfte zu entfalten und völlig auszuwirken. Indessen ist es nur in chronischen Krankheiten statthaft, sich einen so langen Zeitraum hindurch auf die Wirkungsdauer einer Arzneigabe zu verlassen, und zwar auch nur in denjenigen Fällen, wo eine fortschreitende Besserung offenbar bemerkt wird. In allen andern Krankheiten, namentlich aber in den sehr akut und lebensgefährlich verlaufenden, ist es zweckmäßig, das passende Arzneimittel in mehreren, je nach Heftigkeit und Gefährlichkeit der Krankheit langsamer oder schneller aufeinander folgenden Gaben anzuwenden, da die Erfahrung unbestreitbar gelehrt hat, daß durch eine derartige Wiederholung der Gaben die Wirkung des homöopathischen Heilmittels keineswegs gestört und aufgehoben, sondern wesentlich verstärkt und beschleunigt wird. Besonders wird aber eine solche Wiederholung der Arzneigabe angezeigt und nötig sein, wenn die erste Gabe die Heftigkeit der Krankheitserscheinungen milderte, ohne jedoch dieselben zu heben und umzuändern, oder wenn die Abnahme der Heftigkeit nach einiger Zeit keine weiteren Fortschritte zur Besserung macht. Außer dem schnellen und lebensgefährlichen Verlauf einer Krankheit wird die Bestimmung über die schnellere oder langsamere Wiederholung der Arzneigaben auch noch von der Eigentümlichkeit des Krankheitsfalles und der besonders befallenen Organe, sowie von der größeren oder geringeren Sensibilität und Energie des erkrankten Individuums und endlich auch von der flüchtigern oder nachhaltigern Wirksamkeit des gewählten Arzneimittels abhängen, so daß also auch hier der homöopathische Arzt eine scharfe Beobachtung aller zu berücksichtigenden Momente und einen erfahrenen Blick nicht entbehren kann, um die richtige Mitte zu treffen.

Ebenso darf auch die Anwendung eines neuen Arzneimittels nicht zu schnell und voreilig geschehen und es ist dieselbe im allgemeinen nur dann statthaft, wenn eine oder mehrere Gaben des erstgewählten Mittels keine oder nur unbedeutende Besserung hervorgebracht oder eine wesentliche Änderung der Krankheitserscheinungen bewirkt haben. Auch hier wird bei chronischen Krankheiten ein längeres Abwarten der Wirkung und in einzelnen Fällen selbst eine absichtlich größere Pause zweckmäßig sein, während in akuten Krankheiten die Erfolglosigkeit oder Unzulänglichkeit der ersterwählten Arznei oft schnell und unverzüglich durch eine passendere Wahl gutgemacht werden muß.

Eine weitere Bedingung der homöopathischen Heillehre ist endlich noch eine sorgfältige Regulierung der Diät und Lebensweise. Es lag notwendig in dem Wesen der homöopathischen Arzneimittelwirkung sowie in den verhältnismäßig sehr kleinen Arzneigaben, daß Hahnemann jede, den Organismus arzneilich ergreifende und die Heilmittelwirkung beeinträchtigende Potenz während der Wirkungsdauer der homöopathischen Heilmittel sorgfältig entfernt wissen wollte und deshalb sehr strenge Vorschriften für die Krankendiät aufstellte. Das Zweckmäßige und Heilsame einer solchen ward auch allgemein, selbst von den entschiedensten Gegnern der Homöopathie, eingesehen und anerkannt, ja zuweilen dieser vernünftigen Diät lächerlicherweise allein der ganze Anteil an den homöopathischen Heilungen zugeschrieben, obschon die homöopathischen Heilmittel ebenso vortrefflich bei Säuglingen und Tieren sich bewährten. Ebenso wurde von andern Widersachern die homöopathische Diät als eine Darb- und Hungerkur dargestellt und verschrien, obschon eine solche Übertreibung niemals im Sinne der Homöopathie gelegen und es derselben in den passenden Fällen ebensosehr an einer Kräftigung und Stärkung des Organismus durch nahrhafte Kost gelegen ist als irgendeiner andern medizinischen Schule. Überhaupt ergibt sich der völlige Ungrund aller dieser Einwürfe am besten aus dem Umstande, daß, allmählich durch weitere Erfahrungen belehrt, viele Homöopathen bedeutend von der ursprünglichen Strenge ihrer Diät abgekommen sind und dieselbe nur auf das Verbot einzelner offenbar arzneilich wirkender Stoffe und Substanzen beschränkt haben, ohne deshalb weniger glückliche

Heilresultate zu erlangen. Die speziellen Grundsätze und Vorschriften dieser moderierten homöopathischen Diät können hier übergangen werden, da sie später noch besonders besprochen werden sollen.

Diese kurze und übersichtliche Darstellung der Grundsätze und Lehren der Homöopathie wird dem beabsichtigten Zweck vollkommen genügen und den Unbefangenen und Vorurteilsfreien hinlänglich mit ihr bekannt machen, aber auch zugleich von ihrer Einfachheit, Wahrheit und Vorzüglichkeit schlagend überzeugen. Dennoch soll und möge niemand allein durch eine solche theoretische Bekanntschaft mit der Homöopathie und durch die allerdings bestechende Vergleichung der einfachen, naturgemäßen Prinzipien mit dem prinzipienlosen Hypothesenkram der Alltagsmedizin sich sein Urteil bilden und gewissermaßen verleitet werden, den Behauptungen und Versprechungen aufs Wort Glauben zu schenken. Die Homöopathie verträgt und verlangt sogar eine strenge Prüfung durch den tatsächlichen Versuch, durch die nüchterne Erfahrung, und nur hierdurch kann sie, als reine Erfahrungswissenschaft, richtig verstanden und beurteilt werden, und nur ihren Erfolgen und Resultaten, nicht theoretischen Diskussionen will sie ihre Geltung und ihren Wert verdanken. Sie fordert aber von jedem, der sie zu prüfen gedenkt, eine gewissenhafte und ehrliche Prüfung und hat dazu ein unverletzliches, heiliges Recht. Darum rief auch Hahnemann seinen Gegnern statt aller weiteren Polemik einfach die Worte zu: „Macht's nach, aber macht's genau nach, und ihr werdet euch bald überzeugt haben." Und wahrlich, sein Wort hat nicht getrogen, denn in der verhältnismäßig kurzen Zeit von nun bald einem vollen Jahrhundert hat die Homöopathie eine überraschende und großartige Anerkennung und Verbreitung gefunden. Ihre Anhänger und Vertreter sind nicht nur in Deutschland und ganz Europa zahlreich verbreitet, auch in Amerika, dem Lande des praktischen und nüchternen Urteils, findet sie glänzenden Erfolg und ihre Entwicklung bricht sich mit jedem Tage mächtiger Bahn: überall haben sich Vereine, Polikliniken, Spitäler gebildet, nicht durch die Gunst der Regierungen und Behörden, sondern durch die freiwilligen Opfer der Überzeugten und dankbaren Geheilten; zahlreiche Zeitschriften und eine tüchtige Literatur, selbst einzelne Lehrstühle an Universitäten vertreten ihr Interesse und tragen mächtig dazu bei, ihre freie Entwicklung nach jeder Seite hin zu fördern. Ja noch bedeutender hat sich ihr indirekter Einfluß auf die gesamte Medizin gezeigt: die allmächtige Allopathie, ihre einst so erbitterte Gegnerin, ist allmählich in ihrer Erbärmlichkeit allgemein erkannt worden, und selbst die wenigen Anhänger derselben sind durch die tatsächlichen Erfolge der Homöopathie zu größerer Einfachheit und Beschränkung in ihren widerlichen Arzneigemischen bekehrt worden; ein neuer, besserer Geist ist allgemein in der Medizin erwacht, der allein fußend auf dem Fundament des exakten Versuchs den ganzen gelehrten Plunder der früheren Jahrhunderte über Bord geworfen hat und es häufig vorzieht, lieber gar keine Arzneimittel als die alten nach prinzipienloser Willkür und leichtfertigem Schlendrian anzuwenden. Diese allgemeine Erkenntnis der früheren Irrtümer und dieser tiefe Drang nach Wahrheit ist unbestritten das Werk der Homöopathie und zugleich eine sichere Bürgschaft für ein weiteres Durchdringen und für ihren endlichen vollkommenen Triumph.

§ 2

Die Bereitung, Aufbewahrung und Darreichung homöopathischer Arzneimittel

Nach den Grundsätzen der Homöopathie mußte Hahnemann vor allem darauf bedacht sein, die Arzneimittel in einer Form anzuwenden, die neben der größten Einfachheit und Gleichmäßigkeit doch alle Arzneikräfte ungeschwächt und unverändert enthalten und lange Zeit bewahren mußte. Daß hierzu ein anderes Verfahren nötig war, als das in der Allopathie gebräuchliche, welche sich sehr verschiedenartiger, zusammengesetzter und unsicherer Bereitungsweisen und Präparate bedient hatte, lag auf der Hand. Nach mancherlei Versuchen und Erfahrungen entdeckte er, daß die Form der weingeistigen Tinkturen die zweckmäßigste ist und in jeder Hinsicht den notwendigen Anforderungen entspricht; nur für diejenigen Arzneistoffe, die weder in Wasser noch Weingeist auflöslich sind und deren wirksame Bestandteile sich auch nicht durch jene beiden Medien ausziehen lassen, wie z. B. fast für alle Metalle, mußte die Pulverisierung und Verreibung mit Milchzucker eingeführt werden.

Es ist ein Beweis für die Genialität des Entdeckers der Homöopathie, daß, obwohl bereits mehr wie hundert Jahre seit dem Entstehen dieser Heilweise verflossen sind, jetzt in der Hauptsache noch dieselben Grundsätze bei der Bereitung der homöopathischen Arzneien Gültigkeit haben, die seinerzeit von *Hahnemann* empfohlen worden sind. Ja, verschiedene anerkannte Autoritäten der Schulmedizin haben sich lobend ausgesprochen über die *Hahnemann*sche Arzneibereitung, u. a. *Prof. Wood* und *Prof. Kobert*, welch letzterer besonders die aus frischen Pflanzen bereiteten homöopathischen Essenzen als außerordentlich wirksam lobt und es bedauert, daß diese nicht der Allgemeinheit der Ärzte bekannt sind. Im Laufe der Jahre sind nun zwar von verschiedenen Seiten Änderungen in der Zubereitung der homöopathischen Arzneimittel versucht worden, namentlich um die Mittel sogenannt reiner herzustellen, aber es hat sich gezeigt, daß die alte *Hahnemann*sche Methode doch immer noch die richtigste war und besonders deshalb von größtem Wert für die Homöopathie bleiben wird, weil mit den nach dieser Methode zubereiteten Mitteln die meisten Arzneiprüfungen an Gesunden gemacht worden sind. Die Herausgabe einer in sieben Sprachen verfaßten homöopathischen Pharmacopöe durch den Verlag Dr. Willmar Schwabe, Inhaber Dr. med. Margarete Schwabe in Berlin-Wannsee, hat auf diesem Gebiete Großes geleistet, da hierdurch die Kenntnis der *Hahnemann*schen Arzneibereitungsweise überallhin verbreitet wurde. Das Werk ist in deutscher Bearbeitung unter dem Titel: „*Das Homöopathische Arzneibuch*" von demselben Verlage herausgebracht worden. Es gibt in klarer und deutlicher Sprache alle für homöopathische Apotheker notwendigen Anweisungen und kann als Markstein in der Geschichte der wissenschaftlichen homöopathischen Pharmazie gelten.

Nach dieser Pharmakopöe müssen nun auf besonders sorgfältige Weise die homöopathischen *Urtinkturen* und *Essenzen* aus den Pflanzen hergestellt und aus diesen wieder durch Vermischung mit starkem oder schwachem Weingeist die *Verdünnungen* oder *Potenzen* angefertigt werden. Stoffe aus dem Mineral- und Tierreich, die in Ursubstanz nicht in Wasser oder Weingeist löslich sind, müssen auf andere Weise für den Gebrauch als Heilmittel zubereitet werden, nämlich durch sorgfältige, innige Verreibung mit chemisch-reinem Milchzucker. Auf diese Weise entstehen also die bekannten homöopathischen flüssigen Verdünnungen (auch Dilutionen, Verschüttelungen oder Potenzen genannt) und Verreibungen (Triturationen), die gegenwärtig meist nach der Dezimalskala hergestellt werden, während früher die Zentesimalskala vielfach benutzt wurde. Die Potenzen der Dezimalskala werden mit D, die der Zentesimalskala mit C bezeichnet. Nach der Dezimalskala, die auch in diesem Buche den Angaben der Arzneipotenzen zugrunde gelegt ist, hat also die

1. Verdünnung oder Verreibung D 1 $^1/_{10}$ Arzneigehalt,
2. Verdünnung oder Verreibung D 2 $^1/_{100}$ Arzneigehalt,
3. Verdünnung oder Verreibung D 3 $^1/_{1000}$ Arzneigehalt,
4. Verdünnung oder Verreibung D 4 $^1/_{10000}$ Arzneigehalt,
5. Verdünnung oder Verreibung D 5 $^1/_{100000}$ Arzneigehalt,
6. Verdünnung oder Verreibung D 6 $^1/_{1000000}$ Arzneigehalt usw.

Außer diesen Präparaten erwähnen wir noch die Streukügelchen oder Globuli, welche mit flüssigen Potenzen getränkte und getrocknete Zuckerkörnchen darstellen und in der Kinderpraxis viel Verwendung finden, ferner die aus den Verreibungen komprimierten Arzneitabletten, die eine genau bestimmte Quantität ($^1/_4$ Gramm) der Arzneimittel enthalten und besonders für den Gebrauch auf der Reise sehr bequem sind.

Von großer Wichtigkeit für den Anhänger der Homöopathie ist es, die gewünschten Arzneibereitungen nur aus einer anerkannt zuverlässigen Apotheke zu beziehen, da sich leider gezeigt hat, daß es Apotheker gibt, die sich kein Gewissen daraus machen, reinen Spiritus oder Milchzucker an Stelle der verlangten Medikamente abzuliefern in der Meinung, daß bei homöopathischen Arzneien eine Kontrolle nicht möglich sei. Diese ist jedoch bei den Tinkturen und niedrigen Verdünnungen und Verreibungen sehr wohl möglich, aber für den Laien meistens unausführbar. Man tut deshalb am besten, sich an die großen homöopathischen Zentralapotheken (oder deren Niederlagen) zu halten, die schon wegen ihres guten Rufes gezwungen sind, exakt und gewissenhaft zu arbeiten.

Wichtig ist ferner die Aufbewahrung der homöopathischen Arzneimittel, wenn sie nicht mit der Zeit beträchtlich an ihrer Wirksamkeit verlieren sollen. Zu diesem Zwecke müssen vor allem ganz reine, ungebrauchte Gläschen genommen werden, die mit gut passenden, nicht wurmstichigen Stöpseln luftdicht verschlossen sind. Diese genau bezeichneten Gläschen müssen in mit Fächern versehenen, gut verschlossenen Kästen oder Schränken aufgestellt, nicht gelegt werden, damit die Korkstöpsel nicht fortwährend von der Flüssigkeit bespült und ausgezogen werden. Das Kästchen aber oder der Schrank muß an einem kühlen, der Sonne und der Ofenwärme nicht ausgesetzten Orte aufbewahrt werden, wo weder starke Ausdünstungen und Gerüche, noch Rauch, Küchendunst, Kaffee- und Tabaksqualm hindringen. Ebenso müssen die stark riechenden Arzneimittel, wie Kampfer, Kreosot und Moschus, allein für sich aufbewahrt werden, damit deren selbst in den Verdünnungen noch sehr auffallender Geruch und Ausdünstung nicht nachteilig auf die andern Medikamente wirke. Endlich ist noch zu beachten, daß jedes Arzneigläschen sofort nach dem Gebrauche wieder verkorkt werde, und zwar sehr sorgfältig und kräftig, weil die weingeistigen Tinkturen und Verdünnungen sehr flüchtig sind und in kurzer Zeit vollständig verdunsten, wenn der Stöpsel nicht luftdicht schließt.

Was nun die Art und Form der Darreichung homöopathischer Arzneimittel anlangt, so ist dieselbe sehr einfach. Für gewöhnlich ist die Einzelgabe 2 bis 5 Tropfen der betreffenden Verdünnung, und bei Verreibungen 0,1 bis 0,25 Gramm, d. i. ungefähr eine Bohne groß bis eine Messerspitze voll. Die Tropfen gibt man am besten in einem Kaffeelöffel Wasser, während die Verreibungen am besten trocken auf die Zunge genommen werden. Sind für gewisse Fälle 2 Tropfen eine zu große Dosis, so kann man dieselben in ein Glas mit 6 oder 8 Kaffeelöffel Wasser fallen und davon einen Kaffeelöffel nehmen lassen. Von den Streukügelchen gibt man nun 3 bis 5 auf die Dosis, entweder trocken oder in einem Kaffeelöffel Wasser. Diese Darreichungsform eignet sich, außer zum Zweck sehr kleiner Dosen, auch noch besonders für kleine Kinder, denen Tropfen oder Pulver zuweilen schwierig beizubringen sind. In einzelnen Fällen, namentlich bei sehr sensiblen Personen, oder bei Ohnmachten und Krämpfen, wo das Öffnen des

Mundes und Hinabschlucken nicht zu erreichen ist, läßt man die Arzneimittel nur zum Riechen anwenden.

In bezug auf die Wiederholung der Arzneimittel ist schon im allgemeinen darüber gesprochen worden; insbesondere kann auch hier nur angegeben werden, daß in langwierigen Krankheiten die Dosen des gewählten Heilmittels nur alle 24—28 Stunden, zuweilen noch seltener wiederholt werden müssen, in akuten Krankheiten aber, also namentlich in Entzündungen und Fiebern, sowie bei lebensgefährlichen Erscheinungen ungleich öfter, etwa alle 2—3 Stunden, ja in besonders rapiden und gefährlichen Krankheiten, wie z. B. in Cholera und Krupp, alle ½—¼ Stunden oder selbst alle 10 oder 5 Minuten. Für solche Fälle ist es am geratensten, gleich 10 oder 15 Kaffeelöffel Wasser in einem Glase mit doppelt so viel Tropfen der betreffenden Arznei zu mischen, so daß man jedesmal dann in einem Kaffeelöffel 2 Tropfen des Medikaments hat.

Beziehentlich der Gaben**größe** und der für den einzelnen Fall zu wählenden höhern oder niedern Verdünnung läßt sich im allgemeinen eine bestimmte Vorschrift nicht geben. Wie schon auseinandergesetzt wurde, hat hierbei vorzüglich der Charakter der Krankheit und das Alter, die Sensibilität und die Konstitution des Patienten die größte Entscheidung. Im allgemeinen läßt sich die Regel aufstellen, daß bei Kindern und sensiblen Frauen höhere, bei Erwachsenen und kräftigen Personen niedere Verdünnungen geeignet sind; ebenso erfordern akute und gefährliche Krankheiten stärkere Gaben, während bei chronischen Leiden meist schwächere, also höhere Verdünnungen Anwendung finden. Um einen ungefähren Anhaltspunkt zu gewähren, folgen die hier in diesem Buche überhaupt empfohlenen und besprochenen Arzneimittel mit der für die meisten Fälle passenden Verdünnungsstufe; jedoch darf dabei durchaus nicht außer acht gelassen werden, daß diese Gabenbestimmungen keineswegs allein maßgebend sein sollen und daß in vielen Fällen auch andere Verdünnungsstufen zweckmäßig sein werden. Es muß hier noch einmal der Grundsatz eingeschärft werden, daß stets die Hauptsache die richtige Mittel**wahl** ist und von der Dosis ungleich weniger abhängt, indem unbedingt das richtig gewählte Arzneimittel seine Wirksamkeit auch in verschiedenen Gabenstärken äußern wird; nur darauf muß immer gesehen werden, daß nie eine Arzneigabe so massiv sein darf, daß heftige

Neben- und Erstwirkungen eintreten, und nie so klein und verdünnt, daß überhaupt gar keine Wirkung möglich oder wahrscheinlich ist.

1. Acidum carbolicum D 4. Verdünnung.
2. Acidum hydrocyanicum D 6. Vdg.
3. Acidum muriaticum D 3.—D 6.[1] Vdg.
4. Acidum nitricum D 3.—D 6. Vdg.
5. Acidum phosphoricum D 3. Vdg.
6. Acidum sulfuricum D 3. Vdg.
7. Aconitum D 4.--D 6. Vdg.
8. Aethiops antimonialis D 4. Verreibung.
9. Apis D 3.—D 6. Vdg.
10. Antimonium crudum D 3.—D 6. Verr.
11. Antimonium tartaricum (Tartarus emeticus) D 4.—D 6. Vdg. od. Verr.
12. Argentum nitr. D 4. Verr. oder Vdg.
13. Arnica D 2.—D 3. Vdg. zum inneren Gebrauch.
14. Arnica-Tinktur zum äußerlichen Gebrauch.
15. Arsenicum D. 4.—6. Vdg.
16. Aurum muriaticum D 4.—D 6. Verr. oder Vdg.
17. Baryta carbonica D 3.—D 6. Verr.
18. Baryta muriatica D 4. Vdg.
19. Belladonna D 4.—D 6. Vdg.
20. Bismuthum D 3. Verr.
21. Borax D 3. Vdg. oder Verr.
22. Bromum D 4. Vdg.
23. Bryonia D 3.—D 4. Vdg.
24. Cactus grandiflorus D 3. Vdg.
25. Calcarea acetica D 2.—D 3. Vdg.
26. Calcarea carbonica D 3.—D 6. Verr. oder D 10. Vdg.
27. Calcarea phosphorica D 3.—D 6. Verr.
28. Camphora D 2.—D 6. Vdg.
29. Cannabis D 2.—D 6. Vdg.
30. Cantharis D 4.—D 6. Vdg.
31. Capsicum D 3.—D 6. Vdg.

---

[1] Bei Mitteln, wo es heißt D 3—D 6, können auch die dazwischen liegenden Potenzen D 4 und D 5 gewählt werden.

32. Carbo anim. D 3.—D 6. Verr.
33. Carbo veget. D 3.—D 6. Verr.
34. Causticum D 3.—D 6. Vdg.
35. Cepa D 3. Vdg.
36. Chamomilla D 2.— D 3. Vdg.
37. Chelidonium D 3. Vdg.
38. China D 2.—D 3. Vdg.
39. Chininum arsenicosum D 4. Vdg.
40. Cicuta virosa D 4. Vdg.
41. Cina D 2.—D 4. Vdg.
42. Clematis D 2.—D 6. Vdg.
43. Cocculus D 4. Vdg.
44. Coffea D 2.—D 3. Vdg.
45. Colchicum D 4.—D 6. Vdg.
46. Colocynthis D 4.—D 6. Vdg.
47. Conium D 4.—D 6. Vdg.
48. Crocus D 3. Vdg.
49. Cuprum aceticum D 4. Vdg. oder Verr.
50. Digitalis D 4. Vdg.
51. Drosera D 2.—D 3. Vdg.
52. Dulcamara D 2.—D 3. Vdg.
53. Eucalyptus D 2. Vdg.
54. Euphrasia D 3. Vdg.
55. Euphorbium D 4. Vdg.
56. Ferrum metallicum
57. Ferrum aceticum
58. Ferrum carbonicum } D 3.—D 6. Verr.
59. Ferrum muriaticum
60. Ferrum phosphoricum
61. Filix mas D 4. Vdg.
62. Gelsemium D 4. Vdg.
63. Glonoin D 4.—D 6. Vdg.
64. Graphites D 3.—D 6. Verr.
65. Hamamelis-Tinktur, -Extrakt und -Salbe.
66. Helleborus niger D 4. Vdg.
67. Hepar sulfuris D 3.—D 6. Verr.

68. Hyoscyamus niger D 4.—D 6. Vdg.
69. Jalapa D 4. Vdg. oder Verr.
70. Ignatia D 4. Vdg.
71. Jod D 2. Vdg.
72. Ipecacuanha D 4. Vdg.
73. Kalium bichromicum D 4. Vdg. oder Verr.
74. Kalium hydrojod. D 2.—D 6. Vdg.
75. Kalium carbonicum D 3.—D 6. Vdg.
76. Kreosot D 4.—D 6. Vdg.
77. Lachesis D 10. Vdg. oder D 6. Verr.
78. Laurocerasus D 4. Vdg.
79. Lycopodium D 3.—D 6. Verr.
80. Manganum acet. D 3. Vdg.
81. Magnesia carbonica D 3. Verr.
82. Magnesia phosphorica D 3.—D 6. Verr.
83. Mercurius cyanatus D 4.—D 6. Vdg.
84. Mercurius solubilis D 4. Verr. oder D 8. Vdg.
85. Mercurius sublimatus D 4.—D 6. Vdg.
86. Mezereum D 2. Vdg.
87. Millefolium D 2. Vdg.
88. Moschus D 3.—D 4. Vdg.
89. Natrum muriaticum D 3.—D 6. Vdg. und Verr.
90. Nitrum (Natrum nitricum) D 2.—D 3. Vdg. oder Verr.
91. Nux moschata D 3. Vdg.
92. Nux vomica D 4.—D 6. Vdg.
93. Opium D 3. Vdg.
94. Petroleum D 3. Vdg.
95. Petroselinum D 3. Vdg.
96. Phosphorus D 4.—D 6. Vdg.
97. Platina D 3.—D 6. Verr.
98. Plumbum aceticum D 4.—D 6. Verr.
99. Plumbum metallicum D 3.—D 6. Verr.
100. Pulsatilla D 4. Vdg.
101. Ratanhia D 2. Vdg.
102. Rheum D 2. Vdg.
103. Rhododendron D 3. Vdg.

104. Rhus Toxicodendron D 4. Vdg.
105. Ruta D 3. Vdg.
106. Sabadilla D 4. Vdg.
107. Sabina D 4. Vdg.
108. Sambucus nigra D 3. Vdg.
109. Sanguinaria D 3. Vdg.
110. Secale cornutum D 4.—D 6. Vdg.
111. Sepia D 3.—D 6. Verr.
112. Silicea D 3.—D 6. Verr.
113. Spigelia D 3. Vdg.
114. Spongia D 2.—D 6. Vdg.
115. Stannum D 3.—D 6. Verr.
116. Staphysagria D 4.—D 6. Vdg.
117. Stramonium D 4.—D 6. Vdg.
118. Sulfur D 3.—D 6. Vdg. oder Verr.
119. Sulfur auratum D 3.—D 6. Verr.
120. Tabacum D 4.—D 6. Vdg.
121. Thuja D 2.—D 6. Vdg.
122. Valeriana D 2.—D 3. Vdg.
123. Veratrum album D 4.—D 6. Vdg.
124. Viola tricolor D 2.—D 3. Vdg.
125. Zincum metallicum D 3.—D 6. Verr.
126. Zincum valerianicum D 4. Verr.

Die Mittel, bei welchen nur Verreibung angegeben ist, können flüssig erst von D 8 hergestellt werden und werden gewöhnlich erst von D 10 flüssig gebraucht.

Es ist wohl selbstverständlich, daß es noch eine Menge anderer in der homöopathischen Praxis anzuwendender Arzneimittel gibt und namentlich haben die amerikanischen Ärzte neue Mittel in die Praxis eingeführt, die zum Teil auch von deutschen homöopathischen Ärzten mehrfach versucht worden sind, bald mit mehr, bald mit weniger Erfolg. Auch wir werden derselben später in passenden Fällen Erwähnung tun unter jedesmaliger Angabe der Gebrauchsweise.

§ 3

Die homöopathische Diät

Wenn auch die Gegner Hahnemanns nichts von seiner Lehre wissen wollen und nichts davon halten, — eine Anerkennung lassen sie ihm doch zuteil werden: diese nämlich, daß er in bezug auf die „Diätetik" eine neue Bahn gebrochen hat, und zwar eine ebenso glückliche als vernünftige, so daß auch allopathische Ärzte sich bewogen gefunden haben, ihre frühere Nachlässigkeit und Gleichgültigkeit betreffs der Anordnung diätetischer Verhaltungsmaßregeln aufzugeben und das Beispiel Hahnemanns in diesem Punkte nachzuahmen.

Es ist nicht zu verschweigen, daß die sogenannte „homöopathische Diät" heute noch, wenn auch weniger als früher, für viele Kranke ein wahrer Popanz ist und daß sie lieber auf eine homöopathische Behandlung ihres Leidens ganz verzichten, als sich der angeblich strengen Diät der Homöopathen zu unterwerfen geneigt sind. Mit Unrecht! Wir werden versuchen, die Sache klarzumachen.

Zunächst lag es in dem Prinzip der Homöopathie selbst, daß bei der besonderen und eigentümlichen Wirkung eines jeden homöopathischen Arzneimittels und bei der verhältnismäßig kleinen Gabe eines solchen jede andere arzneiliche oder den Organismus irgendwie besonders affizierende Potenz störend und den Erfolg beeinträchtigend wirken und deshalb sorgfältig vermieden werden müsse. Daher kam es, daß Hahnemann und seine (ersten) Schüler vieles verboten, was im gewöhnlichen Leben als ziemlich indifferent und unschuldig galt. Aber Hahnemann selbst schon meinte, daß man dem Kranken die Diät „durch Verbieten ziemlich gleichgültiger Dinge nicht unnötigerweise zu sehr erschweren" und in chronischen Krankheiten nicht ohne dringenden Grund „eine beträchtliche Änderung in der Diät" machen solle. Er unterschied also schon eine besondere Diät in „akuten" (schnell verlaufenden) Krankheiten und eine solche in chronischen (langsam verlaufenden) Krankheiten. Außerdem aber drang er darauf, daß man auch in betreff der vorzuschreibenden Diät „individualisiere" und jeden einzelnen Fall als einen besonderen nehme. Und die Erfahrung hat vielfältig gelehrt, daß man auch als Homöopath der Individualität, dem Geschlecht, dem Alter und den Gewohnheiten des Patienten recht wohl etwas Rechnung tragen kann, vorausgesetzt natürlich, daß die Gewohnheiten und das Verlangen des Patienten nicht allzusehr mit den allergewöhnlichsten Regeln der Diätetik im Widerspruche stehen oder die Wirkung des genommenen bzw. zu nehmenden Arzneimittels durch den Genuß einer gewissen Speise oder eines gewissen Getränkes geradezu aufgehoben wird. Wer also z. B. infolge zu häufigen und zu reichlichen Genusses von starken Bieren, Spirituosen oder schweren Weinen an Stockungen des Blutumlaufs in den Unterleibsorganen, dafür aber an Blutandrang nach Herz, Lungen und Kopf leidet, nun der muß eben solche Genüsse entweder ganz aufgeben oder sich wenigstens darin bedeutend mäßigen. Wer einen kranken, schwachen Magen hat, der darf eben schwer verdauliche oder blähende oder zu fette Speisen nicht genießen, er muß sich an eine leichter verdauliche Kost gewöhnen und nie zu viel auf einmal essen. Wer infolge zu reichlicher und zu guter Kost an Verdauungsbeschwerden (Vollheitsgefühl, Blähsucht, Stuhlverstopfung usw.) leidet, muß eben seine Lebensweise ändern und sich an eine mehr magere Kost gewöhnen. Wer zuviel in der Stube hockt, der muß eben öfter hinaus in die frische Luft und sich regelmäßig eine tüchtige Bewegung machen, wobei übermäßiges Rennen durchaus nicht angebracht ist. Das sind so einfache Dinge, daß es in der Tat unbegreiflich erscheinen muß, warum es oft erst besonderer Anordnungen des Arztes bedarf, um eine süße Gewohnheit des Daseins zum Aufgeben zu bringen. Es ist ja gewiß und durch vielfache Erfahrungen bestätigt, daß eine vernünftig geregelte Diät oft allein schon imstande ist, Heilung von chronischen Beschwerden zu vollbringen, und auf alle Fälle ist sie imstande, eine eingeleitete Kur wesentlich zu unterstützen. Sind doch unsere Gegner sehr geneigt, eine glücklich verlaufene homöopathische Kur nicht den kleinen homöopathischen Gaben, die nach ihrer Ansicht gar nicht wirkungsfähig sind, sondern der angeordneten Diät zuzuschreiben. Man könnte da mit Fug und Recht fragen: warum ahmt ihr unser Beispiel nicht nach? warum quält ihr noch die armen Kranken mit euren vielen Arzneien?

Wir haben oben schon die Gründe angeführt, weshalb Hahnemann und seine ersten Schüler auf einer so strengen Diät bestanden. Die neueren Homöopathen sind von dieser Strenge etwas abgegangen, weil vielfache Erfahrungen gezeigt haben, daß bei gewissen Krankheiten, namentlich chronischen, und bei gewissen Arzneimitteln, namentlich mineralischen, auch eine weniger strenge Diät die Heilwirkung des gegebenen Arzneimittels nicht aufhebt oder wesentlich stört, nur vielleicht verzögert. Man wird daher gut tun, in geeignet scheinenden Fällen und namentlich bei sehr verwöhnten oder sensiblen Personen Ausnahmen von der Regel zu gestatten, besonders hinsichtlich des Kaffees und Weines. Es macht doch einen großen Unterschied, ob jemand an den Genuß des Kaffees gewöhnt ist oder nicht und ob er in dem ersteren Falle denselben zu oft oder zu stark oder mit Zichorien usw. versetzt trinkt oder nur früh und nachmittags ein paar Tassen davon genießt, und zwar rein und nur mäßig stark. So ist der Kaffee bei vielen und namentlich älteren Personen mehr nur ein Genußmittel geworden, an das sich sozusagen die Natur gewöhnt hat, so daß ein plötzliches Entbehren desselben leicht einen ungünstigen Einfluß ausüben könnte, geradeso wie bei solchen, die seit langem an den Genuß alkoholischer Getränke wie Wein, Bier oder Schnaps gewöhnt sind. Man muß da der Gewohnheit etwas Rechnung tragen und kann es auch, ohne das Gelingen der Kur dadurch gänzlich in Frage zu stellen. Betreffs der alkoholischen Getränke sollte jeder Einsichtige, der Verständnis für Volkswohlfahrt und Volksgesundheit hat, ernstlich auf deren Einschränkung hinwirken, damit sie endlich als Genußmittel verschwinden. Denn Alkohol ist und bleibt ein Nervengift, dem zu Unrecht nährende und stärkende Eigenschaften zugeschrieben werden.

In bezug auf den Kaffee sei übrigens noch erwähnt, daß man dessen nachteilige, narkotische Wirkungen außerordentlich mindern und für gewisse Fälle ganz unschädlich machen kann, wenn man, nachdem der Aufguß vollendet ist, die Flüssigkeit noch ein- oder zweimal aufwallen läßt.

Für eine gewisse Anzahl von Arzneimitteln (Aconitum, Belladonna, Bryonia, Chamomilla, Cocculus, Ignatia, Ipecacuanha, Hyoscyamus, Lycopodium, Nux vomica, Phosphor, Pulsatilla und Veratrum) ist der Bohnenkaffee allerdings ein Antidot oder Gegenmittel und man wird bei Darreichung der eben genannten Arzneimittel mit der Erlaubnis des Kaffeegenusses um so vorsichtiger sein müssen. Wollen Kranke aber durchaus ein dem Kaffee ähnliches braunes Getränk haben, so mögen sie als Ersatz Gersten- oder Malzkaffee oder sogenannten homöopathischen Gesundheitskaffee trinken.

Fragt nun der Laie, was **darf** ich denn nun eigentlich genießen? was ist **verboten**? so kann man ihm als Grundregel aufstellen:

Vermeidung aller arzneilichen, aller scharf sauren, stark gewürzten, spirituösen und sehr fetten Substanzen, aller schwer verdaulichen und blähenden Speisen. Damit wird man für die meisten Fälle ausreichen; für die besondern Fälle wird der Arzt schon spezielle Anordnungen in der Diät geben. Es dürfte aber zweckmäßig sein und den Wünschen des Publikums entsprechen, wenn wir ein spezielles Verzeichnis der verbotenen Genüsse aufstellen.

Als verboten haben im allgemeinen zu gelten: Schweine-, Enten-, Gänse-, Pökelfleisch[1], Wurst, Aal, Lachs, marinierte Heringe, Pöklinge, Krebse, harte Eier; Salat mit Essig zubereitet, Spargel, Senf, Meerrettich, Petersilie, Zwiebeln, Knoblauch, Sellerie, Rettich, Runkelrüben, Pfefferkraut, Kümmel, Majoran, Salbei, Dill, Fenchel, Wachholderbeeren, Pilze, Hagebutten, Pfefferminze, Pastinakwurzeln, Kalmus, Zichorien, Kräutersuppen, Kräuter- und Kümmel-, sowie sehr alter Käse, Zimmet, Saffran, Ingwer, Pfeffer, Muskatnuß, Vanille, Lorbeerblätter, Zitrone, bittere Mandeln, Gewürznelken, gewürzte Schokolade, Wein[2], Rum, Kognak, Arrak, Liköre, Bischoff, Punsch, Kardinal, Branntwein, alle Arten Mineralwässer (mit Ausnahme vielleicht von Selters- und kohlensaurem Wasser), Essig[3], Bohnenkaffee, alle Arten Tee (mit Ausnahme von nicht zu starkem schwarzen Tee, Lindenblüten- und Leinsamentee), Limonade, Biere mit narkotischen Zusätzen (insbesondere die sogenannten Lagerbiere).

Ebenso sind zu vermeiden: Zahnpulver und Zahntinkturen mit arzneilichen und gewürzhaften Zusätzen[4], starke Riechwässer (Eau de Cologne, Melissengeist usw.), Parfümerien und Pomaden, wohlriechende Seifen,

---

[1] Magerer roher Schinken von jungem Schwein kann unter Umständen erlaubt werden.

[2] Wein, mit Wasser vermischt, ist unter Umständen zu gestatten. Irrtümlicherweise betrachten ihn die Leute in jedem Falle als Stärkungsmittel, während er nur Erregungsmittel sein kann.

[3] Reiner Weinessig (zum Unterschied von künstlichem) kann in gewissen Fällen gestattet werden.

[4] Am besten bediene man sich des reinen Wassers oder gepulverter Lindenkohle oder gerösteter oder gepulverter Brotrinde.

Räucherpulver, Kau- und Rauchtabak, wohlriechende Schnupftabake. Auch bei dem Gebrauche von Schwefel- oder Phosphorzündhölzchen ist Vorsicht anzuwenden, daß man nicht den aufsteigenden Dunst und Rauch unmittelbar einatme.

Was hier nicht als direkt verboten bezeichnet ist, kann im allgemeinen als erlaubt gelten. Doch gibt es auch hier wieder Ausnahmen von der Regel und es dürfte gut sein, an das Gesagte einige Bemerkungen anzuknüpfen. Wenn es richtig ist, daß frisches reines Quellwasser in den meisten Fällen für den Kranken das zuträglichste und erquickendste Getränk bleibt, so kann es doch auch unter Umständen (z. B. bei großer Schwäche des Magens, oder bei entzündlichem Zustande des Magens und des Darmkanals) geradezu schädlich wirken und namentlich die Schmerzen vermehren. Hat der Kranke ein unwiderstehliches Verlangen danach, so mag er einen Schluck Wasser in den Mund nehmen und dann wieder ausspucken. Milch ist ja gewiß ein herrliches Nahrungsmittel und durch nichts so leicht zu ersetzen. Bei Durchfällen aber, namentlich kleiner Kinder, muß die Milch wegfallen, weil sie erfahrungsgemäß den Durchfall unterhält oder sogar verschlimmert. Nicht zu starker entölter Kakao ist für viele ein ebenso angenehmes als leicht verdauliches und nährendes Getränk; wo aber Stuhlverstopfung oder Neigung dazu vorhanden ist, ist er am liebsten wegzulassen. Ebenso ist der Obstgenuß (frisches oder gebackenes Obst) zu unterlassen bei Durchfällen und Neigung dazu.

Für leider sehr viele Leute (namentlich bei Landleuten und bei Leuten niederen Standes) bildet der Mangel an Appetit bei dem Patienten einen Hauptgegenstand der Klage, und eher können sie es mit ansehen, daß derselbe vor Schmerzen stöhnt und ächzt, als daß er (nach ihrer Ansicht!) Hunger leidet. Deshalb reden sie ihm zu, dieses oder jenes zu genießen und bringen selbst Geldopfer, um dem Kranken Delikatessen oder sogenannte Stärkungsmittel zu verschaffen. Sie mögen es gut meinen, die Leute, aber sie verstehen es eben nicht, und mancher arme Kranke hat unter dieser mißverstandenen Güte schwer zu leiden oder sie gar mit dem Leben zu büßen gehabt. Wenn der Kranke keinen Appetit hat und nichts genießen will, so ist eben sein Magen krank, und man sollte es vielmehr für einen Fingerzeig der Natur ansehen, daß man dem

Kranken nicht mit Gewalt zurede etwas zu genießen, in der Meinung, daß ja sonst der Kranke nicht wieder aufkommen könne. Am leichtesten und schwersten rächt sich oft dieses Zureden anderer oder die eigene Unfolgsamkeit des Patienten in der Periode der Rekonvaleszenz (Wiedergenesung) nach schweren Krankheiten (z. B. Typhus). Hier gerade kann man nicht vorsichtig und als Arzt nicht streng genug sein, um ein Unglück rechtzeitig zu verhüten.

Dies ungefähr wäre das Hauptsächlichste in betreff des *diätetischen* Verhaltens des Kranken. Aber bei einer ordentlichen und vernünftigen *Krankenpflege* kann es sich nicht bloß um Essen und Trinken handeln, sondern auch noch um ganz andere Dinge, die oft wichtiger sind als Speise und Trank. Wir haben hier zunächst „akute" Krankheiten im Auge. Vor allen Dingen sorge man für *reine Luft* im Krankenzimmer, das im übrigen hell und freundlich sein soll. Von Zeit zu Zeit öffne man, während man den Kranken vor Zugluft schützt, die oberen Flügel eines Fensters, gleichzeitig aber auch, weil dies allein nicht viel helfen würde, die Stubentüre und die Türen und Röhren des Ofens. So nur ist eine Erneuerung und Reinigung der Luft im Zimmer möglich. Sodann sorge man für eine möglichst gleichmäßige und angemessene *Zimmertemperatur*: 14—15° R., bei blutarmen oder sehr geschwächten Patienten 15—17° R. Ganz verkehrt sind Räucherungen mit Räucherkerzen usw., insofern dadurch die im Zimmer herrschenden üblen Dünste nur verdeckt werden, nimmermehr aber reine Luft geschaffen wird. Ein ferneres Erfordernis für das Wohl des Kranken ist *Reinlichhaltung* seines Körpers sowohl wie seiner Leib- und Bettwäsche. Will man den Kranken waschen, so entblöße man nicht zuviel Körperfläche auf einmal, nehme warmes Wasser, einen Schwamm und Seife und trockne ihn dann mit einem *erwärmten* Handtuche ab. Leib- und Bettwäsche des Kranken kann, wenn es sonst sein Kräftezustand erlaubt, alltäglich gewechselt werden, nur darf dieselbe nicht etwa frisch gemangelt, sondern sie muß gut geplättet, mit den Händen weich gerieben und erwärmt sein. Auch ist es gut, wenn dabei nicht bloß zwei, sondern mehr Hände tätig sind. Ebenso muß endlich für peinlichste Reinhaltung der vom Patienten benutzten Nachtgeschirre usw. gesorgt werden. Diese müssen nach jedesmaligen Gebrauche sofort von ihrem Inhalt entleert und mit heißem Wasser ausgespült werden. Diese Vorsicht ist um so nötiger und unerläßlicher bei ansteckenden Krankheiten, wie Typhus, Ruhr, Cholera usw. Hier ist nicht bloß die Reinigung mit Wasser geboten, sondern auch jedesmalige Desinfizierung mit den bekannten Desinfektionsmitteln (Chlor, Karbolsäure, gelöschter Kalk).

Es bliebe nun nur noch übrig, einige Worte über das diätetische Verhalten des Patienten den chronischer Krankheiten hinzuzufügen. Hier hat der Arzt oft einen viel schwereren Stand als bei akuten Erkrankungen, insofern er gegen lang gehegte und lieb gewordene Gewohnheiten anzukämpfen hat, welche gerade das chronische Leiden hervorgerufen haben oder bedingen. Der Fieberkranke liegt meist in seinem Bett und ist froh, wenn er ruhig und ungestört sein kann. Zu verbieten hat man ihm nicht viel, weil er eben keinen Appetit hat, vielleicht sogar Ekel vor allem Essen. Aber wieviel Not hat man oft bei chronisch Kranken, die vielleicht an einem Flechtenübel, an einem Fußgeschwüre, an periodisch auftretenden Kopfschmerzen usw. leiden. Abgesehen davon dünken sie sich ja gesund, und der Appetit ist gut, nur zu gut. Warum sollen sie sich also diesen oder jenen Genuß versagen? oder warum sollen sie etwas gegen ihre Gewohnheit tun, was ihnen nicht paßt, was ihnen unbequem ist, z. B. alle Tage einen Spaziergang ins Freie machen? Der Langschläfer soll z. B. seinen Schlaf abkürzen; der Schlemmer soll sich einschränken und manches versagen; der Gewohnheitstrinker soll sich weise Mäßigung auferlegen; der Nachtschwärmer soll hübsch zu rechter Zeit zu Bett gehen; das viele und anhaltende Sitzen, zumal in zu sehr geheizter Stube; allzu große Geistesanstrengungen (bei Gelehrten); geschlechtliche Ausschweifungen sollen gemieden werden usw. usw. Ja, was kostet das oft für viele Worte von seiten des Arztes, um einen solchen Kranken zu überzeugen, daß sein Übel nimmermehr geheilt werden kann, wenn er bei seiner Lebensweise verharren will! Und wie oft ist bei dem Kranken die nötige Energie des Willens, wie oft die nötige Selbstbeherrschung zu vermissen, die zum Gelingen der Kur unbedingt notwendig ist! Ja, gesund und von ihrem Übel befreit wollen die Kranken werden, sie wollen auch „medizinieren"; aber sich viel versagen, die lieb gewordenen Gewohnheiten mehr oder weniger aufgeben und den wohlgemeinten Ratschlägen ihres Arztes Folge leisten —, das wollen sie nicht oder nur mit Widerstreben fügen sie sich in das Unvermeidliche! Nicht wenige aber auch laufen von einem Doktor (oder auch Nicht-Doktor) zum andern, und weil sie nirgends lange aushalten und deshalb nirgends in der kurzen Frist Hilfe finden, bzw. finden können, geben sie das „Kurieren" ganz auf und denken wie jener: „Ich trinke mein Weinchen und leide mein Peinchen". Das geht aber nur so lange als es bei ihrer alten Lebensweise gehen kann und bis schließlich Freund „Tod" sie von ihrem Siechtume und ihren Schmerzen erlöst!

Mancher vielleicht von den Lesern dieser Zeilen wird darin sein eignes Spiegelbild wiederfinden. Möge er es sich zur Warnung dienen lassen! Einen Trost können wir aber doch solchen Kranken geben, den nämlich, daß die Homöopathie sie, bei passendem Verhalten ihrerseits, nicht nur heilen *kann*, sondern auch schon vielfach geheilt *hat*!

Zweiter Teil
Die Behandlung der einzelnen Krankheiten

§ 1

Die Krankheiten des Kopfes

1. Die Kopfschmerzen

Es ist dieses Leiden offenbar eine der verbreitetsten und häufigsten Beschwerden, schon darum, weil mehr oder weniger fast alle akuten und selbst auch sehr viele chronische Krankheiten von ihm begleitet sind. Jedoch kann begreiflicherweise hier nur von dem Kopfschmerz die Rede sein, welcher als selbständige Krankheit oder wenigstens als Hauptsymptom einer sonst weniger bemerklichen Krankheitsanlage auftritt, indem sich die Behandlung des rein symptomatischen Kopfschmerzes im Gefolge anderer Krankheiten ganz nach dem Charakter und der Besonderheit der betreffenden Krankheit richten muß.

Die Heilung dieses Leidens würde übrigens durch die homöopathischen Heilmittel noch schnellere und glänzendere Resultate geben, würde nicht, zumal für den Laien, die Wahl des entsprechenden Mittels oft sehr erschwert durch die große Mannigfaltigkeit und Veränderlichkeit der auftretenden Symptome, sowie durch die verschiedenartigen veranlassenden Ursachen. Es ist demnach zweckmäßig, hier besonders auch auf die letztern Rücksicht zu nehmen und wenigstens hinsichtlich der gewöhnlichsten das Notwendige zur Erleichterung der Mittelwahl anzuführen. Es muß aber auch hierbei streng festgehalten werden, daß die veranlassende Ursache nur in sehr seltenen Fällen allein ausreichen kann, das richtige Mittel auffinden zu lassen, und daß außerdem stets die jedesmaligen Symptome und unter diesen wieder vorzüglich die charakteristischen als gute Anhaltspunkte für die Mittelwahl angesehen werden müssen.

Die Kopfschmerzen von mechanischen Ursachen, wie Fall, Stoß, Erschütterung usw., treten meist unmittelbar nach der äußeren Veranlassung auf und lassen sich außerdem auch meist durch die begleitende allgemeine Kopfbenommenheit, durch Schwere, Schwindel, in schweren Fällen durch Erbrechen, Störungen des Gesichtssinns, Betäubung usw. leicht erkennen. Das Hauptmittel ist hier fast stets Arnica, welche auch äußerlich in Umschlägen auf die betreffenden Kopfstellen (etwa 10—30 Tropfen der Tinktur auf eine Obertasse kaltes Wasser) anzuwenden ist; nur muß bei Verletzung der äußeren Haut die Lösung schwächer (etwa 3—4 Tropfen Tinktur) genommen werden. Schwere Fälle verlangen auch Aconit. und Belladonna; in chronischen Fällen, wo schon eine lange Zeit seit der mechanischen Schädlichkeit verflossen ist, können auch Argentum nitricum, Cicuta und Calcarea nützen.

Die Kopfschmerzen infolge von übermäßigen Geistesanstrengungen, Stubensitzen und Nachtwachen sind fast immer von mannigfaltigen Verdauungsstörungen und hypochondrischen Beschwerden begleitet und erfordern vorzüglich Nux vomica und Sulfur, fehlen diese, Kalium phosphoricum.

Die Kopfschmerzen nach Schwelgereien und übermäßigem Genuß von geistigen Getränken verlangen meist Carbo vegetabilis, Nux vomica und Arsen.

Die Kopfschmerzen von Blutandrang sind häufig durch chronische Leiden der Lunge oder des Herzens oder durch andere Blutlaufstörungen verursacht und charakterisieren sich besonders durch die Hitze und Röte des Gesichts, das Klopfen der Adern am Kopf und Hals, Schwindel, Steigerung des Schmerzes durch Bewegung und Bücken, Herzklopfen. Hauptmittel sind hier Aconit., Belladonna, Bryonia, Arnica, Ferrum phosphoricum, Nux vomica, Gelsemium und Glonoin.

Wichtig ist für diejenigen, welche an chronischem Blutandrang nach dem Kopfe leiden, eine Veränderung der Lebensweise. Das viele Stubenhocken muß vermieden werden, täglich ist ein Spaziergang in freier Luft zu machen, womöglich auf steigenden Waldwegen, für geregelte Leibesöffnung ist zu sorgen durch reichlichen Genuß von Obst und Kompott, alkoholische Getränke und starker Kaffee sind zu vermeiden und für warme Füße ist durch Anwendung von Wechselfußbädern zu sorgen. Diese werden in folgender Weise vorgenommen: Man nehme zwei Gefäße, deren eins mit warmem Wasser von

40° R gefüllt ist, während das andere kaltes Wasser enthält. Man setze nun die Füße in das heiße Wasser, halte sie darin 3 Minuten, bringe sie sodann sofort in das kalte Wasser, worin die Füße eine Minute lang fortwährend an- und übereinander gerieben werden. Dann trockne man die Füße gut ab, ziehe die Strümpfe und Schuhe an und mache einen Gang ins Freie. Diese Wechselfußbäder können zweimal wöchentlich genommen werden und haben zur Folge, daß die Füße dauernd warm werden und der Kopf frei wird, indem eine bessere Blutzirkulation hergestellt wird. Wir können sie aus eigener Erfahrung jedem, der an chronischem Blutandrang nach dem Kopfe leidet, bestens empfehlen.

Die Kopfschmerzen von Blutarmut (Bleichsucht) zeigen oft ähnliche Symptome wie die vorigen; nur ist meist allgemeine Frostigkeit, Kälte der Extremitäten und blasse Hautfarbe zugegen. Sicher werden sie durch die bei der Bleichsucht angegebenen Kennzeichen erkannt. Die wirksamsten Mittel sind hier Pulsatilla, Natrum muriat., Phosphor, Arsenicum, Calcarea, Calcarea, phosphorica und Ferrum carbonicum.

Die Grundursache dieser Kopfschmerzen muß außer durch die genannten Mittel beseitigt werden durch Aufbesserung des Blutes durch entsprechende Ruhe, Aufenthalt in frischer Luft und vor allem durch leichtverdauliche blutbildende Nahrung, wie Milch, Eier, junge Gemüse, Obst und leichte Mehl-, Milch- und Eierspeisen.

Die katarrhalischen Kopfschmerzen lassen sich leicht durch die Gegenwart eines Schnupfens erkennen, sowie durch den Umstand, daß besonders die untere Stirngegend und die Augen affiziert sind. Hier passen vorzüglich Aconit., Belladonna, Mercur, Nux vomica und Euphrasia.

Die gastrischen Kopfschmerzen infolge von Magenüberladung sind gewöhnlich von Übelkeit, Erbrechen, Unregelmäßigkeiten der Stuhlausleerungen begleitet und verlangen besonders Antimonium crudum, Calcarea carbon., Calc. phosph. (bei Erhöhung der Schmerzen durch geistige Arbeiten, bei gestörter Verdauung, Gesichtsblässe und Mattigkeit), Ipecacuanha, Nux vomica, Pulsatilla, Sulfur (Druck in der Stirn, Schnüren rings um den Kopf, Schwindel) und Veratrum.

Das nervöse, meist halbseitige Kopfweh (Migräne) kommt oft vor in regelmäßigen Zwischenräumen mit bohrendem, halbseitigem Schmerz, wie von einem Nagel, oder wenigstens an einer kleinen Stelle, mit Übelkeit, Erbrechen, Kühle und Blässe der Haut, wässerigem Urin, großer Empfindlichkeit gegen alle Geräusche, Licht, Bewegung und Berührung, und hauptsächlich bei Frauen und Mädchen. Die Hauptmittel sind Argent. nitr., Belladonna, Calcarea, Coffea, Colocynthis, Ipecacuanha, Merc. sublim., Nux vomica, Platina, Sanguinaria, Sepia und Spigelia. Besonders wirksam ist unter diesen, namentlich zur Milderung und Abkürzung der einzelnen Anfälle: Belladonna in einer Mischung von 15 Tropfen der 3. Verdünnung auf ein Weinglas Wasser, wovon man nach Bedarf viertel- oder halbstündlich einen Schluck trinkt. Nebenbei ist Ruhe in einem verdunkelten Zimmer von großem Nutzen. Hilft dies nicht genügend, dann kann man als gutes Hausmittel eine Tasse schwarzen Kaffee mit etwas Zitronensaft versuchen. Dagegen gewöhne man sich nicht an den Gebrauch der modernen, schmerzunterdrückenden Mittel, wie Migränin oder Antipyrin, da hierdurch auf die Dauer die Nerven zerrüttet werden. Zur Hebung der Disposition dieses Leidens, das mancher Frau das Leben verbittert, sind neben der entsprechenden Lebensweise (kein Kaffee, viel Bewegung in frischer Luft) Calcarea carbonica und Sepia die Mittel, die am meisten Erfolg versprechen. Sie werden jedes für sich, je nach dem betreffenden Symptome, oder auch abwechselnd eingenommen. Sollten diese versagen, dann wähle man unter den weiter unten genannten Mitteln je nach den verschiedenen Indikationen.

Sehr nahe verwandt mit der Migräne ist der hysterische Kopfschmerz, welcher meist sehr plötzlich sensible Frauen befällt und oft von einer Unzahl anderer wirklicher oder eingebildeter Klagen begleitet ist; hier passen außer den obigen noch besonders Aurum, Cocculus, Ignatia und Valeriana.

Die rheumatischen Kopfschmerzen treten nach der geringsten Erkältung auf, wechseln leicht den Ort, sind oft mit Zahnschmerzen reißender, ziehender Art verbunden und vertragen gewöhnlich die Nachtzeit und die Bettwärme nicht. Angezeigt sind hierbei besonders Aconit.,

Bryonia, Chamomilla, Coloc., Mercur., Nux vomica, Pulsatilla, Rhus Tox., Spigelia.

Die gichtischen Kopfschmerzen, im ganzen nur selten und nur bei solchen Personen vorkommend, welche überhaupt an Gicht und gichtischen Ablagerungen leiden, erfordern hauptsächlich Aconit., Bellad., Bryonia, Calcar. carbon., Chamomilla, Colocynthis, Hepar sulf. (Bohren wie ein Nagel), Mercur., Acid. nitric., Pulsat., Rhus Tox., Spigelia (einseitiges periodisches Zucken und Reißen bis ins Gesicht).

Gegen die syphilitischen Kopfschmerzen sind die besten Heilmittel Jod, Mercur., Acidum nitric., Mezereum, Aurum, Lachesis und Stillingia sylvatica 2.

Hinsichtlich der einzelnen Symptome, die bei den verschiedenen Arten von Kopfschmerz sich zeigen, gelten folgende Hauptanzeigen, die man besonders bei hartnäckigen Fällen genau wolle vergleichen:

Bei großer Kopfeingenommenheit, Schwere, Vollheit, Schwindel, Herausdrängen in der Stirn, besonders beim Bücken, bei Gefühl von Schwanken oder Bewegung des Gehirns beim Bewegen, mit Frösteln oder Fieberhitze, rotem und aufgetriebenem Gesicht und roten Augen, starkem, vollem, schnellem Puls, großer Aufregung und Unruhe; bei Verschlimmerung der Schmerzen durch Bewegung, Sprechen und Geräusch: Aconit.

Bei Kopfeingenommenheit, drehendem Schwindel beim Aufrichten, Hitze im Kopf bei Kühle des übrigen Körpers, bei Drücken in der Stirn, oder Zusammenpressen, Stechen, Schmerz in den Schläfen wie von einem Nagel, mit Nasenbluten, getrübten Augen, galligem Erbrechen: Arnica.

Bei halbseitigen, periodischen Kopfschmerzen, welche in der Stube heftiger und im Freien besser werden, bei klopfendem Schmerz und äußerer Schmerzhaftigkeit des Haarkopfes: Arsen.

Bei Schwere, Vollheit, Schwindel, drückendem oder auseinander pressendem Schmerz; bei Stechen oder Schwappen und Gefühl von Anschlagen und Pulsieren des Gehirns; bei Verschlimmerung durch jede Bewegung, durch Sprechen, durch Geräusch, durch helles Licht, sowie abends und nachts; mit Röte des Gesichts und der Augen, Pulsieren in der Schläfengegend, Hitze und Blutandrang zum Kopf, Empfindlichkeit und Schmerz der Magengegend, Brechwürgen und Erbrechen: Belladonna.

Bei pressenden und drückenden Kopfschmerzen, besonders in der rechten Schläfe, anfallsweise auftretend; bei heftigen und anhaltenden Pulsationen in der Schläfegegend. Die Schmerzen beginnen früh, steigen den Tag über bis zu einer fürchterlichen Höhe und sind dann häufig von Erbrechen begleitet. Patient muß absolut ruhig liegen, da jeder Versuch aufzustehen die Schmerzen vermehrt; ebenso Licht, Geräusch und jede Anstrengung; anhaltende Trockenheit der Nase: Cactus grandiflorus.

Bei halbseitigen, drückenden, hämmernden, ziehenden Kopfschmerzen mit Übelkeit, Magensäure, Sodbrennen, Erbrechen; bei Schwere des Kopfes mit Zudrücken der Augen, Eiskälte in und am Kopfe, Schmerzhaftigkeit des Haarkopfes, Eintreten der Kopfschmerzen frühmorgens: Calcarea carbonica.

Bei reißendem, zuckendem oder halbseitigem Schmerz bis in den Backen und die Zähne, besonders nach Erkältung und unterdrücktem Schweiße, mit Röte des einen Backens und Blässe des andern, bei heftigem Schweiß am Kopfe, Blutandrang nach dem Kopfe, besonders bei sensiblen, ungeduldigen und ungebärdigen Personen: Chamomilla.

Allzu große Empfindlichkeit gegen Schmerz überhaupt; Druckschmerz des Nachts, am Schlafe hindernd; Bohren im Wirbel; Verschlimmerung durch Nachdenken, Unterhaltung; in freier Luft, Zugluft und Wind; Empfindlichkeit (schmerzhafte) des Haarkopfes und der Haare bei Berührung: China.

Bei Kopfweh, als sei das Gehirn zerrissen und zertrümmert, oder bei halbseitigem Schmerz wie von einem Nagel, bei übermäßiger Empfindlichkeit gegen Geräusch, bei großer Aufgeregtheit, Weinerlichkeit, Angst, übergroßer Munterkeit und Schlaflosigkeit, besonders auch bei Gemütsbewegungen und Geistesanstrengungen: Coffea.

Bei Wundheitsgefühl und Klopfen im Hinterkopf; Hitze des Vorderkopfes; bei Kopfweh und Übelkeit beim Erwachen jeden andern Morgen: Eupatorium perfoliat. D 3.

Bei wütend reißenden, halbseitigen Schmerzen in periodischen Anfällen mit Übelkeit und Erbrechen, besonders nachmittags, bei pressendem Drücken in der Stirn, durch Bücken und Rückenlage verschlimmert, bei hellem, wässerigem Urin und riechendem Schweiß: Colocynthis.

Bei Schmerzen, welche vom Genick ausgehen und sich über einem Auge festsetzen: Gelsemium D 4.

Bei pressendem oder klopfendem Kopfschmerz mit Schwindel, Blutandrang, Hitze, Pulsieren, der besonders durch Bewegung, Bücken und Schütteln des Kopfes vermehrt wird; bei Gefühl, als dehne sich das Gehirn aus und bewege sich wellenförmig, mit vollem beschleunigtem, auch unregelmäßigem Puls: Glonoin.

Bei drückendem Schmerz über der Nasenwurzel mit Übelkeit, durch Vorbeugen des Kopfes gemindert, bei Auseinanderpressen im Kopfe, Klopfen oder Schmerz wie von einem Nagel, mit Übelkeit, Dunkelheit vor den Augen, Lichtscheu, blassem Gesicht, vielem wässerigen Urin, bei großer Schreckhaftigkeit, Ängstlichkeit, Niedergeschlagenheit, besonders auch nach Schreck und Ärger: Ignatia.

Bei Kopfschmerzanfällen, die oft auch halbseitig oder auf einer sehr umschriebenen Stelle auftreten, mit Übelkeit und Erbrechen, gastrischen Beschwerden; bei Stechen und Reißen, besonders in der Stirn, durch Bewegung und Berührung verschlimmert, oder bei Gefühl von Zerschlagenheit des Gehirns und aller Kopfknochen: Ipecacuanha.

Bei zusammenschnürenden Schmerzen über den ganzen Kopf, begleitet von galligem Erbrechen: Iris versicolor D6.

Bei periodischen halbseitigen Kopfschmerzen, besonders früh oder nach dem Essen, und durch Bewegung, Geistesanstrengung, Wein und Kaffee vermehrt; bei drückender Schwere, Blutandrang, Gefühl und Zerschlagenheit des Gehirns oder wie von einem Nagel im Schädel, Dröhnen des Gehirns bei jedem Schritt, durch Nachdenken und Bewegung der Augen erhöht, mit Übelkeit, Erbrechen und Stuhlverstopfung: Nux vomica.

Bei zuckenden oder ruckweise reißenden und stechenden Schmerzen mit Blutandrang, Kopfschwere, Klopfen, Ohrensausen, Schwindel, Gesichtsblässe, Weinerlichkeit, Übelkeit, Durstlosigkeit, Herzklopfen, Frostigkeit,

Kälte der Extremitäten, bei Verschlimmerung abends und nachts und Besserwerden in freier Luft: Pulsatilla.

Bei nervösem Kopfschmerz, von früh bis abends dauernd, von Frost, Übelkeit und Erbrechen begleitet; bei Eingenommenheit des Kopfes, Betäubung, Schwindel mit Singen in den Ohren; besonders bei Migräneanfällen vor oder nach der monatlichen Reinigung bei Frauen: Sanguinaria.

Bei langwierigen und häufigen Kopfschmerzanfällen, bei stechenden, bohrenden, auseinanderpressenden, klopfenden, halbseitigen Schmerzen mit Übelkeit und Erbrechen, Blutandrang, Empfindlichkeit der Augen gegen Licht, und Schwierigkeit, dieselben zu öffnen, bei Schlimmerwerden beim Bewegen und Schütteln des Kopfes, bei Kopfweh alle Morgen beim Aufwachen, bei chronischen Störungen in der Verdauung, Auftreibung und Empfindlichkeit der Lebergegend, gelblicher Hautfärbung, Leberflecken: Sepia.

Bei gewissen regelmäßigen Typus einhaltenden Schmerzanfällen bohrenden oder wühlendreißenden Charakters. Der Schmerz wird durch die geringste Bewegung, durch Sprechen, Stuhlgang, Geräusch usw. aufs äußerste vermehrt, nimmt meist nur die eine Seite ein und ist mit Augenschmerz und Gesichtsblässe verbunden: Spigelia.

2. Schwindel

Auch bei diesem Leiden muß sorgfältig auf die vorhandenen und veranlassenden Ursachen Rücksicht genommen werden, um so mehr, als dasselbe selten als alleiniges Krankheitssymptom vorkommt, sondern meist von anderen Beschwerden abhängig oder mit ihnen verbunden sein wird.

Die häufigste Ursache des Schwindels ist übermäßiger Blutandrang nach dem Kopfe oder richtiger ausgedrückt gehinderter und erschwerter Rückfluß des Blutes aus den Gehirn- und Kopfadern, ein Umstand, der oft durch chronische Krankheiten des Herzens, der Lungen und der Unterleibsorgane oder durch Geschwülste am Halse hervorgebracht oder wenigstens begünstigt wird. In diesen Fällen werden meist Aconit., Arnica, Belladonna, Bryonia, Gelsemium, Nux vomica, Phosphor und Sepia die passenden Heilmittel sein. Vergleiche hierzu die Bemerkungen über chronischen Blutandrang nach dem Kopfe auf

Seite 47, da diese auch hier Gültigkeit haben. Ebenso kann aber auch Schwindel von Blutarmut abhängig sein, dann helfen: Pulsatilla, Ferrum, China, Natrum muriaticum, Baryta, Graphites, Silicea. Kommt er aus dem Magen nach Überladung, so passen Aconit., Antimonium crudum, Nux vomica und Pulsatilla; entsteht er nach übermäßigem Wein- und Spirituosengenuß: Nux vomica, Opium, Coffea; nach heftigen Gemütsbewegungen, und zwar Ärger: Chamomilla; Schreck: Opium; stiller Gram: Ignatia; Zorn: Nux vomica. Nach mechanischen Ursachen, wie Fall, Stoß, Erschütterung: Arnica; nach Schaukeln oder Fahren im Wagen oder Schiffe: Cocculus, Petroleum oder Hepar sulfuris.

Bei dem Schwindel alter Leute, der auf beginnender Aderverkalkung beruhen kann, helfen Arnica oder Calcarea carbonica, nebst reichlichem Gebrauch guter Buttermilch.

Bei Schwindel, der in Begleitung chronischer Ohrleiden auftritt, passen China und Arnica.

Bei Schwindel infolge von Blutarmut sind Ferrum und Calcarea phosphorica angezeigt.

Über Schwindel während der Schwangerschaft siehe Seite 212; über Schwindel bei Anwesenheit von Würmern siehe Seite 148 und 274.

Übrigens müssen bei Neigung zum Schwindel Kaffee, Tee, Wein, Liköre, Lagerbier, Nachtwachen, Kopfanstrengungen, enge Halsbekleidung und Gemütsbewegungen streng gemieden werden.

Nach den einzelnen Symptomen gelten folgende Anzeigen: Aconitum bei Schwindel, besonders beim Aufrichten vom Liegen und beim Bücken mit Drehen und Kopfeingenommenheit, besonders in der warmen Stube, und mit Übelkeit.

Belladonna bei Schwindel mit Flimmern vor den Augen, Betäubung, Angst, Gesichtsröte, besonders beim Bewegen und Bücken.

Cocculus bei Schwindel mit Drehen und Trunkenheitsgefühl besonders nach Essen oder Trinken oder geistiger Anstrengung, mit Hohlheitsgefühl im Gehirn und Übelkeit.

Nux vomica bei Schwindel kurz nach dem Essen, oder nach Kopfanstrengung, oder früh oder beim Gehen im Freien, oder auch im Bett bei der Rückenlage, mit Ohrensausen, Völle im Magen und Unterleib, Blähungsbeschwerden und Stuhlverstopfung.

Opium bei Schwindel und Kopfbetäubung wie nach Rausch, besonders bei Aufsetzen im Bett, mit Schlafsucht, roten, gläsernen Augen, erweiterten Pupillen, Verdunkelung der Augen, bleichem Gesicht.

Phosphor bei Schwindel besonders früh und abends im Bett, auch nach Essen und im Sitzen, mit Blutandrang nach dem Kopfe, Übelkeit und niederdrückendem Kopfschmerz.

Pulsatilla bei Schwindel, besonders beim Hochsehen, beim Bücken und abends im Bett, mit Kopfschwere, Ohrensausen, Gesichtsblässe, Frostigkeit, Übelkeit und Erbrechen. (Silicea.)

Rhus Toxicodendron bei Schwindel, besonders beim Niederlegen ins Bett und früh beim Aufstehen, mit Todesfurcht, Schwanken und Schwappen im Kopfe bei jedem Tritt, als sei das Gehirn locker.

Veratrum bei Schwindel mit Übelkeit, Erbrechen, Durchfall, kaltem Schweiß, eingefallenem Gesicht, Angst.

Gehirnentzündung

Siehe unter den Kinderkrankheiten Seite 251.

Kopfgrind

Siehe unter den Kinderkrankheiten Seite 256.

3. Gesichtsschmerzen

Hierunter versteht man periodisch auftretende, halbseitige Schmerzen im Gesicht, die an einzelnen bestimmten Stellen, welche meist dem Eintritt gewisser Gesichtsnerven entsprechen, beginnen und sich mit denselben oft über die ganze Hälfte des Gesichtes und Kopfes verbreiten. Sie beginnen meist plötzlich, halten mehrere Minuten bis Stunden und Tage an und hören ebenso plötzlich wieder auf, um in bestimmten Zwischenräumen wieder aufzutreten. Der Schmerz erreicht gewöhnlich eine außerordentliche Heftigkeit und ist brennender, schneidender, stechender Art.

Zuweilen ist der Gesichtsschmerz keine reine Neuralgie, d. h. er beruht nicht auf einer primären Affektion des betreffenden Nervenastes, sondern er wird durch Druck auf den Nerven infolge von Geschwulst der benachharten Knochen- oder Weichteile verursacht, wie z. B. bei syphilitischer oder gichtischer Knochenauftreibung oder bei Zahnkaries und deren Folgezuständen. Namentlich der letztere Umstand (krankhafte Zähne) hängt sehr oft mit hartnäckigen Gesichtsschmerzen zusammen.

Die Hauptmittel gegen dieses Leiden sind Aconit., Arsenicum, Belladonna, China, Colocynthis, Magnesia phosphorica, Mercur., Mezereum, Nux vomica, Pulsatilla, Spigelia, Stannum, Stramonium und Verbascum.

Aconit paßt besonders bei kribbelndem, stechendem und ruckendem Schmerz mit Geschwulstgefühl, rotem, heißem Gesicht, fieberhafter Unruhe und Aufregung.

Arsenicum bei brennenden Gesichtsschmerzen, wie von glühend heißen Nadeln herrührend. Große Furcht, allgemeine Unruhe und Erschöpfung. Die Schmerzen treten periodisch auf und sind nach Mitternacht am heftigsten.

Wird die Heilung durch dieses Mittel nicht vollständig bewirkt, dann kann Chininum arsenicosum, 4.—5. Verreibung, manchmal noch Hilfe bringen.

Belladonna bei Schmerz besonders in der Nähe des Auges mit Röte und Tränen desselben, bei Verschlimmerung durch Druck und Bewegung, bei Röte und Hitze des Gesichtes, Zucken der Gesichtsmuskeln, Röte und Verzerrung des Gesichtes.

China bei pickendem, zuckend-stechendem oder schneidend-brennendem Schmerz mit blassem Gesicht, durch Druck und nachts im Liegen erneuert oder verschlimmert, durch Essen aber gebessert.

Colocynthis bei Reißen, Spannen, Brennen, Stechen in der Gesichtsseite bis ins Ohr und den Kopf oder bei wühlendem Brennen im Backenknochen, mehr in der Ruhe als bei Bewegung, mit Geschwulst und Röte.

Bei drückenden, wühlenden, ziehenden Schmerzen, mit Muskelzucken und großer Nervenreizbarkeit: Gelsemium D 5. (Von Amerika aus als spezifisch gegen Gesichtsschmerz empfohlen!)

Bei rechtsseitigem Gesichtsschmerz; bei Schmerzen im Jochbein und in den Kieferknochen; bei Ermüdungsgefühl in den Kaumuskeln: Kalmia latifolia D2—D 3.

Magnesia phosphorica D 6. Verreibung, bei Schmerzen, die durch Druck auf die schmerzhaften Stellen und durch äußerlich angebrachte Wärme besser werden.

Mercur. bei Schmerz bis in die Zähne und Schlimmerwerden in der Bettwärme und nachts, mit Speichelfluß, Geschwulst, Schweiß am Kopfe, besonders wenn kariöse Zahnleiden oder syphilitische Knochenauftreibungen zugegen sind.

Mezereum bei bohrendem, krampfartigem Schmerz, besonders am Jochbein, wie im Knochen, nachts und in der Wärme heftiger werdend, besonders wo Knochenleiden, Siphilis oder Merkurmißbrauch vorausging.

Nux vomica bei reißendem und ziehendem Schmerz bis in das Ohr hinein, mit Backengeschwulst, Gesichtsröte, das Auge rötet sich und tränt, Muskelzucken, durch Nachdenken, Wein und Kaffee erhöht.

Platina bei Kriebeln mit Kälte- und Taubheitsgefühl, auch Bohren in den Jochbeinen oder Backenknochen, profuser Tränenfluß, Kopf wie zusammengeschnürt; Auftreten des Abends oder Nachts, und Verschlimmerung, ebenso in der Ruhe, mit Angst, Herzklopfen, Weinerlichkeit. Besonders zu beachten bei hysterischen Frauen und Mädchen.

Pulsatilla bei zuckendem Schmerz bis in das Auge und Ohr, durch Wärme verschlimmert und Kälte gebessert, mit Gesichtsblässe, Frösteln, Herzklopfen, Übelkeit; bei Frauen oder Mädchen, bei Bleichsüchtigen.

Spigelia bei Brennen und Spannen um die Jochbeine und über der Augenhöhle in regelmäßigen Anfällen, mit glänzender Geschwulst der leidenden Seite, durch Essen erregt oder verschlimmert, mit vorhergehendem oder gleichzeitigem Herzklopfen.

Stannum bei Schmerzen, welche gelind anfangen, allmählich steigen und ebenso abnehmen.

Stramonium bei heftigem Schmerz mit Augenverdunkelung, Kopfbetäubung, Schwindel, Zucken des Kopfes und der Gesichtsmuskeln, Verzerrung des Mundes, Schlingbeschwerden.

Verbascum bei absetzendem, betäubendem Drücken am Jochbeine, durch Aufdrücken und Beißen verschlimmert, oder bei Kneipen wie von einer Zange und Stechen am Schläfenbein, durch Luftzug erregt, mit Dröhnen im Kopfe.

Nicht unerwähnt bleibe, daß nach unserer Erfahrung in hartnäckigen Fällen Thuja, Silicea und Sulfur in höheren Potenzen, sowie Anwendung des galvanischen Stromes gute Dienste leisten, und endlich daß nach des verstorbenen Dr. Constantin Hering Erfahrungen Einreibungen der schmerzhaften Stellen mit dem Safte oder der Tinktur von Viscum album ganz vorzüglich wirken sollen.

Gesichtsausschlag

Siehe unter Krankheiten der Haut Seite 169.

§ 2

Die Krankheiten des Auges

1. Augenentzündungen

Die Entzündungen der Augen sind so mannigfacher Art, zum Teil aber auch so bösartig und in ihren Folgen so gefährlich, daß ihre Erkenntnis und Behandlung einem Nichtarzte nur in einzelnen bestimmten Fällen überlassen werden darf. Deshalb sollen hier nur diejenigen Arten abgehandelt werden, welche entweder weniger Gefahr bringen oder doch wenigstens leichter zu erkennen und durch homöopathische Heilmittel vorzugsweise sicher zu heilen sind.

Bei den Augenentzündungen leichteren Grades, namentlich bei den sogenannten entzündlichen Augenkatarrhen, ist vorzugsweise und fast ausschließlich die feine Schleimhaut (Bindehaut) affiziert, welche sowohl den Augapfel als auch den größten Teil der inneren Seite der Lider überzieht. Deshalb erscheint es auch zweckmäßig, die Entzündung des Auges und die der Lider hier zusammen zu besprechen, um so mehr als sich meist die Entzündung der Bindehaut auf beide Organe überpflanzt. Obwohl nun die hier gegebenen Mittelhinweise begreiflicherweise nicht nur für die Entzündung der Bindehaut, sondern für alle übrigen Augenentzündungen, etwa mit Ausnahme der syphilitischen, gonorrhöischen und gichtischen Geltung haben, so muß ich doch nochmals und speziell jeden Nichtarzt dringend warnen, eine Augenentzündung selbständig zu behandeln, bei der die sogenannte Hornhaut oder gar ein innerer Teil des Auges affiziert ist. Nur wo ärztlicher Beistand ganz unmöglich ist, dürfte es sich für den Laien rechtfertigen, von den hier gegebenen Indikationen auch bei inneren Augenentzündungen Gebrauch zu machen.

Die vorzüglichsten Heilmittel sind: Aconit., Apis, Arsenicum, Aurum, Belladonna, Euphrasia, Hepar sulfuris, Mercurius, Nux vomica, Pulsatilla, Spigelia.

Tritt eine Augenentzündung sehr plötzlich und schnell und mit großem Schmerz oder gar Fieber auf, so ist immer zweckmäßig, zuerst Aconitum anzuwenden; namentlich ist dieses Mittel auch noch später sehr wirksam, wenn, wie häufig bei rheumatischen Augenentzündungen, unerträglicher Schmerz im ganzen Augapfel oder über dem Auge sich abends einstellt oder zur Nachtzeit sich verschlimmert.

Aethiops antimonialis ist nützlich bei Bläschenbildung auf der Bindehaut, starker Lichtscheu, Geschwulst der Lider, bisweilen auch Lidkrampf. Paßt besonders bei skrofulösen Kindern und wird am vorteilhaftesten in der 4. Verreibung angewandt.

Apis ist oft vom besten Erfolg in sehr veralteten und häufig wiederkehrenden Fällen mit Trübung und Entzündung der Hornhaut, geschwollenen, geschwürigen Lidern und Lidrändern oder mit teigiger Geschwulst der oberen und unteren Lider.

Arnica ist angezeigt bei Bindehautentzündung und Entzündung des ganzen Augapfels nach mechanischer Verletzung.

Arsenicum paßt vorzüglich für chronische, hartnäckige Entzündungen, wo die Lider sehr geschwollen und an der inneren Fläche sehr gerötet sind mit heftigem Brennschmerz, Trübung der Hornhaut, allgemeiner Abmagerung und Kränklichkeit.

Aurum ist zwar besonders bei skrofulösen Augenentzündungen der Kinder ein Hauptmittel, eignet sich aber auch nicht ganz selten bei Erwachsenen, wenn Entzündungen, Auflockerungen der Geschwüre der Hornhaut mit Verschwärungen der Lidränder und Geschwulst der Oberlippe und Nase verbunden sind.

Belladonna ist besonders angezeigt, wenn das Weiße im Auge sehr gerötet oder von großen Adern durchzogen ist, bei großer Lichtscheu, Ausfluß brennender Tränen oder unangenehmer Trockenheit, bei Vermehrung des Schmerzes durch Bewegung der Augen, bei rosenartiger Geschwulst der Lider, heftigem Kopfschmerz, Schwindel, Verdunkelung des Gesichtes oder Sehen von Funken oder schwarzen fliegenden Flecken.

Chamomilla namentlich bei Kindern, wenn sie wegen der unerträglichen Schmerzen ungeduldig und außer sich sind.

Clematis erecta leistet viel, wo das Drücken in den Augen, die Lichtscheu, der Tränenfluß in der freien Luft sich vermehren, die Augen früh zugeschworen sind, aber auch die Iris (Regenbogenhaut) zugleich ergriffen ist.

Conium bei skrofulöser Lichtscheu, ohne daß gerade lebhafte Entzündung da wäre.

Crocus bei Zucken der Augenlider. Neigung, die Augen zuzudrücken oder zu wischen; Tränen der Augen, sowie man lesen will.

Euphrasia ist das Hauptmittel, wenn die Entzündung infolge oder in Begleitung eines Schnupfens entsteht, mit reichlicher Schleimabsonderung oder nächtlichem Tränen, auch wenn sich kleine Bläschen am Rande der Hornhaut bilden.

Graphites ist eines der wichtigsten Mittel gegen die verschiedenen Formen der skrofulösen Augenentzündung, ob dabei die Hornhaut ergriffen ist oder nicht. Es paßt besonders, wenn die äußeren Augenwinkel gerne aufspringen und dann bluten. Oft findet sich auch dabei ein dünner, scharfer Ausfluß aus der Nase. Die Lichtscheu ist gewöhnlich schlimmer gegen Tageslicht als wie gegen künstliches Licht.

Bei Wundheit und Geschwulst der Lidränder mit dickem, eiterartigem Schleim und nächtlichem Zukleben, bei Geschwüren und Flecken auf dem Weißen und der Hornhaut mit Blüten und Grindern rings um die Augen, bei Umstülpung der Lider passen vorzüglich Hepar sulfuris und Mercurius, welches letztere Mittel überhaupt besonders wirksam gegen Affektionen der Hornhaut ist. Bei skrofulöser Augenentzündung der Kinder paßt sehr oft Mercurius praecipitatis ruber

D 4. Verreibung, besonders wenn die Absonderung eitrig, ätzend und mit Geschwulst der Lider verbunden ist

Ignatia bei heftig drückenden Schmerzen, großer Lichtscheu, starkem Fließschnupfen und Tränen der Augen; weniger bei ausgeprägter Entzündung als vielmehr bei einem erhöhten Reizzustande der Augen.

Kalium bichronicum paßt besonders für chronische Formen von Pusteln und Geschwürsbildung auf der Hornhaut ohne besondere Lichtscheu und Schmerzen.

Acidum nitricum bei Verdunkelung und Flecken der Hornhaut; bei Bläschenbildung (Phlyctänen) auf der Bindehaut, welche gern in „flache" Geschwüre übergehen (im Gegensatz zu Silicea, wo die Phlyctänen in „tiefere" Geschwüre überzugehen Neigung haben).

Nux vomica ist angezeigt, wenn besonders die innern Augenwinkel entzündet sind, bei Drücken wie von Sand oder Brennen wie von Scharfem, bei heftigem Tränen, großer Lichtscheu, besonders früh, bei Schnupfen mit Kopfweh, großer Reizbarkeit und Stuhlverstopfung.

Pulsatilla paßt bei blasser Geschwulst der Lider oder rings um die Augen herum, bei reichlicher Tränen- und Schleimabsonderung, Zukleben der Augen, heftigen Schmerzen in den Augen, Verschlimmerung der Beschwerden abends und nachts.

Rhus Toxicodendron bei skrofulöser Augenentzündung mit ödematöser Geschwulst der Lider, großer Lichtscheu und bei noch anderen skrofulösen Symptomen als: Kopfgrind, Geschwulst der Halsdrüsen usw.

Spigelia paßt bei unerträglichen Schmerzen der Augen tief in den Höhlen, besonders bei Bewegung, Gefühl, als wären die Augäpfel zu groß, Bohren, Stechen, Schneiden, Brennen, wie von fremden Körpern darin, bei starkem Tränen, mattem, trübem Ansehen der Augen, schwachem Sehen, Vergehen der Augen beim Anstrengen, Lichtscheu, Nebelsehen.

In fast allen diesen Augenentzündungen ist es übrigens nötig, das schmerzhafte und lichtscheue Auge vor hellem Licht und Luftzug zu schützen. Es geschieht dies aber am besten dadurch, daß man an der Stirne ein Blatt grünes oder dunkelgraues Papier mittelst eines Bandes befestigt, welches leicht über die Augen herunterhängt, ungefähr wie ein sogenanntes Scheuleder. Das Verbinden mit einem Tuche ist wegen der entstehenden Erhitzung und Reibung nicht zu empfehlen. Das Reinigen der Augen geschieht in den meisten Fällen am besten mit lauem, nicht kaltem Wasser.

Ist die Entzündung durch übermäßige Anstrengung der Augen veranlaßt, durch angestrengtes Sehen, Nachtarbeiten usw., so sind besonders Belladonna, Cannabis, Euphrasia, Nux vomica und Ruta angezeigt; gingen akute Hautkrankheiten, wie Masern, Scharlach, Pocken voraus, so passen meist Belladonna, Mercur., Pulsatilla und Sulfur.

Gegen das häufige und übermäßige Tränen der Augen müssen besonders: Euphrasia, Crocus, Digitalis, Graphit., Phosphor. oder Spigelia; gegen das sogenannte Triefauge: Euphrasia, Mercur., Pulsatilla und Rhus Toxicod.; gegen Tränenfisteln und Verstopfung des Tränenkanals: Natr. mur., Silicea (freilich werden die meisten Fälle zur Heilung eines operativen Eingriffes bedürfen); gegen Lähmigkeit oder Lähmung der Augenlider: Belladonna, Plumbum, Sepia, Spigelia, Veratrum und Zincum; gegen Schielen: Alumina, Belladonna, Ghina, Hyoscyamus und Stramonium angewandt werden.

2. Fremdkörper im Auge

Nicht selten kommt es vor, daß Staub, Körnchen, Sand, Stückchen Kohle, Splitter von Glas oder Eisen, kleine Insekten oder scharfe Flüssigkeiten in die Augen geraten und heftiges Tränen, Schmerz und Entzündung verursachen. Wenn der Fremdkörper zwischen den Augenlidern sich befindet, kann man versuchen, ihn mit einem Stäbchen aufgerollten Fließpapiers, einem weichen Pinselchen oder Zängelchen zu entfernen. Befindet er sich aber unter den Augenlidern, dann muß man versuchen, das obere Lid umzudrehen. Diese kleine Operation wird auch dem Laien bei einiger Übung leicht gelingen. Bergarbeiter helfen sich oft in den Gruben gegenseitig aus, wenn ihnen während der Arbeit kleine Steinpartikelchen in die Augen fliegen. Man fasse das obere Augenlid bei den Augenwimpern, lasse den Verletzten nach unten sehen, drücke mit einem Bleistift von oben und außen auf das Lid und meistens wird sich das Lid dann von selbst umdrehen, so daß der Fremdkörper zutage liegt und mit Leichtigkeit weggewischt werden kann. Gelingt es auf diese Weise nicht, den störenden Gegenstand zu entfernen oder befindet sich der Fremdkörper auf oder gar in der Hornhaut oder tiefer im Auge, dann zögere man keinen Augenblick, sich in die Behandlung eines Arztes, wenn möglich eines Augenarztes zu begeben, da bei nicht sachgemäßer Behandlung die größte Gefahr für die Sehkraft des verletzten Auges entstehen kann.

Ist das Auge nach Entfernung des Fremdkörpers noch schmerzhaft und rot, was sehr oft der Fall ist, dann nehme man Arnica ein und mache kühle Aufschläge auf das Auge mit Wasser, dem man auf ½ Liter 1 Teelöffel Arnikatinktur zugesetzt.

Ist Kalk oder ätzende Flüssigkeit in das Auge gekommen, dann mache man keine Wasseranwendungen, sondern tropfe Olivenöl in das Auge, wonach man die störenden Gegenstände tunlichst entfernt. Nach allen derartigen Verletzungen, auch bei Blutergüssen in die Bindehaut ist das Einstreichen von etwas Hamamelissalbe mehrere Male täglich sehr zu empfehlen.

3. Augenschwäche

Hierunter ist weder die gewöhnliche Kurz- noch Weitsichtigkeit zu verstehen, da diese beiden Zustände, weit entfernt, stets Folgen von schwacher Sehkraft zu sein, wenn auch zum Teil krankhafter Art, doch kaum Gegenstand einer Behandlung durch Arzneimittel sein können. Es kann demnach hier nur von derjenigen Augenschwäche die Rede sein, die in der schnellen Ermüdung oder Schmerzhaftigkeit der Augen nach Anstrengung besteht, sowie in einigen anderen Beeinträchtigungen der Sehkraft.

Die vorzüglichsten Heilmittel bei Augen, welche selbst mäßige Anstrengungen, wie Lesen, Nähen usw. nicht ertragen, ohne daß Schmerz, Druck, Tränen und dergleichen entstände, sind Ruta, Euphrasia und Cannabis; und zwar ist es zuweilen sehr erfolgreich, diese Mittel außer dem innerlichen Gebrauche auch äußerlich anzuwenden, indem man die Augen einige Male täglich mit Wasser befeuchtet, dem einige Tropfen jener Mittel zugesetzt sind (etwa 5—6 Tropfen der Tinktur auf ein Weinglas voll Wasser).

Entstand die Augenschwäche infolge unterdrückten Fußschweißes, so dürfte Rhus Tox. zu versuchen sein.

Außerdem lassen sich noch folgende spezielle Anzeigen feststellen:

bei Schwarzwerden vor den Augen: Belladonna, China, Conium, Hyoscyamus, Pulsatilla, Stramonium;

bei Zusammenfließen der Buchstaben: Belladonna, Graphit., Hyoscyamus, Stramonium;

bei Funken- und feurigen Erscheinungen: Asa foetida, Baryt., Belladonna, Calcarea, Conium, Digitalis, Jod., Nux vomica, Spigelia;

bei dunklen Erscheinungen: China, Calcarea, Kali carb., Mercur., Phosphor., Thuja;

bei fliegenden Punkten (mouches volantes): Agaricus, Belladonna, Mercur., Hyoscyamus, Lactuca virosa;

bei Flimmern vor den Augen: Belladonna, Carbo vegetab., Causticum, Conium, Digit., Hep. sulf., Jod, Ledum, Petroleum, Tartarus emet., Thuja;

bei Nebel oder Flor vor den Augen: Ammon., Baryt., Calcarea, Bellad., China, Hep. sulf., Mercur., Opium, Phosphor., Plumb., Ruta, Sulfur, Tart. emet., Thuja;

bei Farbensehen: Euphorbium, Stramon., Aurum, Bellad., Spigelia, Veratrum;

bei Doppeltsehen: Aurum, Bellad., Digit., Hyosc., Jod., Petroleum, Secale, Sep., Stramon., Veratrum;

bei Grünsehen: China, Digit., Mercur.;

bei Gelbsehen: Alum., Arsen., Canthar., China, Digit., Sulfur;

bei Rotsehen: Conium, Digitalis, Hyoscyamus;

bei Kleinersehen: Hyoscyam., Stramon.;

bei Größersehen: Euphorb., Hyosc., Lauroc., Niccol., Staphisagria;

bei Halbsehen: Aurum, Lobel., Lycop., Muriat. acid., Natr. mur., Sepia;

bei Verkehrtsehen: Bellad., Kali corb., Stramon.;

bei Entferntsehen: Sulfur, Theridion.

Was nun aber die Kurz- und Weitsichtigkeit anlangt, so sind es vorzüglich die Brillen, die hier zu empfehlen sind. Die erstere entsteht hauptsächlich in der Jugend und durch vieles und ausschließliches Nahesehen, wie Lesen, Nähen und dergleichen und verlangt sogenannte Verkleinerungsgläser; die Weitsichtigkeit ist vorzüglich eine Beschwerde des Alters und verlangt sogenannte Vergrößerungsgläser. Stets müssen die Brillengläser genau für die Augen passend ausgewählt werden und von reinem, fehlerfreien Glase sein. Verkehrt gewählte Gläser können der Sehkraft dauernden Schaden zufügen, man lasse daher stets die passende Brillennummer durch einen tüchtigen Augenarzt bestimmen.

§ 3

Die Krankheiten der Ohren

1. Ohrspeicheldrüsen-Entzündung

Diese Krankheit, die in der Volkssprache Mumps, Ziegenpeter oder Bauerwetzel genannt wird, ist rheumatischer Natur, befällt als solche vorzugsweise Kinder und jüngere Personen, tritt im Frühjahr und Herbst oft epidemisch auf, zerteilt sich bei warmem Verhalten nach mehreren Tagen meist von selbst, geht seltener in Eiterung oder Verhärtung über. Der vor, unter und hinter dem Ohre sich schnell entwickelnden Geschwulst gehen häufig fieberhafte Erscheinungen, Kopfweh, belegte Zunge und Appetitlosigkeit voraus. Das ist die leichtere Form. Bedenklicher ist es schon, wenn die Geschwulst eine begleitende (symptomatische) Erscheinung anderer Krankheiten (z. B. von Ohrenentzündung, Gesichtsrose usw.) ist, und noch schlimmer, wenn sie im Gefolge von Typhus, Scharlach, Masern usw. vorkommt, weil hier die betreffende Drüse leicht in Eiterung oder Verhärtung übergeht.

Diese Krankheit hat das Eigentümliche, daß sie oft ohne nachweisbare Ursache plötzlich verschwindet und dafür eine Anschwellung eines Hodens, bei Frauen der großen Schamlippen oder der Eierstöcke, seltner einer Brustdrüse entsteht.

Was die Behandlung anlangt, so kann man wohl bei lebhaftem Fieber einige Gaben Aconit. vorausschicken; das Hauptmittel bleibt aber in den meisten Fällen Mercurius solubilis, welchem aber Belladonna vorgezogen zu werden verdient bei Kopf- oder Gehirnsymptomen (Schwindel, Betäubung, Delirien), oder Rhus Tox., wenn die Geschwulst im Verlaufe anderer Krankheiten auftritt, oder Pulsatilla (bei Versetzung auf die Hoden usw.), oder Baryt. und Aurum bei zurückbleibender Härte der Geschwulst, oder endlich Hepar sulf., Mercur. und Silicea bei eintretender Vereiterung der Drüse, während amerikanische Ärzte Phytolacca decandra D 3 auf das wärmste gegen die fragliche Geschwulst empfehlen.

Sollte Mercurius eine Zerteilung der Geschwulst nicht vollständig herbeiführen, diese vielmehr sich zu verhärten beginnen unter Erscheinungen eines schleichenden Fiebers, dann ist Carbo vegetabilis am Platze. Stets sind warme Kamillenaufschläge, 1- bis 2stündlich auf die Geschwulst gelegt, von großem Nutzen.

2. Ohrenentzündung

Diese Entzündung befällt fast ausschließlich den Gehörgang und ist meist von sehr heftigen Schmerzen begleitet; dabei ist der Gehörgang heiß und rot und oft ganz verschlossen. Das Hauptmittel ist hier im Anfang meist Pulsatilla; nur wenn die Entzündung sich weiter nach innen erstreckt und das Gehirn dabei affiziert ist, muß Belladonna angewandt werden. Sobald wie die Entzündung sich aber nicht zerteilen läßt, sondern Eiterung entsteht, was meist an einer weichen Beule (Abszeß) sich erkennen läßt, ist Mercur. das beste Mittel, das den Abszeß sehr bald zum Aufgehen und Verheilen bringt; gleichzeitig müssen dann fleißig Einspritzungen von lauem Wasser in das Ohr gemacht werden (täglich 2—4mal), um dasselbe von Blut und Eiter gehörig zu reinigen.

Sollte die Entzündung aber etwa vom Knochen ausgehen oder allmählich die knöchernen Teile des Ohres ergreifen und Knochenfraß entstehen, so sind nächst Mercur. noch Silicea und Calcarea phosphorica Hauptmittel; doch dürfte sich dies Leiden wegen der möglichen Folgen nicht für die Erkennung und Behandlung eines Nichtarztes eignen.

3. Ohrenzwang

Hierunter sind heftige, ohne bemerkbare Entzündung auftretende Schmerzen im innern Gehörgang zu verstehen, welche sehr oft bei Kindern meist infolge einer Erkältung, den Zahnschmerzen ähnlich, oder auch in deren Folgen entstehen. Die Hauptmittel dagegen sind Belladonna, Chamomilla, Chinin. sulfuricum, Mercur., Nux vormica, Pulsatilla, Silicea und Zincum metall.

Belladonna paßt besonders bei Schmerz bis in den Schlund und Kopf, durch Bewegung erhöht, mit Sausen und Brausen im Ohre, Empfindlichkeit gegen jedes Geräusch, rotem und heißem Gesicht, Blutandrang nach dem Kopf.

Chamomilla bei unerträglichen, stechenden Schmerzen wie mit einem Messer, Trockenheit des Ohres und Gefühl, als wäre dasselbe zugestopft.

Chinin. sulfuricum, wenn der Ohrenzwang typisch auftritt, d. h. in gewissen Intervallen und in der Zwischenzeit ganz verschwindet.

Mercur. bei reißenden, stechenden Schmerzen bis in die Backen und Zähne, Verschlimmerung der Schmerzen nachts und in der Bettwärme, bei Feuchten und Nässen des Ohres und Kopfschweiß ohne Erleichterung.

Nux vomica bei reißenden, stechenden Schmerzen oder schmerzhaften Stößen, besonders heftig früh oder auch in der Nacht, mit Klingen und starkem Schall der eigenen Worte oder Knarren beim Kauen, besonders bei hitzigen, ungeduldigen Personen.

Pulsatilla bei zuckend-reißendem Schmerz oder Gefühl, als dränge etwas zum Ohre hinaus, bei Hitze und Röte des äußeren Ohres und Affektion der ganzen Kopfseite, bei Verschlimmerung abends und nachts, besonders bei Frauenzimmern und frostigen, blutarmen Personen.

Silicea bei Anwesenheit eines Zahngeschwüres.

Spigelia feine stechende Schmerzen im Gehörgange.

Zincum metallic. gegen Ohrenzwang bei Kindern, besonders wenn dabei Krämpfe auftreten.

Vor äußeren Mitteln, namentlich scharfen, hüte man sich streng, weil dieselben sehr leicht ungleich bedeutendere Nachteile, selbst völlige Taubheit, veranlassen können; doch kann man bei hartem, vertrocknetem Ohrenschmalz oder bei großer Trockenheit des Gehörganges einige Tropfen lauen Mulleinöls, auch Mohn- oder Mandelöls eintröpfeln und nach einigen Stunden behutsam wieder auswischen oder bei sehr heftigen Schmerzen heiße Wasser- oder Milchdämpfe durch einen Trichter in das Ohr ziehen lassen.

4. Ohrenfluß, Auslaufen

Diese lästige, oft sehr hartnäckige Beschwerde kommt vorzüglich häufig bei skrofulösen Kindern und als Folge einer Ohrenentzündung vor. Im letzteren Fall ist meist Mercur. das zweckmäßigste Heilmittel, im ersteren, wo zugleich gewöhnlich noch andere Leiden, wie Kopf- und Gesichtsausschlag, Drüsengeschwülste und dergleichen vorhanden sind, ist mit Calcarea phosphorica, Calcarea jodata und Hepar sulf. oft das meiste zu erreichen.

Entstand das Übel infolge von Scharlach, Masern oder Pocken, so ist zuerst Belladonna oder Pulsatilla anzuwenden.

Besteht der Ausfluß nur in einer übermäßigen Absonderung von Ohrenschmalz, so paßt vorzugsweise Conium.; ist er aber blutig: Mercur. und Pulsatilla; bei dünnflüssigem, sehr übelriechendem Eiterausfluß, Zerstörung des Trommelfells und Knochenfraß: Mercur., Silicea und Aurum.

Dabei muß aber das Ohr täglich mit lauem Wasser oder Milch ausgespritzt und gehörig gereinigt und vor äußeren Schädlichkeiten durch einen leichten Pfropf von Baumwolle oder Scharpie geschützt werden; alle scharfen und zusammenziehenden Einspritzungen sind aber streng zu meiden.

Gegen die zuweilen entstehenden Folgen eines unvorsichtig unterdrückten oder von selbst plötzlich weggebliebenen Ausflusses, die meist in Schwerhörigkeit oder bedenklichen Gehirnsymptomen bestehen, sind Belladonna und Dulcamara und Einlassen heißer Wasserdämpfe in das Ohr anzuwenden. Auch pflanzt sich zuweilen die Eiterung aus den knöchernen Teilen des Ohres über in das Gehirn und verursacht daselbst Zerstörung der harten und weichen Teile unter ähnlichen Symptomen wie bei Gehirnentzündung. Deshalb vernachlässige man nie einen langdauernden Ohrausfluß, namentlich nicht, wenn derselbe stinkend und jauchend ist, was in den meisten Fällen schon auf Knochenfraß schließen läßt. In allen hartnäckigen Fällen ist eine ärztliche Untersuchung mit dem Ohrenspiegel dringend zu empfehlen.

Gegen übermäßig viel Ohrenschmalz hilft häufig Conium und Kalium carbonicum, gegen zu trockenes und zu wenig Lachesis.

5. Fremdkörper im äußeren Ohre

Von Kindern werden gerne kleine Gegenstände, Erbsen, Bohnen, Knöpfe in die Ohren gesteckt. Beim Schlafen im Freien können auch Insekten in den äußeren Gehörgang geraten. Ferner ist verhärteter Ohrenschmalz manchmal als Fremdkörper zu betrachten, da er dieselben Beschwerden verursacht und ebenso wie diese schleunige Entfernung erfordert. In allen derartigen Fällen ist ausdrücklich vor der Anwendung von Zängelchen oder Häkchen zu warnen, da hiermit in der Hand des Laien schon oft Unheil verursacht worden ist durch Verletzung des Trommelfelles. Sogar tödliche Hirnhautentzündung kann hier entstehen. Dagegen können Ausspritzungen des Ohres mit lauwarmem Wasser mit Hilfe einer Ohrenspritze unbedenklich angewandt werden. Man ziehe dabei die Ohrmuschel etwas nach hinten und in die Höhe, wodurch der Gehörgang frei und die Ausspülung ihren Zweck in vielen Fällen erreichen wird, indem der Fremdkörper durch das zurückfließende Wasser herausgeschwemmt wird. Gelingt es auf diese Weise nicht, den Gegenstand zu entfernen, dann mache man keine weiteren Versuche, insbesondere nicht mit Haarnadeln oder dergleichen Instrumenten, sondern wende sich unverzüglich an einen Arzt.

6. Ohrensausen und Schwerhörigkeit

Beide Übel treten häufig in Begleitung von Ohrenentzündung und Ohrenfluß auf und werden dann durch die dort angegebenen Heilmittel meist zugleich mit geheilt. Noch häufiger sind sie nur die Folge einer mechanischen Verstopfung des Gehörganges durch verhärtetes Ohrenschmalz. Deshalb ist es stets notwendig, die Ohren genau zu untersuchen (indem man den Kranken so setzt, daß das Sonnenlicht in den Gehörgang fällt, oder indem man einen Ohrenspiegel und künstliches Licht anwendet). Die Reinigung des Gehörganges geschieht dann am besten durch einen nicht scharfen Ohrlöffel, jedoch darf dies nur mit großer Vorsicht gemacht und nie dadurch heftiger Schmerz verursacht werden. Sind die

Verhärtungen zu fest, so erweiche man sie vorher durch eingetröpfeltes Mandelöl oder durch heiße Wasser- oder Milchdämpfe und entferne sie dann durch die hier oben näher beschriebenen Ausspritzungen von lauem Wasser. Findet man, daß das Trommelfell zerstört oder verletzt oder andere Regelwidrigkeiten vorhanden sind, so sehe man von allen weiteren mechanischen Versuchen ab und nehme ärztliche Hilfe in Anspruch.

Sind aber keine mechanischen und organischen Ursachen des Gehörleidens aufzufinden, so suche man andere Entstehungsgelegenheiten zu entdecken, um sie bei der Mittelwahl möglichst zu berücksichtigen. Blieb z. B. das Übel nach einem unvorsichtig unterdrückten Ohrflusse zurück, so passen vorzüglich: Hepar sulf., Mercur. oder Lachesis; entstand es bei oder nach den Masern: Pulsatilla; bei oder nach Scharlach: Belladonna; im Verlaufe der Pocken: Mercur. und Sulfur; im Verlaufe eines Nervenfiebers: Phosphor., Causticum oder Cocculus; nach einem vertriebenen Hautausschlag: Sulfur oder Mercur. Ist das Leiden durch Blutandrang bedingt, was sich aus den übrigen Symptomen der Kopfkongestion, dem zeitweiligen Auftreten oder Schlimmerwerden durch Körperanstrengung und dem gewöhnlich gleichzeitig vorhandenen Herz- oder Lungenleiden erkennen läßt, so verdienen hauptsächlich Berücksichtigung: Belladonna, Bryonia, Phosphor., Pulsatilla und Spigelia; bei Blutarmut und Bleichsucht: Pulsatilla und Ferrum; bei zu großer Trockenheit des Gehörganges oder völligem Mangel an Ohrenschmalz: Carbo vegetabilis oder Lachesis; bei Knochenfraß (nach Syphilis oder Mercurmißbrauch und wo das Trommelfell zerstört ist): Aurum, Acid. nitricum und Silicea.

Liegt Skrofulose zugrunde, so verdienen diejenigen Mittel in erster Linie Berücksichtigung, welche gegen das Grundleiden überhaupt angezeigt sind.

Hinsichtlich der einzelnen Symptome gelten besonders folgende Anzeigen:

Bei heftigem Sausen vor beiden Ohren, besonders nach Bücken und Bewegung, bei Schwindel, Kopfschmerz, Flimmern vor den Augen, Röte des Gesichts, bei Schwerhörigkeit, wechselnd mit erhöhter Empfindlichkeit gegen Geräusch, ist Belladonna angezeigt.

Bei Gefühl von Verstopftsein der Ohren mit Sausen und Klingen, bei lautem Widerhall der Töne und Worte, bei Gefühl, als blase kalter

Wind ins Ohr, bei Ohrenfluß und Zwang und Herausdrängen im Ohre: Causticum.

Bei Anhäufung vielen, auch blutigen Ohrenschmalzes, Brausen, Rauschen, besonders im Liegen und nachts, Vorfall vor die Ohren beim Schnauben und Niesen, Schwerhörigkeit oder Gehörüberreizung mit Erschrecken vor jedem Geräusch und Widerwillen gegen Lärm: Conium.

Bei Klopfen, Klingen, Brausen, Rollen, Knacken, Knallen im Ohre und hinter demselben; bei Gefühl, als sei Wasser im Ohr mit Schnappen darin bei jedem Tritt wie von einer Klappe, oder Gefühl, als dränge bei Aufstoßen Luft vom Hals in die Ohren, bei Schwerhörigkeit, die im Fahren besser wird: Graphites.

Bei Brummen, trommelartigem Brausen, Zwitschern vor den Ohren, Gehörverminderung und Verstopftheitsgefühl, bei Trockenheit der Ohren, geringem, trocknem Ohrenschmalz, Wundheit und Grindern am Ohr: Lachesis.

Bei Stichschmerz tief im Ohre beim Sprechen, Lachen oder starkem Gehen, bei Verstopfungsgefühl und Schwerhörigkeit, die beim Schnauben oft vergeht oder mit der Witterung sich bessert oder verschlimmert, bei Brausen im Bücken, oder Knallen beim Schnauben und Schlucken: Mangan.

Bei Wundsein des inneren Gehörganges, Ausfluß von Schleim, Eiter oder Blut, Ausschlag an den Ohren und auf dem Haarkopfe, Geschwulst der Drüsen, Brausen, besonders im Liegen und im Bett, pulsartigem Geräusch, lautem Wiederklingen aller Töne im Ohre, Gefühl von Verstopfung des Ohres, durch Schlingen und Schnauben aufgehend: Mercur.

Bei Ausschlägen am Ohre, Wundheit und Feuchten hinter demselben, bei Sausen, Knacken, Glucksen mit Vorfall vors Ohr, bedeutender Schwerhörigkeit, großer Trockenheit im Ohre: Petroleum.

Bei Klopfen, Pulsieren, Sausen, das oft plötzlich eintritt oder nach Gehen, Bücken, Essen und im Liegen heftiger wird, mit Blutandrang nach dem Kopf, Dröhnen im Kopf, lautem Widerhallen und Nachklingen der Worte, Schwerhörigkeit, besonders für die Muttersprache, Abneigung vor Lärm: Phosphor.

Bei Schleimausfluß, Empfindlichkeit des inneren Gehörganges, bei Vorfall vor die Ohren mit Sausen, Rauschen, Klingen, Zirpen oder

Knarren bei Bewegung des Kopfes, besonders bei bleichsüchtigen Mädchen und Unregelmäßigkeiten der Periode: Pulsatilla.

Bei Eiterfluß oder flüssigem Ohrenschmalze, Geschwulst des äußern und inneren Ohres, Brausen, Pochen, Glucksen, besonders beim Liegen, Verstopftheit, die zuweilen mit einem Knalle aufgeht, Harthörigkeit oder großer Empfindlichkeit des Gehörs: Silicea.

Bei starkem Jucken, Eiterausfluß, Ausschlägen, bei Sausen, Klingen, Brummen, Lauten, Schwerhörigkeit, besonders bei akuten Hautausschlägen, Krätze, vertriebenem Ohrenflusse: Sulfur.

Ein Hauptmittel bei Schwerhörigkeit, besonders wenn sie auf Schwäche oder Lähmung der Gehörnerven beruht, und mit abwechselndem Kälte- und Hitzegefühl in den Ohren verbunden ist, ist Veratrum, das oft in den langwierigsten und hartnäckigsten Fällen noch Hilfe bringt. Vorzüglich empfiehlt sich auch dessen örtliche Anwendung mit Mandelöl.

§ 4

Die Krankheiten der Nase

1. Schnupfen

Ein einfacher Schnupfen bei einer sonst gesunden Person, zumal im Verlaufe des Winters und Frühlings, bedarf meistens gar keiner Hilfe durch Arzneimittel und verläuft in 6—9 Tagen ohne besondere Beschwerde. Nur für den Fall, daß derselbe sehr heftig auftritt oder beschwerliche Nebenerscheinungen verursacht, ist es zweckmäßig, Arzneimittel anzuwenden. Die beiden Hauptmittel bei dem gewöhnlichsten Schnupfen, besonders zu einer Zeit, wo viele Personen zugleich daran leiden, sind Mercur. und Aconit. Kommt er mit vielem Niesen, tröpfelt viel Wasser aus der Nase, ist diese etwas geschwollen und wund, scheint der Schleim aus der Nase übelriechend zu sein und ist nur mäßige Benommenheit und Schmerz des Kopfes vorhanden, so bringt Mercur. am schnellsten Hilfe.

Ist hingegen öfters Frösteln und Hitze mit Neigung in der Nacht zu schwitzen vorhanden, Kratzen im Halse und leichtes Hüsteln oder Heiserkeit, heftiger Stirnkopfschmerz und allgemeines Unbehagen, so ist Aconit. vorzuziehen.

Bei Stockschnupfen mit großer Trockenheit des Mundes, Gesichtshitze, abends brennender Röte der Wangen, Jucken in der Nase, oder bei bloß nächtlichem Stockschnupfen und Fließen der Nase am Tage, Hitze im Kopfe, allgemeiner Zerschlagenheit, Verdrießlichkeit und Ärgerlichkeit ist Nux vomica angezeigt.

Ist der Schleim nicht übelriechend, aber scharf und fressend mit heftigem Brennen und Wundheit der Nasenlöcher, großer Unruhe, Ängstlichkeit und Schlaflosigkeit, so hilft Arsenic. Bei dem ärgsten Schnupfen, wo Wasser in Menge ausfließt, Nase und Lippe sehr wund und geschwollen sind, ist Lachesis das beste Mittel.

Schnupfen bei Kindern mit geschwürigen Nasenlöchern, aufgesprungenen, entzündeten, schmerzhaften Lippen, einer blassen und einer roten Wange, Frostigkeit, Durst, Schläfrigkeit und Kopfbenommenheit heilt Chamomilla.

Bei gewöhnlichem Schnupfen, der durch feuchtes und windiges Wetter verschlimmert wird und bei Fließschnupfen, der abends in der Stube schlimmer, im Freien aber wesentlich gebessert wird, paßt Cepa.

Bei Heuschnupfen, der in den Sommermonaten auftritt und besonderes nervöse Personen befällt, werden Gelsemium, Pulsatilla und Silicea empfohlen. Dr. Gallavardin rühmt gegen dieses lästige Leiden Sabadilla D 4 zum Einnehmen und zum Aufschnaufen. Am wirksamsten ist jedenfalls eine Luftveränderung.

Bei Nasenverstopfung der Säuglinge, die am Saugen hindert und sie beim Schlafen den Mund offen zu halten nötigt, ist Nux vom. hilfreich; daneben kann man auch die Nase äußerlich und innerlich mit ein wenig Mandelöl oder Fett einreiben. Ist dabei die Nase mit dickem, zähem Schleim verstopft, mit plötzlichem Auffahren aus dem Schlaf, als wollten sie ersticken, so hilft Sambucus.

Greift der Schnupfen weniger die Nase an, aber benimmt er sogleich den Appetit und Geruch, und ist der Schleim dick, grünlich oder gelb und stinkend mit starkem Zungenbelag, so muß Pulsatilla gegeben werden; bei vielem weißen Nasenschleim, großer Angegriffenheit und Tränen der Augen: Euphrasia.

Gegen die Folge von zurückgetretenem Schnupfen hilft am besten, wenn der Kopf affiziert ist, Aconit. und Pulsatilla, entsteht aber Schweratmigkeit, Asthma oder Brustschmerz: Arsen., Ipecac. oder Bryonia, je nach den einzelnen Symptomen.

Die Hauptmittel bei chronischem Schnupfen, der fast immer Folge einer skrofulösen oder tuberkulösen Konstitution ist, sind Calcarea, Silicea, Sulfur, Jod., Pulsatilla und Aurum. Erstreckt sich derselbe besonders auf die hinteren Ausgänge der Nase nach dem Rachen zu, so daß mehr Rachsen und Hinterziehen des Schleimes nach dem Munde stattfindet, so ist Sulfur besonders angezeigt.

Bei Auflockerung und Geschwulst der Nasenschleimhaut mit Abgang fester, röhrenförmiger, blutiger Massen paßt vorzüglich Silicea, bei garstig riechendem Schleimabgang mit Verlust des Geruchs und Geschmacks Pulsatilla. Hat sich die Entzündung bis auf den Knochen verbreitet mit stinkender Eiterung (Ozäna), so sind Acidum nitric., Aurum, Kalium bichromicum, Mercur. und Silicea besonders zu berücksichtigen.

Wichtig sind die Vorbeugungsmaßregeln gegen wiederholten Schnupfen und Nasenkatarrh. Diese lauten hauptsächlich wie folgt: Sorge stets für warme Füße und warme, aber durchlässige Kleidung. Sorge stets für frische Luft in Wohn- und Schlafräumen. Atme nicht durch den Mund, sondern stets durch die Nase, bei Tag und bei Nacht und besonders beim Gehen in rauher, kalter Luft. Sorge für Abhärtung des ganzen Körpers durch kalte Waschungen und Luftbäder im Zimmer. Diese letzteren werden in der Weise genommen, daß man morgens früh unbekleidet anfangs 5 allmählich bis 30 Minuten lang im Zimmer hin und her geht und dabei einige gymnastische Übungen mit Armen und Beinen macht.

2. Nasengeschwulst und Ausschlag

Bei skrofulösen Kindern mit chronischem Stockschnupfen erhält nicht selten die Nase samt der Oberlippe ein geschwollenes, aufgetriebenes Ansehen ohne besondere Röte oder Schmerzhaftigkeit. Hier sind meist dieselben Mittel angezeigt, wie bei dem chronischen Schnupfen, besonders Calcarea, Hepar sulf., Mercur. und Sulfur. Sind dabei im Innern der

Nase und außen an den Löchern Schorfe und Grinder, so passen auch Antim. crudum, Aurum, Thuja und Borax, bei Grindern an der Nasenspitze Carbo veget., Acidum nitricum und Silicea.

Bei Geschwulst der Nase infolge eines Falles oder Stoßes ist zuerst Arnica anzuwenden, bei roter schmerzhafter Geschwulst Belladonna, Bryonia und Mercur.

Bei roter Nasenspitze oder roten Flecken auf der Nase passen besonders Carbo veg., Acid. nitric., Acid phosph. und Rhus Tox., bei Kupfernase infolge vielen Trinkens Arsen., Carbo veget., Belladonna, Rhus Tox. und Petroleum.

3. Nasenverstopfung und Polyp

Bei Nasenverstopfung infolge von Auftreibung und Geschwulst der Schleimhaut, besonders bei skrofulösen Kindern, sind die vorzüglichsten Heilmittel Calcarea, Pulsatilla und Silicea; auch ist hier das Einziehen kalten Wassers in die Nase alle Morgen zu empfehlen.

Gegen Nasenpolypen sind mehrfach Pulsatilla, Calcarea carbonica, Phosphor. (bei schwammig-fleischartigen, leicht blutenden Polypen), Silicea, Sulfur (bei erbsengroßen, roten Auswüchsen), Teucrium marum verum (als Pulver geschnupft oder in die Nase geblasen), ferner Kalium bichromicum, Sanguinaria canadensis u. a. m. mit größerem oder geringerem Erfolg angewendet.

Von Wichtigkeit ist auch eine geeignete Behandlung des chronischen Stockschnupfens, der vielfach der Nährboden ist, worauf die Polypen üppig gedeihen. Außer den hierzu erforderlichen Arzneimitteln sind dazu die auf Seite 74 genannten Vorbeugungsmaßregeln von großem Nutzen. Es gibt jedoch auch Fälle, wo eine Operation notwendig ist.

4. Nasenbluten

Gegen mäßiges Nasenbluten, zumal in akuten Krankheiten, ist für gewöhnlich gar kein Arzneimittel anzuwenden; nur wenn es sehr heftig ist oder oft wiederkehrt, muß man eingreifen.

In gewöhnlichen Fällen genügt es, etwas kaltes Wasser, mit Essig vermischt, aufschnaufen zu lassen, um die Blutung zum Stehen zu bringen. In heftigeren Fällen lasse man den Kranken sich ruhig hinsetzen, entferne etwaige enge Halsbekleidung, halte den Kopf etwas nach hinten und seitlich und drücke mit Daumen und Zeigefinger die Nase einige Minuten fest zusammen. In den selteneren Fällen, wo dies noch nicht hilft, muß das blutende Nasenloch mit einem Pfropfen aus Verbandwatte, den man mit Hamamelisextrakt tränkt, ungefähr so lang und dick wie der Daumen der blutenden Person, verstopft werden, worauf die Blutung innerhalb einiger Minuten aufhört. In den meisten Fällen ist es jedoch ratsam, diese künstliche Ausstopfung der Nase dem Arzte zu überlassen, damit die innerlichen Teile nicht verletzt werden. Sonstige zusammenziehende Mittel wie Alaun, Eisenchlorid usw., welche oft angewandt werden, haben meistens nicht den Erfolg wie ihn eine kunstgerechte Tamponade (Ausstopfung) immer hat.

Neben dieser mechanischen Behandlung hat die innerliche Anwendung homöopathischer Mittel ihre Berechtigung, namentlich bei Nasenbluten, das sich öfters wiederholt, wobei man besonders auf die Ursache achtgeben muß.

Rührt es von einer mechanischen Ursache her, so ist Arnica allen anderen Heilmitteln vorzuziehen, wird es aber durch allgemeine Aufregung der Blutzirkulation und durch Kongestion verursacht, so sind Natrum nitricum D 3 (in öfteren Gaben), Bryonia alba, Erigeron canadense (mit Blutandrang nach dem Kopfe, fieberhaftem Zustande und rotem Gesicht) und Hamamelis virginica in erster Reihe zu berücksichtigen; entstand es nach Wein- oder Kaffeetrinken, so passen Belladonna und Nux vomica; nach Aufregung und Erhitzung: Aconit.; infolge eines Schnupfens mit heftigem Niesen: Pulsatilla und Conium; bei Kindern, die an Würmern leiden: China und Mercur.; bei öfterem Nasenbluten der Kinder überhaupt: Ferrum phosphoricum; bei nicht oder schwach menstruierenden Frauen: Pulsatilla, Belladonna, Bryonia, Secale, Sepia.

Bei sehr heftigem Nasenbluten, wo Verblutung zu befürchten ist, sind China, Ipecacuanha, Sepia und Mercur. anzuwenden oder wenn das Blut sehr schwarz ist, Crocus oder Kreosot, bei sehr geschwächten Personen aber besonders China oder Secale cornutum.

Tritt bereits Erschöpfung ein und krampfhaftes Muskelzucken, so wende man sofort einige Gaben Moschus an.

Bei sehr oft wiederkehrendem Nasenbluten nach der geringsten Veranlassung sind besonders Carbo veget., Kali phosphoricum, Kreosot, Phosphor und Sulfur zu empfehlen.

5. Fremdkörper in der Nase

Diese können sich längere Zeit in der Nase befinden, ehe ihre Anwesenheit bemerkt wird. Sie verursachen dann schließlich chronischen Nasenkatarrh mit viel Schleimabsonderung. Die Entfernung kann versucht werden, indem man Niesen hervorruft, entweder durch Kitzeln mit einer Feder oder durch Einziehen von Schnupftabak in die Nase. Gelingt es hierdurch und auch durch Ausspritzungen mit lauwarmem Wasser nicht, den Fremdkörper zu entfernen, dann wende man sich an einen Arzt und unterlasse vor allem die Anwendung von scharfen Instrumenten.

§ 5

Die Krankheiten des Mundes

1. Mundfäule

Bei dieser Krankheit entstehen am Zahnfleisch und an der Schleimhaut des Mundes kleine Geschwürchen, die heftig schmerzen und einen fauligen Geruch und bedeutenden Speichelausfluß verursachen; zugleich wird das Zahnfleisch schwammig, geschwollen, mißfarbig, tritt von den Zähnen zurück und blutet leicht. Meist sind auch gastrische Symptome und Durchfall oder Anschwellungen der benachbarten Speicheldrüsen, sowie Fieberbewegungen dabei vorhanden.

Das Hauptmittel ist in den meisten Fällen Mercurius in öfteren Gaben; nur bei solchen Personen, welche dieses Mittel schon in anderen Krankheiten mißbräuchlich erhalten haben oder bei denen es wohl gar die Ursache der Krankheiten ist, ist es zu meiden und dafür Acid. nitricum anzuwenden. Ist der faulige Geruch sehr stark und unangenehm, so empfehlen sich einige Gaben Kali chloricum oder Kalium phosphoricum.

In leichteren Fällen, wo weniger Geschwüre als kleine Bläschen und Flecken, auch kein Gastrizismus und Durchfall vorhanden, bringt meist Borax einen sehr günstigen Erfolg.

Bei blassem, klaffendem, leicht blutendem Zahnfleisch mit Knoten oder schmerzhaften Auswüchsen mit Locker- und Schwarzwerden der Zähne hilft Staphisagria am schnellsten, und bilden sich auf der Zunge Geschwüre größerer und tieferer Art mit großem Schmerz und Schwerbeweglichkeit: Adicum muriaticum. Auch Carbo vegetabillis ist bei argem Geruch und leichtem Bluten, besonderes nach Mercurmißbrauch, von guter Wirkung.

2. Zungenentzündung

Wenn auch sehr selten, so bildet sich doch zuweilen in einem Teile der Zunge eine Entzündung, die sogar in Eiterung übergehen kann. Die besten Mittel sind hierbei meist Aconit., Cantharis und Mercur.; nur wo eine mechanische Ursache vorhanden, wie Quetschung oder Verletzung durch die Zähne, ein Insektenstich oder eine Verwundung beim Essen, ist zuerst Arnica anzuwenden. Geht die Entzündung ursprünglich vom Gaumen aus, so sind Belladonna und Lachesis vorzuziehen.

Bei Geschwülsten der Zunge sind besonders Arsenicum, Jod. und Conium anzuwenden, bei Schwerbeweglichkeit und Lähmung derselben: Acid. muriaticum und Causticum; bei Geschwüren: Mercur., Acid. mur. und nitricum; bei Wundheit und Brennen: Aurum, Lachesis und Pulsatilla.

Neuere Empfehlungen sind: Apis, Crotalus, Lachesis, Vipera torva.

3. Übler Mundgeruch

In den bei weitem meisten Fällen ist derselbe nur von den in hohlen Zähnen und zwischen den Zähnen haftenden faulenden Substanzen und Speiseresten abhängig; man sorge deshalb durch fleißiges Bürsten und häufiges Ausspülen für die Reinigung der Mundhöhle und lasse die vorhandenen Zahnhöhlen plombieren. Am besten eignet sich zum Putzen und Ausspülen unarzneiliches Zahnpulver und gewässerter Weingeist oder Eau de Cologne; ist das Zahnfleisch dabei angegriffen und wund, so benutze man zum Ausspülen Wasserstoffsuperoxyd (1 Eßlöffel auf ein Glas lauwarmes Wasser).

In den wenigen Fällen, wo diese Beschwerde nicht von den Zähnen, sondern von einem Magenübel herrührt, sind meist noch andere Verdauungsstörungen vorhanden, weshalb die bei den Magenkrankheiten angegebenen Heilmittel auch hier zweckmäßig anzuwenden sind. Namentlich passen häufig Pulsatilla und Nux vomica, besonders wenn der Geruch hauptsächlich morgens sich bemerklich macht. In langwierigen Fällen bringen auch Aurum (bei Mädchen in den Jahren der Pubertät oder Entwickelung) und Sepia Nutzen.

Sollte der Mundgeruch nach überstandenen Rachen- oder Nasengeschwüren zurückbleiben, so ist Mercur., Aurum und Silicea anzuwenden.

4. Speichelfluß

Ist derselbe von einer Magenaffektion bedingt, wobei natürlich stets noch andere Verdauungsbeschwerden gegenwärtig sind, so sind besonders Antimon. crudum, Baryt., Belladonna, Colchicum, Euphorbium, Mercur. und Nux vomica passend und zugleich die bei den betreffenden Magenleiden angeführten Heilanzeigen zu vergleichen.

Wird der Speichelfluß von Krankheiten der Mundschleimhaut, der Zähne oder der Speicheldrüsen verursacht, so sind Mercur., Acid. nitricum und Lachesis vorzüglichsten Heilmittel; ist er aber die Folge von Mercurmißbrauch, so eignen sich am besten Hepar sulf., Jod. und Acid. nitricum zur Anwendung.

5. Geschmacksveränderung und Zungenbelag

Beide Zustände sind fast immer nur Folgesymptome von Magenkrankheiten und deshalb die daselbst angegebenen Heilanzeigen nachzusehen; dennoch sollen auch hier für einige besonders charakteristische Symptome die passenden Heilmittel angegeben werden für die Fälle, daß die ursprünglichen Magensymptome zu unbedeutend sind, um nach ihnen allein das richtige Heilmittel aufzufinden.

Bitterer Geschmack für sich: Arsen., Bryonia, China, Mercur., Nux vom., Sulfur;

bitterer Geschmack der Speisen: Bryonia, China, Pulsat., Rhus Tox.;

fauliger Geschmack: Arnica, Carbo veget., Cham., Mercur., Pulsat., Hep. sulf., Sulfur;

saurer Geschmack für sich: Baryt., Calcarea, Cocculus, Nux vom., Acid. phosph.;
saurer Geschmack der Speisen: Belladonna, Calcarea, Nux vom., Pulsatilla;
schleimiger (fader) Geschmack: Bryonia, Mercur., Pulsat., Staphisagria, China, Ipecacuanha;
süßlicher Geschmack: Bryonia, Cuprum, Mercur., Pulsat., Stannum, Sulfur, Zincum;
scharfer Geschmack: Laurocer., Rhus Toxicodendron, Veratrum;
salziger Geschmack: Arsen., Carbo vegetab., Cuprum, Lycopod., Mercur., Zincum;
metallischer Geschmack: Calcarea, Coccul., Lachesis, Mercur., Nux vom., Plumbum, Senega;
erdiger Geschmack: Hepar sulf., Mercur., Nux mosch., Pulsat;
blutartiger Geschmack: Alum., Ferrum, Ipecacuanha;
ranziger Geschmack: Asa foet., Euphorbium, Pulsatilla;
bei Geschmacklosigkeit der Speisen: Arsen., Mercur., Nux vom., Pulsat., Staphisagria;
bei völligem Geschmacksverlust: Anacard., Bellad., Natr. mur., Silicea, Veratrum;
bei braunem Zungenbelag: Carbo veg., Nux vom., Sabina, Verbasc.;
bei gelbem Zungenbelag: Arnica, Bryonia, China, Colch., Nux vom., Veratrum;
bei grünlichem Zungenbelag: Magnes. carb., Rhodod.;
bei weißem Zungenbelag: Antimon. crud., Arsen., Calcarea, China, Mercur., Nux vom., Pulsatilla, Spigelia, Tart. emet.;
bei schwärzlichem Zungenbelag: Arsen., China, Opium, Phosphor., Rhus Tox.;
bei sehr roter Zunge: Arsen., Bellad., Rhus Tox., Tart. emet., Veratr.;
bei sehr trockener Zunge: Acon., Arsen., Bellad., Bryonia, Phosphor., Rhus Tox.;
bei bläulicher Zunge: Arsen., Colchicum, Acid. mur., Sabadilla;
bei unbiegsamer, harter Zunge: Arsen., Mercur., Carbo veg., Colch., Conium, Natr. mur.;

bei sehr feuchter Zunge: Aethusa, Bellad., Colchicum, Cuprum, Tart. emet.;

bei übergroßen Wärzchen auf der Zunge: Argent., Bellad., China, Crocus, Plumbum, Tart. emet.

6. Zahnschmerzen

Zahnschmerzen entstehen in den weitaus meisten Fällen aus lokalen Ursachen, nämlich durch Entzündung des Zahnbeins oder der Zahnpulpa und der Wurzelhaut der Zähne. Die damit zusammenhängende Zahnkaries oder Zahnfäulnis ist ein weitverbreitetes Übel, das in allen Schichten der Bevölkerung vorkommt und sogar schon bei Schulkindern vielfach beobachtet wird. Die Zähne werden schwarz, hohl und faul und fangen an zu schmerzen, sobald die Zahnpulpa angegriffen wird. Die stets in der Mundhöhle anwesenden Pilze tragen hierzu ihr Teil bei und vollenden nur zu oft ihr Zerstörungswerk, wenn sie nicht durch eine richtige Zahnpflege und -behqndlung daran verhindert werden. Ist die Pulpa endlich ganz zerstört, dann hören die Zahnschmerzen gewöhnlich in dem betreffenden Zahn für längere Zeit auf, bis durch irgendeine Veranlassung, z. B. Erkältung, die Wurzelhaut in Mitleidenschaft gezogen wird und nun ihrerseits Veranlassung gibt zu äußerst heftigen und quälenden Schmerzen. Während die Schmerzen bei Entzündung des Zahnbeines und der Zahnpulpa durch warme oder kalte Getränke, durch Essen von Süßigkeiten, durch Einatmen kalter Luft verschlimmert werden und schießender, stechender, reißender Art sind, ist die Wurzelhautentzündung durch Schmerzen klopfender, bohrender Art charakterisiert, wobei ein Gefühl vorherrscht, als ob der kranke Zahn zu lang wäre und die Schmerzen durch Berühren, Beklopfen oder Beißen auf dem Zahn verschlimmert werden.

Die bisher besprochenen Zahnschmerzen können durch eine richtige Zahnpflege in den meisten Fällen verhütet werden und es ist deshalb am Platze, hierüber einiges zu sagen, da ein gesundes Gebiß nicht nur vor Schmerzen bewahrt und eine Zierde des Antlitzes ist, sondern auch wesentlich zur Erhaltung gesunder Verdauungsorgane beiträgt.

Man gewöhne die Kinder von Jugend auf an eine richtige Zahn- und Mundpflege. Morgens und abends müssen die Zähne mit einer weichen

Zahnbürste und frischem Wasser gereinigt werden. Zahnpulver und -wässer unbekannter Zusammenstellung verwende man nicht, da viele derselben Stoffe enthalten, die zwar die Zähne schön weiß machen, aber dafür das Email angreifen und so gerade zur Karies Veranlassung geben. Zweckmäßig und unschädlich ist ein Zahnpulver aus *präzipitiertem Kalk*, das man sich mit einigen Tropfen *Pfefferminzöl* angenehm parfümieren kann. Nach dem Gebrauch des Pulvers muß der Mund mit frischem Wasser ausgespült werden. Von großer Wichtigkeit ist ferner die Reinigung der Zähne von Speiseresten nach jeder Mahlzeit, am besten mit einem Zahnstocher aus Holz, während metallene Gegenstände dafür völlig ungeeignet sind. Man vermeide ferner alle scharfen *Säuren* in der Nahrung, oder spüle wenigstens nach deren Gebrauch, ebenso wie nach dem Genuß von *Zucker* den Mund mit Wasser aus. Wer überhaupt seinen Kindern ein gutes Gebiß bewahren will, *verschone sie möglichst mit Zucker, Bonbons und anderen Süßigkeiten.* Ferner vermeide man zu *heiße* und *zu kalte* Speisen und Getränke, besonders die schnelle Aufeinanderfolge von heiß und kalt, da hierdurch das Email der Zähne Risse bekommt, worin sich die Zahnpilze der Mundhöhle einnisten können, um von da aus ihr Zerstörungswerk anzufangen.

Sind bereits hohle und kariöse Zähne vorhanden, dann zögere man nicht, zum Zahnarzt zu gehen, um schadhafte Stellen ausbessern (plombieren) zu lassen, während man faule Wurzeln, besonders wenn sie zu schlechtem Mundgeruch oder Eiterbildung Veranlassung geben, am besten ganz entfernen läßt. Kann man sich aus irgendeinem Grunde hierzu nicht verstehen, dann muß dafür aber die oben beschriebene Zahnpflege mit verdoppeltem Eifer betrieben werden und außerdem ist dann der tägliche Gebrauch eines *desinfizierenden Mundwassers* sehr zu empfehlen. Hierzu kann man verdünnten Weingeist, Eau de Cologne oder eine schwache Auflösung von *übermangansaurem Kali* in Wasser verwenden. Wem es irgend möglich ist, der sollte seine Kinder von Zeit zu Zeit einem Zahnarzte vorführen, auch wenn sie keine Zahnschmerzen haben, um das Gebiß untersuchen und etwaige Schäden sofort beseitigen zu lassen.

Außer den im vorhergehenden genannten Zahnschmerzen aus lokalen Ursachen gibt es nun noch solche *allgemeiner Natur*, und zwar haben wir hier besonders im Auge die nervösen, rheumatischen und kongestiven Zahnschmerzen. Außerdem wären noch die Zahnschmerzen während der Schwangerschaft zu nennen, worüber auch auf Seite 212 noch zu lesen ist. Bei allen diesen Zahnschmerzen ist eine lokale Behandlung selten am Platze.

Die Behandlung der Zahnschmerzen mit homöopathischen Mitteln ist in vielen Fällen sehr dankbar, jedoch ist die richtige Wahl des passenden Mittels nicht immer leicht. Da die Aufzählung einer sehr großen Anzahl Mittel den Leser nur verwirren würde und bei den meisten Zahnschmerzen aus lokalen Ursachen (Karies) gegenwärtig wohl von jedermann die Hilfe eines Zahnarztes oder Technikers in Anspruch genommen wird, können wir uns auf Nennung der wichtigsten Mittel beschränken, deren Symptome wir weiter unten angeben. Hierzu bemerken wir, daß bei Zahnschmerzen mittlere und höhere Arzneipotenzen im allgemeinen den niedrigen vorzuziehen sind, jedoch gibt es auch Fälle, wo das Umgekehrte der Fall ist. Bei Zahnschmerzen aus lokalen Ursachen sind die Hauptmittel: Aconit., Arsen., Kreosot., Mercur., Staphisagria; bei Wurzelhautentzündung ist sehr oft Mercur. angezeigt; bei nervösen Zahnschmerzen sind die Hauptmittel: Arsen., Gelsem., Ignatia, Pulsatilla, Spigelia; bei rheumatischen: Bryonia, Chamomilla, Mercur., Staphisagria; bei kongestiven (durch Blutandrang verursacht): Bellad., China, Nux vom., Pulsatilla. Man wähle jedoch aus diesen nicht schablonenmäßig irgendein Mittel, sondern vergleiche in jedem Falle die charakteristischen Arzneimittelsymptome, die hier weiter unten folgen.

Aconitum: bei übermäßig heftigem Schmerz, der die Patienten in die größte Aufregung mit Weinen und Zittern versetzt, besonders wenn der Schmerz klopfend ist mit Rucken und Stößen, Blutandrang nach dem Kopfe, Gesichtshitze, Backenröte und Fieber. Bei sehr sensiblen, nervösen Personen kann unter solchen Umständen Coffea noch nützlicher sein.

Antimonium crudum: besonders bei Schmerz in hohlen Zähnen, Reißen, Wühlen, Zucken bis in den Kopf, vorzüglich abends im Bett. Die Schmerzen verschlimmern sich nach jedem Essen, sowie durch kaltes Wasser, werden aber besser beim Gehen im Freien. Paßt oft bei Kindern, die sich die Zähne durch Süßigkeiten zugrunde richten.

Arnica: bei Schmerzen oder Geschwulst infolge einer Operation an den Zähnen; ferner bei harter, roter Backengeschwulst nach Beseitigung der Zahnschmerzen.

Arsenicum: bei heftigen nervösen Zahnschmerzen, die periodisch, besonders gegen Mitternacht wiederkehren. Der Schmerz hat einen brennenden Charakter, der beim Legen auf die schmerzhafte Seite in der Ruhe und durch Kälte schlimmer wird; Wärme, z. B. heiße Umschläge, auch Aufrichten im Bett lindert den Schmerz. Die Kranken, besonders die Kinder, sind auffallend widerwärtig. Ist besonders angezeigt, wenn der Kranke fiebert und trotzdem kalte Hände hat.

Belladonna: bei stechendem, reißendem, ziehendem, klopfendem Schmerz in den Zähnen, mit rotem, aufgedunsenem, leicht blutendem Zahnfleisch, verschlimmert von Körperbewegung, Essen und Kauen, sowie abends und nachts; bei Trockenheit des Mundes und Halses mit großem Durst, heißem, rotem Gesicht, Klopfen im Kopfe und Röte der Augen.

Bryonia: bei rheumatischen Zahnschmerzen in gesunden Zähnen; paßt auch manchmal bei hohlen Zähnen, wenn die Zähne zu lang und locker zu sein scheinen. Die Schmerzen bessern sich im Freien, auch durch Liegen auf der schmerzhaften Wange. Schmerzhaftes Zahnfleisch mit Empfindung, als wackelten alle Zähne.

Chamomilla: bei unerträglichen Schmerzen in einer ganzen Seite, ohne daß ein Zahn besonders ergriffen ist, bis ins Ohr und Gesicht; bei Hitze und Röte des einen Backens und Blässe des andern; bei Verschlimmerung der Schmerzen nachts in der Bettwärme, durch Genuß von Warmem oder Kaffee; bei großer Reizbarkeit und Weinerlichkeit, Angst, Unruhe und Schwäche.

China: bei Schmerzen, die nachts, nach dem Essen oder durch die leiseste Berührung entstehen, oder in der freien Luft und im Zugwinde sich verschlimmern und bei Zusammendrücken und Schließen der Zähne nachlassen; bei Blutandrang nach dem Kopf mit Anschwellung der Venen an der Stirn und den Händen

Gelsemium: bei bald wühlenden, bald drückenden oder ziehenden Schmerzen mit Zuckungen im Gesicht; Verschlimmerung abends oder nachts und hervorgerufen oder verschlimmert durch Essen oder Kauen; bei großer nervöser Reizbarkeit.

I g n a t i a : bei nervösen Zahnschmerzen, besonders bei reizbar nervösen Personen, bei Kindern, Mädchen und Frauen zarter Konstitution mit rasch veränderlicher Stimmung; Verschlimmerung der Schmerzen abends vor dem Niederlegen und morgens beim Aufwachen.

K r e o s o t u m : bei schmerzhaften hohlen Zähnen, besonders bei Kindern, wenn die Milchzähne schwarz und faul werden, abbröckeln und schmerzen.

M a g n e s i a c a r b o n i c a : bei nächtlichen, in der Ruhe unerträglichen Schmerzen in hohlen Zähnen, durch Kälte und Essen verschlimmert, mit Geschwulst des Zahnfleisches und Gesichts; auch besonders bei Schwangeren.

M e r c u r i u s s o l u b i l i s : bei Schmerz in hohlen Zähnen bis ins Ohr und die Augen, mit schmerzhaftem, geschwollenem, geschwürigem Zahnfleische und Backengeschwulst; bei Neigung zur Zahngeschwürbildung, Lockerheit der Zähne, Speichelfluß, Gefühl, als wären die Zähne zu lang; bei Erscheinen und Schlimmerwerden der Schmerzen nachts, zumal in der Bettwärme, oder durch Essen und Trinken kalter und warmer Speisen und Getränke; bei Geschwulst der Halsdrüsen und bei Nachtschweißen.

M e z e r e u m : bei heftig brennenden, zuckend-reißenden oder bohrenden Schmerzen, besonders in h o h l e n Zähnen, bis in die Backenknochen und Schläfe, vorzüglich abends und nachts, mit schnellem Hohlwerden und Abbröckeln der Zähne, Bläschen auf Zahnfleisch und Zunge.

N u x v o m i c a : bei Schmerz, als würde der Zahn ausgerenkt, mit einzelnen heftigen Stichen, die den ganzen Körper erschüttern, beim Lufteinziehen; bei Schmerz in einer ganzen Seite, als wären die Zähne locker oder zu lang; bei Verschlimmerung früh im Bett, beim Kauen, bei Öffnen des Mundes in kalter, freier Luft, durch kaltes Getränk, nach Kopfanstrengung, bei Besserung durch Warmhalten; besonders bei Personen von lebhaftem, ärgerlichem Temperament, die viel Kaffee und Wein trinken oder eine sitzende Lebensweise führen.

P h o s p h o r u s : bei Schmerz, besonders nachts im Liegen; bei pochendem Schmerz, durch kalte Luft, welche den Zahn trifft, sehr verstärkt; bei bohrendem Schmerz, verschlimmert durch Kaltes, Warmes und Kauen, verbunden mit Wundsein und Schwellung des Zahnfleisches und scheinbarer Lockerheit der Zähne; überhaupt bei Symptomen von Entzündung der Knochenhaut und des Kiefers.

Pulsatilla: bei reißenden, ziehenden, klopfenden, zukkenden Schmerzen, als würde der Nerv angespannt und schnell wieder losgelassen, mit Ohrenreißen und halbseitigem Kopfweh; bei Eintritt oder Verschlimmerung der Schmerzen abends oder nachts, in der Bett- und Stubenwärme, durch Essen und Trinken von Warmem; bei Besserung durch kaltes Wasser und kühle, frische Luft; bei Blässe des Gesichts, allgemeiner Frostigkeit; besonders bei sanften, ruhigen, blonden, blutarmen Personen.

Rhus Toxicodendron: bei ruckweisem, starkem Ziehen, als wenn der Zahn herausgerissen würde, bei Pochen und Reißen in beiden Reihen bis in die Kinnbacken- und Schläfenknochen; bei schmerzhafter Empfindung, als wenn die Zähne hohl und zu lang wären und die Luft hineinzöge, mit angeschwollenem Zahnfleisch; bei Verschlimmerung in freier Luft oder nachts; bei Besserung durch äußere Wärme, bei Lockerwerden und üblem Geruch hohler Zähne.

Silicea: bei Schmerzen, die mehr in der Kinnlade als in den Zähnen sitzen, mit Geschwulst des Knochens oder der Knochenhaut und Verschlimmerung in der Nacht.

Spigelia: bei zuckendem, klopfendem Reißen, besonders in hohlen Zähnen, unmittelbar nach dem Essen oder nachts im Bett, verschlimmert durch kaltes Wasser oder frische Luft; bei Frost, Unruhe, Herzklopfen, Harndrang, Augenschmerzen, Gedunsenheit des Gesichts mit gelblicher Farbe um die Augen herum.

Staphisagria: bei Schmerzen im Zahnfleische und in hohlen Zähnen, besonders in den Wurzeln; wenn die Zähne schwarz und hohl werden und abbröckeln, wenn das Zahnfleisch blaß, weiß, geschwollen, schmerzhaft und geschwürig ist, leicht blutet, von den Zähnen abklafft, Knoten, Blasen und Auswüchse hat; bei Verschlimmerung der Schmerzen durch Kauen, Kaltessen und -trinken, durch kalte Luft.

Nicht selten entsteht bei Zahnschmerz ziemlich plötzlich Geschwulst der betreffenden Backe und der Schmerz läßt dann meist nach in seiner

Heftigkeit; die Geschwulst verliert sich dann allmählich, oft ohne daß besondere Mittel angewandt werden. Mitunter entwickelt sich auch daraus eine Eiterung im Innern des den kranken Zahn umkleidenden Zahnfleisches (sogenanntes Zahngeschwür). Diese Eiterung bricht, nachdem sie heftige, meist drückend-klopfende Schmerzen gemacht hat, nach 2—5 Tagen auf und entleert eine Quantität sehr übelriechenden Eiters, worauf der Schmerz sofort aufhört und der kleine Abszeß meist sehr schnell verheilt. Gegen den heftigen Schmerz und zur schnelleren Zeitigung dieses Geschwürs ist fast immer Mercur. das beste Mittel im Verein mit warmen Breiumschlägen oder Gurgeln mit heißer Milch. Bei sehr heftigem Schmerz und namentlich wenn der Eiter sehr tief im Fleische sich bildet, ist es auch ratsam, den Abszeß mit dem Messer zu öffnen. Nicht selten wiederholen sich aber durch die geringsten Erkältungen diese Zahngeschwüre, wenn sie, wie meist, durch einen schadhaften Zahn verursacht werden. Dann wende man Silicea dagegen an; häufig aber bleibt nur übrig, den schadhaften Zahn wegnehmen zu lassen.

Ist die schadhafte Stelle des Zahnes tief unten an seiner Wurzel, so bildet sich wohl auch eine sogenannte Zahnfistel, eine fortwährende Eiterung. Trifft sich dies an einem unteren Zahne, so senkt sich der Eiter, wenn er keinen Abfluß findet, und durchbricht die Weichteile der unteren Kinnlade an irgendeiner Stelle. Dann muß sobald als möglich der betreffende Zahn weggenommen werden. Bildet sich die Fistel an einem oberen Zahne, so findet der Eiter nach dem Gesetze der Schwere stets seinen Abfluß und verursacht also nicht so wesentliche Zerstörungen; die Eiterung aber kann jahrelang bestehen, ohne zur Heilung zu kommen. Namentlich bei skrofulösen und dyskrasischen Personen treten solche Zahnfisteln recht bösartig auf und können dann auch Affektion der Knochensubstanz selbst mit herbeiführen (Auftreibung und Knochenfraß). Aurum, Calcarea, Hep. sulf., Jod., Mercur., Phosphor. und Silicea sind gegen solche Zahnfisteln die hauptsächlichsten Mittel, doch ist nicht anzuraten, die Behandlung ohne Zahnarzt vorzunehmen, der in den meisten Fällen den die Eiterung unterhaltenden Zahn zu entfernen genötigt sein wird.

§ 6

Die Krankheiten des Halses

1. Hals- und Mandelentzündung

Sie besteht in Röte und Geschwulst der Teile des Rachens und des weichen Gaumens, besonders der Mandeln (Tonsillen) und des Zäpfchens, mit großem Schmerz und Schwierigkeit beim Schlingen und Schlucken. Bei jedem Schmerz im Halse beim Schlingen ist es deshalb notwendig, den Gaumen und Hals zu untersuchen, indem man den Mund weit öffnen läßt und die Zunge mit einem Löffelstiel niederdrückt. Meistens ist nur die eine Seite entzündet; doch sind auch die Fälle nicht selten, wo beide Mandeln bedeutend geschwollen sind. Der Hauptzweck der Behandlung ist die Entzündung zu zerteilen und die Eiterung (Abszeßbildung) zu verhüten; hat indes die Eiterbildung schon begonnen, so ist es Aufgabe, dieselbe zu beschleunigen und den Aufbruch so viel als möglich zu befördern.

Ist die Röte und Geschwulst nur unbedeutend und der Schmerz mehr ein unangenehmes Gefühl, als stecke etwas im Halse, das man gern durch Räuspern entfernen möchte, mit Trockenheit und mit geringer Anschwellung der Unterkieferdrüsen, so reicht oft Chamomilla hin, das Übel zu heilen.

Ist hingegen die Röte, Geschwulst und der Schmerz heftig und das Schlingen sehr erschwert mit einer Art Zusammenschnüren im Halse beim Trinken, äußerer Halsgeschwulst, Hitze, Trockenheit und beständigem Drang zum Schlingen, so muß sogleich Belladonna in öfteren Gaben angewandt werden.

Bei starkem Speichelfluß im Munde, der häufig auszuspucken nötigt, bei großer Schwierigkeit zu schlucken und heftigem Schmerz, der bis ins Ohr sich erstreckt, mit garstigem Mundgeschmack, großer Geschwulst der Mandeln, die sich sogar bis zum hinteren Teile der Zunge (an deren Rändern Vertiefungen vom Eindruck der Zähne sichtbar sind) und des Zahnfleisches verbreitet, ist Mercur. das hilfreichste Mittel. Überhaupt ist dieses angezeigt, wo sich Eiterung einstellt und die Geschwulst ungleich, höckerig wird, mit hellroter, gelblicher Farbe; auch da, wo der Eiter schon herausgekommen ist und sich geschwürige und nässende Stellen gebildet haben.

Lachesis bringt zuweilen da schnell Erleichterung, wo Mercur. zu passen schien, zumal wenn der Gaumen und das Zäpfchen (vorherrschend an der linken Seite) sehr geschwollen ist, der Drang zum Schlingen sehr arg und namentlich beim Leerschlingen schmerzhaft ist, viel Speichel im Munde und Schleim im Halse, beim Trinken eine Art von Krampf, mit Verschlimmerung nach jedem Schlaf, durch die leiseste Berührung und den gelindesten Druck des Halses, mit Schweratmigkeit und Erstickungsgefahr.

Lycopodium, wenn mehr die rechte Seite ergriffen ist.

Nux vomica paßt bei Entzündungen geringeren Grades, wo die Geschwulst nicht bedeutend ist, mit Kratzen und Wundheitsschmerz beim Schlingen und Einatmen kalter Luft, bei Geschwulstgefühl, als wäre der Schlund verengert oder stecke ein Pflock im Halse, bei Reiz zum Husten und Stuhlverstopfung.

In Fällen, wo sehr heftiges Fieber und große allgemeine Aufregung vorhanden ist, wird es gut sein, zuerst einige Gaben Aconit. anzuwenden.

Bei allen Halsentzündungen sind lauwarme Gurgelungen mit verdünntem Zitronensaft oder verdünntem Rotwein, oder das Inhalieren heißen Wasserdampfes, ferner das wiederholte Trinken einer Auflösung von Bienenhonig in warmem Wasser, sowie Prießnitzsche Umschläge um den Hals, sehr zu empfehlen.

Die Geneigtheit zur Wiederkehr dieser Krankheit nach Erkältung tilgt am besten Hepar sulf. in seltenen Gaben, oder Baryta carb., zumal wenn die Mandeln geschwollen und hart geblieben sind.

Über den Rachenkrupp (Diphtherie) s. unter den Kinderkrankheiten.

2. Heiserkeit und Stimmlosigkeit

Die Heiserkeit, die infolge eines gewöhnlichen Schnupfens oder Hustens eintritt, wird meist am schnellsten gehoben durch Mercur., Chamomilla, Pulsatilla oder Nux vomica. Mercur. paßt besonders bei heiserer, unreiner Stimme mit Brennen und Kitzeln im Kehlkopf, mit Neigung zum Schweiße, ohne daß es dadurch besser wird, und bei Verschlimmerung durch jeden kalten Luftzug. Chamomilla bei Heiserkeit mit Schnupfen und zähem Schleim im Halse, Trockenheit, Brennen und Durst, mit Kitzelreiz zum Husten, Frösteln abends, verdrießlicher, stiller

Gemütsstimmung. Nux vomica bei rauhem, tiefem, trockenem Husten mit Trockenheit, Spannen und Schmerz im Halse, Frost und Hitze, mürrischer, zänkischer Stimmung. Pulsatilla bei Stechen und Wundsein im Halse, Schmerz beim Schlingen, Schnupfen und Husten mit vielem gelben oder grünen Schleim, mit Frostigkeit ohne Durst. In Fällen, wo große Empfindlichkeit und Fieberaufregung zugegen ist, tut man gut, zuerst einige Gaben Aconit. anzuwenden.

Wichtiger und schwieriger ist die Behandlung der chronischen Heiserkeit und Stimmlosigkeit, weil sie fast immer von bedenklichen Krankheitszuständen des Kehlkopfes, der Luftröhren oder der Lungen verursacht und unterhalten wird; überhaupt kann man annehmen, daß jede Heiserkeit, die über 14 Tage währt, eine bedeutendere und tieferliegende Erkrankung ist, welche volle Beachtung von seiten des Patienten und Arztes verdient. Hier sind die Hauptmittel Jod., Mangan, Mercur., Hep. sulf., Phosphor., Spongia, Sulfur, Carbo veg., Causticum und Brom. Sind dabei noch deutliche Zeichen einer Entzündung der Kehlkopfschleimhaut vorhanden, so müssen diese zuerst durch Aconit., Bellad., Phosphor., Hepar gehoben werden; ist dann der Schmerz nur noch sehr mäßig, aber viel Schleimanhäufung und andauernde Belegtheit der Stimme da, so ist Mangan. das beste Mittel, bei noch immer heftigen Schmerzen aber Jod. Ebenso ist auch bei langwieriger Heiserkeit nach Grippe, wo die Krankheit vernachlässigt oder vielerlei erfolglos angewandt worden ist, Jod. oder Spongia fast immer wirksam. Die Heiserkeit, die nach Masern oder Krupp nicht selten zurückbleibt, hebt am besten Phosphor., zumal bei schwächlichen Personen und reizbaren Frauen.

Bei langdauernder Heiserkeit, verbunden mit großer Geneigtheit zu Schweißen und starker Speichelabsonderung, zumal bei skrofulösen oder syphylitischen Personen, ist Mercur. am passendsten. Sulfur und Hepar sulf. sind angezeigt bei großer Empfindlichkeit gegen kalte Luft, vielem lockeren Husten mit Schleimrasseln, Würgen oder Erbrechen von Schleim, ängstlichem, pfeifendem Atem, besonders auch nach Mercurmißbrauch. Causticum ist anzuwenden bei fortwährender Neigung zur Heiserkeit, die zuweilen in völlige Stimmlosigkeit ausartet, wie von einem Körper, der ausgeworfen werden müsse, mit trockenem Husten und Kribbeln und Wundsein im Halse und auf der Brust, großer Erkältlichkeit. Carbo veget. bei langwieriger Heiserkeit, die abends und morgens ärger wird, sowie durch Sprechen, mit trockenem, scharrigem Husten, Kratzen, Kriebeln und Brennen im Halse und auf der Brust, oder mit weißfarbigem, eiterartigem Auswurf. Brom. bei steter Heiserkeit mit Brennen und Roheit im Halse, Gefühl von Zusammenziehung oder Kälte in der Luftröhre oder großer Empfindlichkeit gegen kalte Luft.

Als beachtenswert sind noch zu empfehlen: Argentum metallicum 3. bei Heiserkeit der Prediger, Selenium 3. und Aurum triphyllum D 2 bei Heiserkeit und plötzlicher Belegtheit der Stimme bei Sängern, während nach Dr. v. Grauvogls und anderer Praktiker Angaben die Tinktur von Arnica montana, 5 Tropfen auf ebensoviel Eßlöffel voll Wasser und davon täglich einige Male 1 Teelöffel voll eingenommen, bei der Heiserkeit infolge Überanstrengung der Stimme (Prediger, kommandierende Offiziere) oft überraschend günstigen Erfolg gehabt hat. Auch Gurgelungen mit verdünntem Hamamelis-Extrakt (1 Teelöffel auf 1 Weinglas voll Wasser) sind in derartigen Fällen sehr zu empfehlen.

3. Kropf

Es ist dies eine Anschwellung und Vergrößerung der am Kehlkopf gelegenen Schilddrüse, ein Leiden, das bei uns einzeln, und zwar besonders bei skrofulösen Personen, in einigen Gebirgsländern aber, wie im Salzkammergut, in Teilen der Schweiz und in Piemont, endemisch auftritt, dann oft bis zu einem furchtbaren Grade steigt und gewöhnlich mit Kretinismus verbunden ist. Der bei uns vorkommende Kropf ist selten von sehr bedeutenden Störungen begleitet, außer daß er bei bedeutender Größe durch Druck auf den Kehlkopf und die Luftröhre das Atmen erschwert und selbst Anlaß zu asthmatischen Zufällen geben kann. Meistens jedoch wird seine Entfernung hauptsächlich nur der Verunstaltung wegen begehrt.

Die Hauptmittel zur Heilung desselben sind Spongia und Jod.; namentlich bringt die einige Zeit fortgesetzte Anwendung von Spongia in sehr vielen Fällen baldige Verkleinerungen und oft radikales und bleibendes Verschwinden des Kropfes; bei sehr bedeutenden Kröpfen ist es auch zweckmäßig, eins dieser beiden Mittel zugleich äußerlich mit anzuwenden, etwa 5—10 Tropfen der reinen Tinktur mit 4 Gramm Fett verrieben, und davon jeden Abend eine Erbse groß in die Geschwulst einzureiben.

Nicht unerwähnt will ich lassen, daß in den meisten homöopathischen Apotheken jederzeit ein „Kropfpulver“ vorrätig gehalten wird. Sehr gute Erfolge werden erzielt, wenn man 14 Tage eine Mischung von Spongia D 3 und Calcarea jodata D 3 zu gleichen Teilen täglich zweimal gebrauchen läßt und nach einer Pause von 8 Tagen das Kropfpulver.

Sind bedeutende Atembeschwerden vorhanden, namentlich Kurzatmigkeit, Heiserkeit, Kehlkopfkitzel, Katarrh, so bringen oft einige Gaben Hepar sulf. wesentlichen Nutzen. In einzelnen sehr hartnäckigen Fällen werden zuweilen auch Brom., Calcarea und Silicea hilfreich sein. In neuerer Zeit hat man auch mehrfach gute Erfolge von der Anwendung des Lapis albus 3. Verr. gesehen.

Kropfgeschwülste, die bei Frauen besonders nach einem Wochenbett entstanden sind und bei der Menstruation größer werden, finden öfters Heilung durch Anwendung von Belladonna, Hamamelis oder Sulfur.

Starke und lange fortgesetzte Gaben von Jod und Jodkalium sind streng zu vermeiden, da sie zumal bei innerlichem Gebrauch nicht selten die nachteiligsten und gefährlichsten Folgen mit sich bringen; namentlich haben sich alle an den Lungen Leidende sehr vor diesem Mittel in unvorsichtigen Gaben zu hüten, um so mehr, als nicht selten die Tuberkulose in den Lungen bei Bildung eines Kropfes sich zu beschränken, durch dessen Vertreibung aber besonders heftig aufzulodern scheint.

§ 7

Die Krankheiten in der Brusthöhle

1. Husten (akuter und chronischer Katarrh)

Derselbe ist sehr oft nur ein Symptom verschiedener akuter und chronischer Krankheiten der Lungen und der Bronchien; doch kann hier zuerst nur von demjenigen die Rede sein, der als ein einfacher Katarrh der Luftwege gewöhnlich im Verein mit Schnupfen als selbständige Erkrankung meist infolge einer Erkältung, besonders im Frühjahr und Herbst, auftritt.

Die gewöhnlichsten Heilmittel dieser an und für sich nicht bedeutenden, bei Vernachlässigung aber leicht folgeschweren Krankheit sind folgende:

Tritt der Katarrh mit Frösteln und Fiebererscheinungen auf, mit Schmerzhaftigkeit des Halses und Kopfes, zumal bei Kindern, so ist es immer zweckmäßig, einige Gaben Aconit. zuerst anzuwenden; sonst wird für gewöhnlich Nux vomica das anfangs passende Mittel sein, besonders wenn der Husten trocken ist und durch ein rauhes, scharriges Gefühl im Halse oder durch Kitzel am Gaumen entsteht, wenn er sehr angreifend, als sollte der Kopf und Oberbauch zerspringen, und in den Frühstunden am heftigsten ist.

Chamomilla paßt bei ähnlichem trockenem Husten, der in der Nacht schlimmer ist, sogar im Schlaf durch einen Kitzel im Halsgrübchen entsteht und durch Sprechen vermehrt wird.

Belladonna bei trockenem, krampfartigem Bellhusten, der den ganzen Körper erschüttert, mit beständigem Kitzel in der Luftröhre, Schmerz im Gaumen beim Schlingen, Auseinanderpressen im Kopfe, rotem Gesicht, Durst und beengtem Atem.

Bryonia bei trockenem, tief aus der Brust kommendem Husten und Kitzel im Halse, besonders nach dem Essen bis zum Brechwürgen und beim Eintritt in die warme Stube, mit Stichen in der Seite; oder auch bei lockerem Husten mit gelblichem Auswurf und Schmerzen bei jedem Hustenstoß im Kopf, Hals und Brust.

Ipecacuanha besonders bei Kindern gegen Stickhusten mit Rot- und Blauwerden im Gesicht und Atemversetzung oder mit Brechwürgen und Erbrechen von Schleim; auch bei trockenem Kitzelhusten mit Klopfen im Kopf und in der Herzgrube und Drängen auf das Wasser.

Tartarus emeticus bei Husten mit Schleimrasseln, Wundheit im Hals und in der Brust und Atembeengung vor dem Husten, die durch Auswerfen von Schleim besser wird.

Hyoscyamus, Hauptmittel bei trockenem Husten, der nachts und im Liegen schlimmer wird und beim Aufsitzen nachläßt, mit Kitzeln in der Luftröhre.

Mercur. bei sehr erschütterndem Husten, besonders nachts und abends vor dem Einschlafen, zuweilen mit Nasenbluten, Fließschnupfen, Heiserkeit, Rasseln auf der Brust, Zersprengungsschmerz im Kopf oder Durchfall, bei Neigung zum Schweißen ohne Erleichterung.

Pulsatilla bei Husten im lösenden Stadium eines Katarrhs mit vielem, weißlich-gelbem Auswurf von bitterem, ekelhaftem Geschmack, mit Brechwürgen und wirklichem Erbrechen, der abends und nachts im Bett gewöhnlich schlimmer und durch Gehen und Sprechen vermehrt wird, bei Erstickungsgefühl im Halse wie von Schwefeldampf, Appetitlosigkeit, leicht Frieren am Rücken hinab.

Euphrasia bei Husten mit argem Schnupfen, der die Augen angreift, am Tage mit schwierigem Auswurfe, nachts vergehend, morgens wieder ärger mit vielem Schleimauswurf.

Jeder langwierige oder bei der geringsten Erkältung wiederkehrende Husten (chronischer Katarrh) ist fast stets nur die Folge einer anderen meist organischen Krankheit eines Brustorgans; in den meisten Fällen wird er von Tuberkulose oder Emphysem (Erweiterung) der Lungen verursacht. Oft ist dann derselbe, wegen der Unheilbarkeit des Grundübels, nicht radikal zu heilen; indessen wirken doch auch selbst in solchen verzweifelten Fällen die passenden homöopathischen Arzneimittel noch sehr günstig auf Milderung und zeitweilige Heilung des Hustens. Freilich muß dann stets eine genaue Erkenntnis und Berücksichtigung des Lungenleidens bei der Mittelwahl stattfinden, und es wird deshalb meist nur der Arzt imstande sein, eine völlig entsprechende Behandlung durchzuführen. Deshalb können hier auch nur einige allgemeinere und besonders sichere Anzeigen und Anleitungen gegeben werden.

Sulfur paßt bei Heiserkeit mit unreiner, schwacher Stimme, Schleimanhäufung in den Luftröhrenästen, Wundheitsschmerz in der Brust, Schlimmerwerden bei kalter und feuchter Luft, bei angreifendem Husten mit dickem, weißlichem oder gelblichem Schleimauswurf am Tage, trockenem Husten und Atembeengung in der Nacht; besonders bei skrofulöser und tuberkulöser Anlage und Neigung zur Schwindsucht.

Sulfur auratum in mittleren (D 5 und D 6) Verreibungen bei chronischem Katarrh mit dickem, gelblichen Schleim, der in großen Massen herausbefördert wird, während die niedrigen (D 2 und D 3) Verreibungen desselben Mittels angezeigt sind bei trockenem Katarrh, um die Schleimabsonderung anzuregen.

Phosphor. bei ähnlicher Körperdisposition und trockenem, stoßweise auftretendem Husten, der die Kranken fast beständig belästigt, bei vermehrtem Reiz zum Husten durch Sprechen, Lachen, Essen und Gehen im Freien. Der oft schwer lösliche, durchsichtige und zähe Auswurf ist mitunter von Blutäderchen durchzogen.

Kalium carbonicum bei Heiserkeit und Reiz im Halse, als säße etwas darin, trockenem Reiz- und Stickhusten besonders nachts und morgens mit schwer lösendem Auswurf und arger Ermattung danach, oder bei Husten mit vielem eiterartigem Auswurf, Atembeklemmung und Schmerzhaftigkeit der Brust.

Calcarea bei trockenem, heftigem Kitzelhusten, wie von Staub im Halse, besonders abends im Bett oder nachts während des Schlafes; oder bei dickem, gelblichem und stinkendem Auswurf mit Schleimrasseln, Mattigkeit, Abmagerung und Weichleibigkeit.

Stannum bei reichlichem, grünlich oder gelblich gefärbtem Auswurf von süßlichem oder salzigem Geschmack, besonders früh und abends im Bette. (NB. Ist ein sehr beachtenswertes Mittel bei langwierigem Husten mit viel Schleimauswurf und wo ein Übergang in sog. „Schleimschwindsucht" droht, ganz so wie Silicea ein treffliches Mittel bei der Schwindsucht der Steinmetzen abgibt.)

Acidum phosphoricum bei Husten, der früh gelblichen oder eiterartigen Auswurf von garstigem, kräuterartigem Geschmack und Geruch herausbefördert, abends und am Tage meist trocken ist, bei Neigung zu Schweißen und Durchfällen.

Carbo vegetabilis bei hartnäckiger Heiserkeit und Rauheit der Stimme, besonders früh und abends, bei Krampfhusten, der durch Sprechen und schlechte Witterung schlimmer wird, oder auch bei Husten mit grünlichem, garstigem Auswurf und Kitzeln und Brennen im Kehlkopfe.

Arsenicum bei trockenem, angreifendem Husten, der besonders abends nach dem Niederlegen oder des Nachts durch Trinken sowie durch kalte Luft erregt wird, mit großer Engbrüstigkeit, Erstickungsanfällen im Liegen, zum Aufsitzen und Hochliegen nötigend, mit großer Mattigkeit und Schwäche.

Außer diesen sind auch oft die bei dem einfachen akuten Husten besprochenen Mittel anwendbar, namentlich Bryonia, Mercur. und Tartarus emeticus.

Im allgemeinen sind zur Behandlung des Hustens noch folgende Anzeigen hervorzuheben:

Bei trockenem Husten passen besonders: Acon., Bellad., Hyosc., Ipecac., Kali carb., Nux vom., Phosph., Spongia.

Bei krampfhaftem Husten: Bellad., Cupr., Dros., Hyosc., Ipecac.

Bei Husten mit Erbrechen des Genossenen: Bryonia, Ipecac., Puls., Tart. emet., Veratrum.

Bei lockerem, lösendem Husten: Arsen., Bryon., Calcar., Phosph., Puls., Stann., Tart. emet., Acid. phosph.

Bei schleimigem Auswurf: Arsen., Bryon., Calc., Phosph., Puls., Stann., Sulf. aurat., Tart. emet.

Bei blutigem Auswurf: Acon., Arn., Bryon., Ferr., Hamam., Millef., Nitr. ac., Phosphor., Sulf.

Bei eitrigem Auswurf: Arsen. jod., Calc., Carb. veg., China, Kalium carb., Phosph., Silicea, Sulf.

Bei übelriechendem Auswurf: Arsen., Calc., Carb. veg., Phosph. ac., Stannum.

Bei wässerigem Auswurf: Chamom., China, Ferr., Merc., Stann., Sulf.

Bei zähem Auswurf: Arsen., Bellad., Carb. veg., Jod., Merc., Senega.

Bei grünlichem Auswurf: Arsen., Carb. veg., Lycopod., Puls., Stannum.

Bei grauem Auswurf: Arsen., Lycop., Nux vom., Sepia.

Bei salzigem Auswurf: Arsen., Lycopod., Natr. c., Phosph., Puls., Sep., Stannum.

Bei bitterem Auswurf: Arsen., Chamom., Nux vom., Puls.

Bei süßlichem Auswurf: Calc. carb., Phosph., Stann.

Bei schaumigem Auswurf: Arsen., Puls., Silicea, Sulfur.

Bei fauligem, widerlichem Auswurf: Arsen., Carb. veg., Merc., Phosph., Puls., Stann., Sulfur.

Bei saurem Auswurf: Calc. carb., Nux vom., Phosph.

Bei **Abendhusten:** Arsen., Calc. carb., Dros., Hep., Merc., Puls., Stannum.

Bei **Nachthusten:** Acon., Arsen., Bellad., Calc. carb., Cham., Hyosc., Kalium carb., Merc., Nux vom., Pulsatilla, Spongia.

Bei **Frühhusten:** Arsen., Bry., China, Jod., Nux vom., Puls., Stann., Sulf.

Bei Erregung durch **Bewegung:** Arsen., Bryon., Dros., Nux vom., Phosph., Stann.

Bei Erregung durch **Sprechen:** China, Nux vom., Phosph., Stann.

Bei Erregung im **Freien:** Acidum sulf., Arsen., Phosph., Sulf.

Bei Erregung durch **Essen:** Arsen., Bryon., Calc. carb., China, Hep., Nux vom., Phosph., Puls., Sulfur.

Bei Erregung durch **Lachen:** Nux vom.

Bei Erregung im **Liegen:** Arsen., Hyosc., Puls., Sulf.

Bei **Bellhusten:** Bellad., Dros., Hep., Jod., Spongia.

Bei **Stickhusten:** Arsen., Cupr., Ipecac., Opium, Tart. emet., Veratrum.

Bei **Kitzelhusten:** Acon., Arsen., Calc. carb., Cham., Hyosc., Jod., Ipecac., Nux vom., Phosph.

Bei **heiserem** Husten: Acon., Ammon. bromat., Carb. veg., Hep., Merc., Spong.

Bei **pfeifendem** Husten: China, Dros., Hep., Spong.

Bei **krächzendem** Husten: Acon., Arsen., Merc., Nux vom., Sulf.

2. Influenza (Grippe)

Diese epidemische Krankheit ist in der letzten Zeit häufiger als wie früher aufgetreten. Seit der großen Influenzaepidemie im Jahre 1889/90 tritt sie fast jedes Frühjahr und jeden Herbst in größeren oder kleineren Bezirken auf. Während man anfänglich diese Krankheit für wenig gefährlich erachtete, ist man durch üble Erfahrungen dazu gekommen, sie als eine heimtückische zu betrachten, da sie besonders gern Kinder, alte Leute und geschwächte Personen gefährdet und manchmal hartnäckige Nachkrankheiten im Gefolge hat.

Ein gut bewährtes Vorbeugungsmittel sind die Influenzatropfen aus den homöopathischen Apotheken. Die Hauptsymptome sind bekanntlich: Fieber mit Schnupfen und Katarrh der oberen Luftwege, begleitet von Schmerzen in den Beinen, im Rücken, im ganzen Körper, mit allgemeiner großer Erschöpfung. Das eine Mal treten die katarrhalischen Erscheinungen der Luftwege mit Husten, Auswurf, Schmerz in der Brust, das andere Mal die Erscheinungen von seiten der Verdauungsorgane mit Erbrechen, Übelkeit, Durchfall oder Verstopfung mehr in den Vordergrund, während es wiederum andere Fälle gibt, und dies sind gewöhnlich die langwierigsten, wo das Nervensystem besonders angegriffen ist, was sich kundgibt durch furchtbare Kopf- und Rückenschmerzen, Schlaflosigkeit, Schwindel, Unruhe und sogar Phantasieren.

Bei der Behandlung ist es wichtig, die Sache nicht zu leicht zu nehmen, da eine vernachlässigte Influenza sogar den Grund zur Lungenschwindsucht legen kann. In ernsten Fällen ist es daher stets geraten, einen Arzt hinzuzuziehen, da nur dieser die Krankheit richtig beurteilen und entsprechend behandeln kann. Man hüte sich jedoch vor dem Gebrauch von allen stark wirkenden, fieberwidrigen allopathischen Mitteln, wie Antipyrin und dergleichen, da diese nur der Natur Gewalt antun und eine rasche Heilung mindestens in Frage stellen. Stets ist es nötig, bei den ersten Anzeichen der Krankheit das Bett aufzusuchen und darin zu bleiben, bis das Fieber nachgelassen hat. Nach der Heilung muß man sich noch längere Zeit vor rauher und feuchtkalter Luft hüten und gegen Witterungseinflüsse abzuhärten suchen. Die Hauptmittel bei dieser Krankheit wechseln je nach Charakter der herrschenden Epidemie. Oft entspricht z. B. Natrium nitricum den Erscheinungen des alterierten Blutlebens und der Hinfälligkeit, während in anderen Fällen Aconit. oder Ferr. phosph. den heftigen Fiebererscheinungen besser entsprechen. In leichteren Fällen genügt sehr oft Pulsatilla, in schwereren Eucalyptus; beide Mittel enthalten ein kampferartiges Öl, das schon seit Hahnemanns Zeiten gegen Grippe gerühmt wurde. Bei der nervösen Form paßt besonders Gelsemium in niedriger Verdünnung, während bei der katarrhalischen Form diejenigen Mittel angezeigt sind, deren charakteristische Heilanzeigen bei Husten und Magenkatarrh besprochen sind. Wo also diese Symptome besonders hervortreten, sehe man bei den betreffenden Abschnitten nach.

Im allgemeinen passen noch Arsenicum bei großem Kräfteverfall und bei alten und schwachen Leuten, besonders wenn sich der Zustand nach Mitternacht verschlimmert; Rhus Tox. bei heftigen Rückenschmerzen, die durch Bewegung gebessert werden; Bryonia, wenn der Kranke ganz ruhig im Bette liegt und Bewegungen seine Beschwerden verschlimmern; Phosphorus, wenn die Krankheit in Lungenentzündung auszuarten droht. Neben dem Gebrauch der passenden Arzneimittel sind kühle Waschungen des ganzen Körpers während des Fieberstadiums, nasse Umschläge auf den Kopf bei Kopfschmerzen und Prießnitzsche Umschläge um die Brust bei argem Husten, um den Magen bei starken Verdauungsbeschwerden stets von großem Nutzen. Während der Wiederherstellung muß eine kräftigende Diät (besonders Milch, Eier, Milch- und Eierspeisen, etwas Rotwein) beobachtet werden. Wenn keine Magenstörungen mehr vorhanden sind, leistet dabei auch der tägliche Gebrauch eines Glases Zuckerwasser, dem ½ Teelöffel Hensels Tonicum zugesetzt ist, gute Dienste.

3. Bluthusten, Blutspucken

Hierunter versteht man das durch Husten oder Räuspern erfolgende Auswerfen von Blut oder blutigem Schleim aus der Lunge. Es ist ebenfalls nur ein Symptom oder die Folge einer anderen Krankheit, und zwar fast immer einer organischen Lungenkrankheit, namentlich der Lungentuberkulose, weshalb zu seiner radikalen Heilung die Erkenntnis und Berücksichtigung des Urleidens fast unumgänglich notwendig ist. Genau zu beachten ist hierbei auch, ob das ausgespuckte Blut wirklich durch Husten oder Räuspern in den Mund kommt und nicht etwa aus dem Zahnfleisch hervordringt oder gar durch Erbrechen aus dem Magen ausgeworfen wird.

Über den blutigen Auswurf, der bei Lungenentzündungen häufig vorkommt, ist das zu vergleichen, was über die Behandlung dieser Krankheit gesagt ist.

In den meisten Fällen kommt das Blutspucken bei solchen Personen vor, die sehr viel an Husten leiden, und wird dann meist, wie schon gesagt, von Lungentuberkeln verursacht. Die gewöhnlichen Heilmittel sind hier

Acalypha, Arnica, Belladonna, China, Ferrum, Millefolium, Nitric. acidum, Phosphor und Pulsatilla.

Acalypha indica bei heftigem Brustschmerz mit Auswurf von hellrotem Blut am Morgen und dunklem geronnenem Blut abends.

Acidum nitric. bei Auswurf schwarzen, geronnenen Blutes mit trockenem, erschütterndem Husten, besonders nachts, Engbrüstigkeit, Blutandrang zur Brust und Herzklopfen.

Arnica ist angezeigt bei leichtem Auswurf reinen, schaumigen Blutes, besonders infolge körperlicher Anstrengung oder mechanischer Verletzung, mit Schweratmigkeit, Stechen und Zerschlagenheitsschmerz der Rippen beim Husten und Bewegen, bei Geschmack von Blut im Munde, Aufsteigen eines heißen Dunstes, kalten Füßen oder heißem Kopfe, Kraftlosigkeit, Ohnmächtigkeit. Unter ähnlichen Umständen würden auch Bryonia und Hamamelis virginica zu beachten sein.

Belladonna bei heftigem Kitzel- und Krampfhusten, starkem Blutandrang nach Brust und Kopf, Herzklopfen, Kopfschmerz, Gesichtsröte, Durst, Trockenheit; besonders auch infolge unterdrückten Monats- oder Hämorrhoidalflusses.

China bei Blutauswurf durch heftigen Husten unter Schauder mit flüchtiger Hitze abwechselnd, großer Schwäche, öfteren Schweißen, Zittern, Dunkelwerden vor den Augen, Blutgeschmack im Munde; besonders nach großen Blutverlusten mit Ohnmachten, Blaß- und Kaltwerden, Zucken der Hände und Gesichtsmuskeln.

Ferrum bei leichtem Auswurf reinen, hellroten Blutes mit wenig Husten, Schmerz zwischen den Schulterblättern, Schweratmigkeit, besonders in der Nacht und in der Ruhe, großer Schwäche, vorzüglich bei mageren Personen von blasser gelblicher Hautfarbe und nach bedeutenden Blut- und Säfteverlusten.

Cactus grandiflorus: Bluthusten von Blutandrang nach den Lungen, besonders wenn Herzkrankheiten gleichzeitig bestehen.

Phosphorus bei altem trockenem Husten mit Stechen im Halse und Schründen auf der Brust, Schwere und Vollheit auf der Brust, Blutandrang mit heißem Herandringen nach dem Halse, Herzklopfen; auch bei zähem, eiterartigem, grünlichem Schleimauswurf mit Blut, heftigen Stichen in der Seite, besonders bei Bewegung und Husten.

Pulsatilla bei reichlichem Auswurf schwarzen, geronnenen Blutes mit Angst und Schauder, großer Schwäche; besonders bei phlegmatischen, gutmütigen Personen und nach Unterdrückung des Monatsflusses.

Wo Lebensgefahr droht, indem der Kranke durch starken Blutverlust zu sehr geschwächt wird, was besonders bei Blutstürzen der Fall ist, hole man schnellmöglichst einen Arzt herbei und gebe bis zu dessen Ankunft alle 10 Minuten abwechselnd je 5 Tropfen Millefolium D 2 und Hamamelis-Extrakt in einem Löffel Wasser und binde ein Tuch um je einen Oberarm und Oberschenkel, so fest, als er der Kranke leiden kann. Kommt die Blutung dann noch nicht zum Stillstand, dann kann man auf dieselbe Weise den anderen Arm und Oberschenkel behandeln. Die Binden müssen erst allmählich wieder gelockert werden, wenn der Anfall vorüber ist. Auch das Einnehmen eines Teelöffelchens Salz mit Wasser hat zuweilen geholfen, nur darf danach der Husten nicht schlimmer werden. Der Kranke muß möglichst ruhig gehalten werden, darf nicht sprechen und keine warmen Getränke oder Wein bekommen. Kühle Milch ist die beste Nahrung in solchen Fällen.

Stellt sich Bluthusten infolge eines Sturzes oder einer mechanischen Verletzung bei übrigens gesunden Lungen und Körper ein, so ist Arnica allen übrigen Mitteln vorzuziehen.

4. Lungenentzündung

Sie beginnt häufig mit einem starken Froste, dem bald Hitze folgt; drückende oder stechende Schmerzen, besonders beim Atmen und Husten, bald auf der ganzen Brust, bald nur auf einer Seite, behindertes, schnelles Atemholen, Husten, der meist trocken, bald mit schleimigem, rostfarbigem oder blutigem Auswurf verbunden ist, schneller, voller Puls, Schwindel oder Kopfschmerz, Durst, roter Urin, Rückenlage und große Mattigkeit sind meist die Erscheinungen, die sie charakterisieren. Doch ist es Tatsache, daß bei manchen Lungenentzündungen alle diese Symptome nur in sehr geringem Grade vorhanden sein, ja ganz fehlen können und daß demnach nur die physikalische Untersuchung (Perkussion und Auskultation) zur sicheren Diagnose befähigen kann. Es braucht deshalb nicht erst gesagt zu werden, daß nur ein Arzt diese Krankheit richtig behandeln kann. Die folgenden Angaben dienen dabei nur für die Fälle, wo man aus der Not eine Tugend zu machen gezwungen ist.

Es gibt nicht ganz selten Fälle, in denen für den Anfang Aconit. das zweckmäßigste Heilmittel und oft imstande ist, die ganze Krankheit in ihrer Heftigkeit zu mildern oder selbst abzuschneiden. Es ist stets angezeigt, wenn folgende Symptome wenigstens zum größten Teile vorhanden sind: heftige Fieberhitze nach vorausgegangenem Froste mit brennend heißer, trockener Haut, schnellem hartem Puls und tiefer, oft bläulicher Gesichtsröte; beschleunigtes, mühsames, unvollkommenes Atmen mit Unruhe, Ängstlichkeit und Herzklopfen; Stiche in der Brust beim Tiefatmen und Bewegen besonders, oder dumpfer Druck und Schwere auf der Brust; trockener, strenger Husten mit wenig zähem, schleimigem oder blutstreifigem und rostfarbenem Auswurf; Rückenlage; Benommenheit und Schmerz des Kopfes; großer Durst; sparsamer, roter Urin; abendliche Verschlimmerung der Erscheinungen. Von der 4. Verdünnung alle 3—4 Stunden 2—5 Tropfen in Wasser wird hier die geeignetste Gabe sein; doch versagen auch höhere Verdünnungen, namentlich in weniger stürmischen Fällen und bei Kindern ihre Heilkraft nicht.

In Fällen wahrer kroupöser Entzündung aber, die freilich in den letzten 20 Jahren hier ziemlich selten aufgetreten sind, ist Jod. oder Kalium jodatum das Hauptmittel. Die Atemnot, die Oppression, der Husten, der rostfarbige Auswurf und vor allem die physikalischen Zeichen, die ich freilich hier nicht speziell angeben kann, sowie der Mangel aller Symptome, welche eine besondere Affektion der Luftröhrenäste oder des Brustfelles bekunden, sind die Hauptzeichen für Jod.

Bei nicht sehr ausgedehnten Lungenentzündungen geringen Grades, bei denen das Brustfell sehr stark mit affiziert ist, erweist sich Bryonia vor allem hilfreich; bezeichnend für sie sind vorzüglich sehr heftig stechende, durch jede Bewegung verursachte und vermehrte Schmerzen in der Brust, ferner die Erscheinungen von leichter Reizung der Hirnhäute (sogenannte nervöse Symptome), wie große Kopfbenommenheit, Unruhe, leichte Delirien und Schlummersucht. Meist wird der günstige Zeitpunkt für die Bryonia gekommen sein, wenn erst vorher die stürmischen Fieberbewegungen durch Aconit. gemindert sind; doch kann sie auch gleich von Anfang an verordnet werden, wenn die allgemeine Gefäßaufregung überhaupt nicht sehr heftig ist und die angegebenen Bryonia-Anzeigen sehr hervorstechen.

Sind die Symptome der Gehirnreizung sehr heftig, sind sie mit heftiger Unruhe, Tobsucht, wütenden Delirien oder völliger Schlafsucht, mit rotem, aufgedunsenem Gesicht, geröteten und stieren Augen, brennender, trockener Hitze und großem Durste verbunden, so verdient Belladonna den Vorzug, namentlich wenn diese Symptome gleich in den ersten Tagen der Krankheit auftreten.

Tartarus emeticus ist angezeigt in denjenigen Lungenentzündungen, in denen zwar stechende Schmerzen vorhanden sind, aber noch größere Beklemmung und Atembeschwerde, in denen ferner durch den mit Schleimrasseln verbundenen Husten bedeutender Auswurf mit Erleichterung erfolgt, der Auswurf aber wenig oder gar kein Blut, sondern schleimige, schaumige Massen enthält. Auch heftiges Brennen und Wundheitsgefühl im oberen Teile der Brust und im Halse, sowie Auftreibung und Empfindlichkeit der Magengegend und dunkelbraunroter, trüber Urin spricht für seine Anwendung. Ein ausgezeichnetes Mittel ist der Brechweinstein ferner, wenn sich zur Lungenentzündung Ödem der von der Entzündung freigebliebenen Lungenpartien gesellt und Lungenlähmung einzutreten droht. Dieser höchst gefährliche Zustand charakterisiert sich dadurch, daß die Bronchien von einer großen Menge Flüssigkeit angefüllt sind, das Atmen im höchsten Grade erschwert und mit Erstickungsangst, hörbarem Rasseln und Schnärcheln und Bläulichwerden des Gesichts verbunden ist.

Treten im 2. und 3. Stadium die sogenannten nervösen Symptome auf, namentlich Flockenlesen, Delirien, unwillkürliche Entleerungen, schneller Kräfteverfall, kalte klebrige Schweiße, schwacher, schneller Puls, eingefallenes Gesicht, trockene Lippen und Zunge ohne Durst usw., so muß Phosphorus angewandt werden. Außerdem ist dieser noch besonders passend für katarrhalische, typhöse, tuberkulöse und hypostatische Lungenentzündungen. Auswurf, der sehr viel rostfarbenes, flüssiges und zersetztes Blut enthält, kann ebenfalls eine Anzeige für den Phosphor bei übrigens passenden Symptomen sein.

Das Hauptmittel, um das in die Lungen ausgeschwitzte Entzündungsprodukt durch Aufsaugung zu entfernen und dessen Verhärtung und Verdichtung zu verhindern, ist Sulfur und Jod. Tritt daher, nachdem der erste Krankheitssturm beseitigt ist, von neuem eine Verschlimmerung des Fiebers und der übrigen Beschwerden auf und ergeben die physikalischen Zeichen bedeutendere Hepatisation oder pleuritisches Exsudat, so ist von Jod. bei einer kroupösen Entzündung und von Sulfur, zumal bei skrofulösen und tuberkulösen Subjekten, außerordentliche Wirkung zu erwarten.

Bei Entzündungen, die infolge mechanischer Verletzungen, Verwundungen oder körperlicher Anstrengungen entstanden sind, zeigt sich als erstes Mittel Arnica hilfreich, zumal wenn im Auswurf viel Blut enthalten ist.

Im 1. Stadium sind kalte Brustkompressen, kalte Obergüsse, Rumpfpackungen von 32 bis 25° C viermal hintereinander je eine Viertelstunde lang mit folgendem Halbbad von 32 bis 25° C ein gutes Unterstützungsmittel der homöopathischen Heilmittel. Im 2. Stadium passen nur erregende Brustpackungen (22—20° C) stark ausgerungen 3 Stunden liegen gelassen.

Aus dem hier Gesagten geht übrigens schon deutlich genug hervor, daß der Nichtarzt weder zur Erkenntnis, noch Behandlung dieser Krankheit hinlähglich befähigt ist und daß er also nur so lange, als ein Arzt nicht zu erlangen ist, oder etwa in sehr leichten Fällen allein nach den hier gegebenen Indikationen zu verfahren wagen kann.

5. Brust- oder Rippenfellentzündung

Wie schon erwähnt worden, ist fast bei jeder Lungenentzündung auch ein Teil des Brust- oder Rippenfelles (Pleura) mit affiziert, wodurch allein die stechenden Schmerzen bei jener verursacht werden. Zuweilen ist aber die Pleura auch allein Sitz der Entzündung oder wenigstens nimmt die Lungensubstanz nur in sehr beschränktem Grade daran Teil, und von dieser Krankheit allein ist hier die Rede. Die Brustfellentzündung unterscheidet sich von der Lungenentzündung dadurch, daß die stechenden und drückenden Schmerzen weit heftiger sind und jede Bewegung und das Atmen außerordentlich erschweren; der Husten fehlt oft ganz oder ist wenigstens unbedeutend und trocken, und ebenso fehlt der eigentümliche rostfarbene oder blutige Auswurf. Die sichere Diagnose ist freilich wie bei der Lungenentzündung nur durch physikalische Untersuchung möglich.

Ist die Brustfellentzündung noch in ihrem ersten Stadium, d. h. noch kein Exsudat ausgeschieden, so sind Prießnitz-Umschläge um die Brust,

Aconit. und Bryonia die vorzüglichsten Mittel, die nicht selten imstande sind, die Entzündung zu verteilen, ohne daß es zum Ausschwitzungsprozeß kommt. Aconit. ist zuerst anzuwenden, wenn die Fiebersymptome, die Schweratmigkeit und Ängstlichkeit sehr heftig sind; Bryonia dann, wenn durch Aconit. zwar die Beschwerden gemindert sind, die stechenden Schmerzen aber noch bedeutend bleiben. Sind die Fiebersymptome von vornherein nicht heftig, so ist es zweckmäßig, sogleich die Bryonia ohne vorherigen Gebrauch des Aconit. anzuwenden. In den Fällen von sogenannter „trockener" Brustfellentzündung, bei denen zwar mitunter sehr heftiger Schmerz, Fieber und Atembeklemmung, aber keine Ausschwitzung vorhanden ist, gelingt es beinahe stets durch diese beiden Mittel auffallend schnelle Besserung und völlige Heilung zu bringen.

In den ungleich schwereren und stets bedenklichen Fällen, in denen Ausschwitzung in die Pleura erfolgt, ist sobald als möglich Tartarus emet. anzuwenden (freilich läßt sich dieser Zustand nur durch eine sorgfältige Untersuchung erkennen). Durch dieses Mittel, zur rechten Zeit angewandt, wird fast immer die durch die Ausschwitzung hervorgerufene Schweratmigkeit und Schmerzhaftigkeit schnell gebessert und die Ausschwitzung selbst begrenzt und resorbiert; nur hüte man sich bei solcher Besserung zu schnell das Mittel zurückzusetzen, weil nicht selten erneuerte Nachschübe von Ausschwitzung eintreten. Manchmal hilft Arsen. jodat. noch besser.

Ist die Quantität des Ergusses in die Pleura sehr groß (was sich zuweilen schon durch die Hervortreibung der Zwischenrippenräume kundgibt) oder wird das Exsudat gar nicht oder nur in geringem Maße resorbiert (was besonders bei dicklichem, nicht serösem Erguß stattfindet), so sind die Hauptmittel Sulfur oder Hepar sulfuris. Der Schmerz und das Fieber ist hier gewöhnlich verschwunden, aber die Atmungsbeschwerde oft sehr groß, mit trockenem Husten, Unmöglichkeit auf der gesunden Seite zu liegen, Herzklopfen und Geschwulst der Füße, und nicht selten treten sogar sogenannte nervöse Symptome auf. Sulfur ist hier vor allen anderen Mitteln angezeigt und befördert die Aufsaugung des Exsudats öfters schnell, ohne die sonst sehr bedenklichen Folgekrankheiten, wie Verwachsungen, Lungenverhärtung, Verkrümmung und Einsinken des Thorax usw. entstehen zu lassen. Von großer Wichtigkeit ist es bei allen Fällen von Exsudatbildung, so wenig wie möglich zu trinken;

alles in allem sollte nicht mehr wie ein Liter Flüssigkeit pro Tag gebraucht werden.

Ist die Entzündung Folge mechanischer Verletzungen, so ist meist Arnica im Anfange das passendste Mittel; ebenso wenn der Sitz der Krankheit nur in den Brust- und Rippenmuskeln ist, bei dem sogenannten falschen Seitenstechen, das sich teils durch die schnelle Ortsveränderung des Schmerzes und die geringe Fieberbeteiligung, teils aber vorzüglich daraus erkennen läßt, daß besonders die Berührung der betreffenden Muskeln den Schmerz verursacht oder vermehrt. Hier bringt auch mitunter Scilla schnelle Hilfe gegen die heftigen Stiche bei Husten und Bewegung, die überhaupt in den mehr chronischen Formen der Krankheit und bei Komplikation mit Wassersucht, Schwindsucht usw. ein geeignetes Mittel ist.

6. Asthma (Brustkrampf)

Diese gewöhnlich in periodischen Anfällen auftretenden Beschwerden sind nur Symptome organischer Krankheiten, meist der Lungen (Emphysem) oder des Herzens (Klappenfehler und Herzvergrößerung). Aus diesem Grunde wird der Nichtarzt nur eine rein symptomatische und meist nur unzureichende Behandlung dieses Leidens einzuschlagen vermögen. Die gewöhnlichsten Mittel sind Arsenicum, Ipecacuanha, Belladonna, Veratrum, Coffea, Nux vomica und Pulsatilla.

Arsenicum ist ein Hauptmittel in den meisten Fällen von chronischem Asthma, besonders bei Erstickungsanfällen in der Nacht mit Todesangst, Zusammenschnürung der Brust und des Halses, furchtbarem Herzklopfen, Nötigung zum Aufsitzen und Vorbeugung des Oberkörpers, Besserung bei Eintritt von Husten und Auswurf, bei Neigung zu Geschwulst der Füße, bei großer Schwäche.

Ipecacuanha paßt vorzüglich bei plötzlichen Anfällen nachts von Brustkrampf mit Zusammenschnürung des Kehlkopfes, Rasseln in der Brust von Schleimanhäufung, Krampfhusten, dunkelrotem, heißem Gesicht mit Blässe und Kälte wechselnd, schnellem, seufzendem Atem, Steifigkeit des ganzen Körpers.

Belladonna bei Atemnot und Beklemmung, die besonders durch Bewegung verursacht oder verschlimmert wird, mit beständiger Unruhe,

Zusammenschnürung und Schmerzhaftigkeit des Kehlkopfes, Klopfen in der Brust, kurzem und schnellem oder bald kurzem, bald langem Atemholen, trockenem Krampfhusten.

Veratrum bei Erstickungsnot mit Übelkeit, Brechen, Todesangst, kaltem Schweiß, allgemeiner Körperkälte, hohlem Husten, Linderung beim Stilliegen.

Coffea bei sehr reizbaren Personen nach Gemütsbewegung mit kleinen, mühsamen Atemzügen, Angst, Unruhe, Hitze, Schweiß und Weinerlichkeit. (Oft im Wechsel mit Aconit.)

Nux vomica bei ängstlicher, krampfhafter Brustbeklemmung zumal nachts, früh oder nach dem Essen, mit unerträglicher Auftreibung und Völle über dem Magen, Aufstoßen, Herzklopfen, kurzem Husten, Erleichterung durch Liegen auf dem Rücken.

Pulsatilla bei Atemversetzung wie von Schwefeldampf, Erstickungsangst besonders nachts und abends bei horizontaler Lage, mit Herzklopfen, Schwindel, reichlichem Schleimauswurf.

Außer diesen Mitteln sind auch noch besonders Ammon. carb., Lachesis, Laurocerasus, Sambucus, Stramonium, Tart. emet. und Cuprum zu nennen. Ferner Digitalis (bei Herzklopfen mit Auftreibung der Venen, bei Kopfschmerz und nach geschlechtlicher Überreizung) und Aurum bei gleichzeitigem Bestehen eines Herzleidens. Als wirksames Palliativ zeigt sich hierbei nicht selten ein starker Kaffeeaufguß namentlich bei denen, die nicht täglich Kaffee trinken. Noch wirksamer erweisen sich in den meisten Fällen von Asthma heiße Hand- und Fußbäder, womöglich noch verstärkt durch Zusatz von etwas Senfmehl.

Bei Asthma von Blutandrang ist besonders zu berücksichtigen: Acon., Bellad., Nux vom., Phosphor., Sulfur.

Bei Unterdrückung oder Störung der Monatsreinigung: Bellad., Coccul., Pulsatilla.

Bei Blähungsversetzung: Carbo veg., Cham., China, Nux vom., Phosph., Veratrum.

Bei Schleimanhäufung in den Luftröhrästen: Arsen., Bryon., Cupr., Ferr., Phosph., Puls., Tart. emet.

Bei Asthma infolge vielen Einatmens von Staub: Ars., Hepar sulf., Ipecacuanha, Silicea.

Bei Asthma infolge von Gemütsbewegung: Acon., Chamom., Coff., Ignat., Nux vom., Veratrum.

Weitere von verschiedenen homöopathischen Ärzten empfohlene und erprobte Mittel gegen Asthma wären vielleicht noch: Ambra grisea, Aralia racemosa (ganz besonders gerühmt), Arum triphyllum, Baptisia tinctoria, Coca, Lobelia inflata, Gelsemium sempervirens, und das von Dr. v. Grauvogl empfohlene Naphthalinum D 3 (bei Emphysematikern), das sich auch bei andern bewährt hat, ferner Antimonium arsenicosum D 4 Verreibung bei nervösem Asthma.

Über dieses Leiden bei Kindern ist das zu vergleichen, was bei dem Brustkrampf der Kinder gesagt ist.

7. Lungenschwindsucht

Mit diesem Namen bezeichnet man gewöhnlich den Krankheitszustand, der von Tuberkeln in der Lunge bedingt wird, und zwar meist nur die letzteren Stadien oder die Ausgangskrankheit der Lungentuberkulose. Offenbar kann aber dieser abnorme Zustand der Lungen nur von einem Arzte, der mit der physikalischen Untersuchung des Körpers genau vertraut ist, erkannt und deshalb auch eine nur einigermaßen erfolgreiche Behandlung dieser mörderischen Krankheit nur allein von einem solchen unternommen werden. Deshalb ist es hier unmöglich, diejenigen Arzneimittel, welche die Homöopathie gegen dieses oft sehr mannigfaltig auftretende Leiden kennt, vollständig oder auch nur zum Teil in Betracht zu ziehen, sondern es kann nur auf die einzelnen Indikationen verwiesen werden, welche in den Kapiteln über chronischen Katarrh, Heiserkeit und Blutspucken gegeben sind. Im allgemeinen mögen noch zum Anhalt folgende Bemerkungen dienen.

Die Hauptmittel sind: Arsen. jodat., Calcarea, Bryonia, China, Ferrum, Jod., Kalium carb., Mercur., Phosphor., Pulsatilla, Silicea, Stannum, Sulfur und Teucrium Scorodonia. Tritt die Krankheit infolge einer Lungenentzündung auf, wobei meist ein sehr schneller Verlauf stattfindet (galoppierende Schwindsucht), so sind meistens Phosphor. und Sulfur. die passenden

Mittel; entsteht sie infolge bedeutender Blutverluste oder nach lange fortgesetztem Stillen, nach Eiterungen oder Ausschweifungen, so sind besonders Ferrum, Calcarea und China zu berücksichtigen.

Bei sehr bedeutender Schleim- und Eiterabsonderung sind oft Mercur., Stannum oder Kalium carb. passend, bei häufigem Blutauswurf Acid. nitric., Arnica, Belladonna, Ferrum, Kreosot., Millefol., Phosphor., bei ermattenden Schweißen oder Durchfällen Arsen., Calcarea, Mercur., Ferrum.

Den häufig auftretenden, periodisch erscheinenden Fieberanfällen (hektischem oder Zehrfieber) entspricht oft am besten Arsen., Bryonia, Calcarea, China, Ferrum oder Sulfur.

Gegen die Nachtschweiße der Schwindsüchtigen sollen Boletus laricis, Gelsemium, Jaborandi die besten Mittel nach Hale sein; nebenbei sind Waschungen des Rückens und der Brust mit Essigwasser sehr zu empfehlen.

Es ist hier wohl der geeignete Ort, eines Heilverfahrens der Schwindsucht oder Tuberkulose, das vor etwa mehr wie einem Jahrzehnt großes Aufsehen erregt, aber ein klägliches Fiasko gemacht hat, wenigstens in kurzen Worten Erwähnung zu tun: nämlich der Behandlung mit dem von Prof. Koch entdeckten Tuberkulin, einem aus Tuberkelbazillen hergestellten Präparats. Die großen Hoffnungen, die sich an die Entdeckung dieses Mittels geknüpft haben, sind nicht erfüllt worden, ja im Anfang sind durch die beliebten Einspritzungen starker Dosen Tuberkulins bei vielen Kranken bedeutende Verschlimmerungen hervorgerufen worden, die in gewissen Fällen zu einem vorzeitigen Tode geführt haben. Seitdem sind auch die allopathischen Ärzte von den starken Gaben zurückgekommen und wo das Mittel noch angewandt wird, werden jedenfalls viel kleinere Dosen gebraucht. Die homöopathische Schule hat von Anfang an dem Tuberkulin-Enthusiasmus ziemlich skeptisch gegenübergestanden und der Ausgang hat ihr recht gegeben. Damit ist nicht gesagt, daß Tuberkulin in entsprechend kleinen Dosen, die eine Verschlimmerung des Leidens nicht mehr hervorrufen können, bei innerlichem Gebrauch in Fällen, die dem Wirkungskreis des Mittels entsprechen, nicht auch gute Erfolge erzielen könnte, haben doch mehrere homöopathische Ärzte in ihren Veröffentlichungen gute Heilresultate mit Tuberkulin in höheren Potenzen bekannt gemacht; im allgemeinen haben wir jedoch keine Veranlassung, unsere in den Anfangsstadien der Lungenschwindsucht tausendfach bewährten alten homöopathischen Arzneimittel zugunsten dieses isopathischen Mittels aufzugeben. Diese Mittel, von denen wir besonders die Jod-, Arsen-, Kalk- und Siliceapräparate hervorheben, leisten in Verbindung mit einer vernünftigen Lebensweise und einer roborierenden (stärkenden) Diät alles, was man in heilbaren Fällen vernünftigerweise von einer arzneilichen Beeinflussung des Organismus erwarten kann. Jedenfalls ist es gut, die Lungenkranken ausdrücklich darauf hinzuweisen, daß sie mit dem Einnehmen eines homöopathischen Arzneimittels — und sei es des besten — nicht genug getan haben, um gesund zu werden, sondern daß sie ihre ganze Lebensweise ihrer Krankheit entsprechend einrichten müssen, wobei das Hauptgewicht auf Ruhe für den Körper sowohl als für den Geist, ausgiebigem Genusse frischer Luft am Tage sowohl wie in der Nacht und kräftiger Nahrung (besonders Milch, Eier, leichtverdauliches Fett, Mehlspeisen, Obst und Gemüse) zu legen ist.

8. Herzentzündung

Dieselbe kommt fast nie allein für sich vor, sondern entsteht meist infolge einer Lungen- oder Brustfellentzündung (dann meist als Entzündung des Herzbeutels) oder aber vorzüglich bei Gelegenheit eines akuten Rheumatismus. Ihre Erkennung ist fast nur durch das Stethoskop und das Plessimeter möglich und deshalb dem Nichtarzte nicht zugänglich. In einigen Fällen gibt sie sich auch ziemlich deutlich durch vermehrte Fieberbewegung, unregelmäßigen Herzschlag, Herzklopfen, Angst und schmerzhafte Empfindung in der Herzgegend kund. Fast immer wird anfangs Aconit. dasjenige Mittel sein, welches dem Zustande am meisten entspricht, während später Spigelia, Colchicum, Belladonna, Veratrum, Pulsatilla usw. in Anwendung kommen können. Doch ist es nicht möglich für diese Krankheit sowie für die noch weit wichtigeren Folgekrankheiten, die organischen Herz- und Herzklappenkrankheiten, hier ausführliche Heilanzeigen zu geben, weil sie ohne physikalische Diagnostik unverständlich bleiben müssen. Dasselbe gilt von den wässerigen Ansammlungen in den verschiedenen Höhlen und Organen des Körpers, der sogenannten Wassersucht, die meist nur eine Folge von organischen Krankheiten des Herzens, der Lungen, der Leber, der Nieren und der Gebärmutter ist. Doch ist über ihre homöopathische Behandlung wenigstens das nachzusehen, was in den Artikeln: Asthma und Herzklopfen gesagt ist. Nur das möge für die betreffenden Fälle noch gesagt sein, daß bei allen Herz- oder Herzbeutelentzündungen, die infolge eines akuten Gelenkrheumatismus entstehen, beinahe stets Spigelia, zumal im Anfange, das Heilmittel ist.

9. Herzklopfen

In den meisten Fällen ist dasselbe nur Symptom einer anderen Krankheit, namentlich organischer Herzkrankheiten; es wird dann unmöglich sein, dasselbe dauernd zu heben und sicher darf sich dann die Behandlung nicht allein auf dieses eine Symptom beschränken, sondern es muß stets die zugrunde liegende Krankheit vollständig erkannt und berücksichtigt werden. Dennoch gelingt es nicht selten sowohl in diesen chronischen Fällen, als auch noch viel leichter in Fällen, die nur von vorübergehenden Ursachen bedingt werden, durch das passende homöopathische Arzneimittel wesentliche Milderung und in den letzten Fällen selbst Heilung zu bewirken.

Entsteht starkes, beängstigendes Herzklopfen nach heftigem Ärger, so ist eine Gabe Aconit. und nach einer Stunde Chamomilla in mehreren Gaben das zweckmäßigste Mittel; nach Schreck: Opium oder Coffea; nach Furcht und Angst: Veratrum; nach Verdruß und Kränkung: Ignatia; nach plötzlicher Freude: Aconit. und Coffea. Ist der häufige Genuß von Kaffee oder von anderen erhitzenden oder spirituösen Getränken die Ursache, so ist immer Nux vomica zuerst angezeigt. Bei allgemeiner Vollblütigkeit und jugendlichem, kräftigem Körper bringt zuerst Aconit. am schnellsten Besserung und nach einigen Tagen Nux vomica. Kommt das Herzklopfen bei schwächlichen, bleichsüchtigen Frauenzimmern vor mit allgemeiner Schwäche und Frostigkeit, so sind Ferrum und Pulsatilla die Hauptmittel; bei nervenschwachen, hysterischen Frauen Asa foet. D 6, Chamomilla, Nux vomica oder Platina; folgt es auf schwere Krankheit, Blut- und Säfteverlust, Stillen u. dgl., so ist China, Ferrum oder Acidum phosphor. meistens passend.

Belladonna ist angezeigt, wenn der Kopf vom Herzklopfen dröhnt, mit Klopfen im Hals und Kopf, Röte des Gesichtes, Schwindel, Schwarzwerden vor den Augen, Schlimmerwerden durch Bewegung.

Arsenic. bei Anfällen in der Nacht mit unerträglicher Angst und Schweratmigkeit, Nötigung zum Aufsitzen und Vorbeugen.

Spigelia besonders bei organischen Herzleiden und Gelenkrheumatismus, wellenförmigem, zitterndem, stürmischem Herzschlag, bei Schnurren, Stichen, Gefühl von einer Last in der Herzgegend.

Natrium muriaticum bei unregelmäßigem, aussetzendem Herz- und Pulsschlag, flatternder Bewegung des Herzens, durch die geringste Bewegung vermehrt, besonders nach dem Mittagessen, durch Aufdrücken der Hand gebessert.

Digitalis bei starkem, fast hörbarem Herzschlage mit Angst und Krampfschmerz im Brustbein und zuweilen sehr trägem, langsamem Pulsschlag.

Veratrum bei nächtlichen Anfällen mit Todesangst, kaltem Angstschweiße, Kälte der Extremitäten, im Liegen besser als bei Bewegung, aussetzendem Pulse.

In neuerer Zeit sind in vielen Fällen von Herzklopfen infolge von organischen Herzkrankheiten Adonis vernalis, Cactus grandiflorus, Convallaria majalis (beruhigt noch mehr als Digitalis stürmische Aktionen des Herzens, wirkt günstig auf die Atembeschwerden und ist heilsam in wassersüchtigen Zuständen, wenn diese Folgen sind von Herzleiden), Crataegus oxyacantha (dreimal täglich 5 Tropfen der Urtinktur), Kalmia latifolia, Veratr. virid. und Naja tripudians dringend empfohlen worden.

10. Entzündung der Brustdrüse

Kommt dieselbe nicht im Verlaufe des Wochenbettes vor, sondern ist, wie gewöhnlich, eine Quetschung oder eine andere mechanische Gewalt die Ursache, so sind Arnica und später Conium, oder bei bedeutender rosenartiger Röte Belladonna die besten Heilmittel, welche meist in kurzem die völlige Zerteilung der Entzündung bewirken.

Die Entzündung, welche infolge der Geburt oder bei und unmittelbar nach dem Stillen eintritt, ist immer bedenklicher und erfordert eine andere Behandlung. Verhältnismäßig nur selten ist übermäßiger Milchandrang in die Brüste entweder beim Entwöhnen oder dadurch, daß die Mutter aus irgendwelchen Gründen ihr Kind selbst nicht stillen kann, die Ursache der Entzündung; hier ist im Anfange meist Bryonia das beste Mittel, besonders bei harten, strotzenden und schmerzhaften Brüsten, auch Kalium jodatum D 2 täglich dreimal 10 Tropfen leistet gute Dienste. Zeigt sich an der Brust schon eine rosenartige, von einem Punkt ausstrahlende Röte und stechender, reißender Schmerz bis in die Achselgruben und Arme, so ist Belladonna anzuwenden. Bilden sich inmitten der harten und roten Brust eine oder mehrere weiche, fluktuierende Stellen, die aufzugehen drohen, so wird zuweilen durch Phosphor. die Aufsaugung des Eiters noch bewirkt und das Aufbrechen verhindert, oder wenigstens die Ausbreitung der Eiterung beschränkt. Ist der Aufbruch schon erfolgt oder haben sich gar mehrere fistelartige Eitergänge mit harten, aufgeworfenen Rändern gebildet, so sind Hepar sulfuris und Mercur. die zweckmäßigsten Heilmittel; in besonders hartnäckigen Fällen wird auch Silicea gute Dienste leisten. Treten während der Eiterung Schüttelfröste, heftige Schweiße, äußerste Erschöpfung des ganzen Körpers und übermäßige Reizbarkeit auf, so müssen einige Gaben China angewandt werden. Mit warmen Breiumschlägen, die in diesen Leiden für gewöhnlich eine große Rolle spielen, sei man ja zurückhaltend; sie sind nur dann zweckmäßig, wenn die Eiterung nicht mehr zu verhüten ist und sicher bevorsteht. Bis dahin würden eher kalte Wasserumschläge geeignet sein. Jedenfalls versäume man es bei diesem Leiden, das sich manchmal lange hinzieht, nicht, ärztliche Hilfe frühzeitig genug in Anspruch zu nehmen.

Bleiben nach dem Stillen oder nach solcher Entzündung harte und schmerzhafte Stellen in der Brust zurück, so verdienen Conium, Carbo anim., Calcium fluoricum, Jod., Lapis albus, Phosph. und Silicea die meiste Berücksichtigung; Graphites aber soll nach Guernsey spezifisch wirken, wo infolge früherer Abszesse so viele Narben vorhanden sind, daß die Milch nicht recht ausfließen kann und deshalb neue Abszeßbildung zu befürchten steht.

Ein sehr unangenehmes Übel, das trotz seiner scheinbaren Unbedeutendheit doch in sehr vielen Fällen das Weiterstillen unmöglich macht, ist das Wundwerden der Brustwarzen. Häufiges Waschen mit verdünnter Arnicatinktur (1 auf 6 bis 8 Teile Wasser) verhütet noch immer am besten das Überhandnehmen des überaus schmerzhaften Übels; nur muß stets vor dem Anlegen des Kindes die Warze sorgfältig wieder abgewaschen werden. Auch die innere Anwendung von Bell., Graph., Lycopodium, Rhus Tox., Sepia und Sulfur. wird empfohlen. Zuweilen gelingt es auch durch Applikation von Gummisaugwarzen die Heilung zu erzielen, ohne die Brust eingehen zu lassen.

§ 8

Die Krankheiten des Magens

1. Magenkatarrh (Magen- oder Verdauungsschwäche)

Meist infolge fortgesetzter Diätsünden, Überladung mit schwerverdaulichen Speisen oder angreifender und schädlicher Medikamente, nicht selten jedoch auch durch organische Herz-, Lungen- oder Leberkrankheiten veranlaßt, entwickelt sich in der Schleimhaut des Magens ein chronischer Katarrh, der die gewöhnlichen Beschwerden einer mangelhaften Magenverdauung, wie Appetitlosigkeit, Aufstoßen, Blähungen, Übelkeit, Sodbrennen, Erbrechen, Magenschmerz usw. nach sich zieht. Daß diese Krankheit eine sehr verbreitete sein muß, erhellt aus dem eben Gesagten ebenso, als daß zu ihrer Heilung durch homöopathische Heilmittel eine zweckmäßige Diät und sorgfältige Vermeidung aller Magenschädlichkeiten nebenbei unumgänglich notwendig ist.

Die vorzüglichsten Heilmittel sind hier folgende: Nux vomica, Phosphorus, Pulsatilla, Bryonia, Hepar sulfuris, Calcarea, Tartarus emeticus, China, Antimonium crudum, Ipecacuanha, Chamomilla, Acidum sulfuricum.

Nux vomica bei Wein- und Kaffeetrinkern, Stubensitzern, Hämorrhoidariern, besonders bei großer Völle und Auftreibung des Magens nach geringem Essen, Aufstoßen, Sodbrennen, belegter Zunge, saurem oder bitterem Mundgeschmack, aussetzendem, hartem Stuhl, öfteren Magenschmerzen, Eingenommenheit und Schmerz des Kopfes, Schwindel, Beschwerden von Kopfarbeit, mürrischer, zänkischer Laune.

Phosphorus bei Beschwerden nach dem Essen, Auftreibung, Hitze, Kopfkongestionen, Herzklopfen, leerem, versagendem Aufstoßen, Aufschwulken, Sodbrennen, Weichlichkeit, Übelkeit, Magensäure, Magenschmerz.

Pulsatilla besonders nach Magenverderbnis mit fetten oder blähenden Speisen, bei stark belegter Zunge, schleimigem oder bitterem Mundgeschmack, Aufstoßen nach Galle oder Säure im Magen, Widerwillen gegen alle, besonders warme Speisen, durchfälligem Stuhl, Frostigkeit, Durstlosigkeit.

Bryonia bei Druck und Empfindlichkeit der Magengrube, Frost, Durst, Trockenheit im Mund und Hals, gelblich belegter Zunge oder Bläschen an derselben, Stuhlverstopfung.

Hepar sulfuris bei häufiger Magenverderbnis, trotz regelmäßiger Diät, garstigem oder fauligem Aufstoßen, Übelkeit besonders früh, Erbrechen von Schleim, Galle oder Säure, Verschleimung im Mund und Hals, Verlangen nach Saurem und Pikantem.

Calcarea besonders gegen Säure im Mund und Magen, Sodbrennen, Wasserzusammenlaufen, Widerwillen gegen Fleisch und gekochte Speisen, Heißhunger, Auftreibung und Empfindlichkeit des Magens.

Tartarus emeticus bei leerem oder garstigem Aufstoßen, Aufschwulken saurer oder scharfer Flüssigkeit, Verschleimung, Übelkeit, Schleim- und Brechwürgen, Erbrechen von Schleim und Speisen, Blähungsversetzung, Leibschneiden, Durchfällen.

China bei fortwährendem Gefühl von Sattsein, Druck aller Speisen im Magen, Aufstoßen und Erbrechen unverdauter Speisen, starker Blähungserzeugung, Verlangen auf Saures und Herzhaftes, Unbehaglichkeit, Vollheit, Schläfrigkeit, Verdrießlichkeit, Verlangen zu liegen nach jedem Essen, dunklem, trübem Urin, unruhigem Nachtschlaf, gelblicher, fahler Gesichtsfarbe.

Antimonium crudum bei weiß belegter Zunge, Druck im Magen, Aufstoßen, Schleimerbrechen, auch Blähungen und Leibschneiden, Durchfall und Verstopfung sprechen für dieses Mittel.

Ipecacuanha bei Ekel gegen alle Speisen und gegen Tabakrauchen, häufigem Erbrechen mit Leibschneiden und Durchfall, bei reiner Zunge trotz der Übelkeit und des Erbrechens.

Chamomilla bei fortwährend bitterem Mundgeschmack, Aufstoßen wie von Galle, Erbrechen von grünem, bitterem Schleim, Hitze und Schmerz im Kopf, rotem Gesicht, Augenbrennen, unruhigem Schlaf, großer Reizbarkeit.

Acidum sulfuricum bei saurem, scharfem Aufstoßen, Sodbrennen, Wasserbrechen, Wasserzusammenlaufen, Auftreibung von Blähungen, Heißhunger mit Beschwerden sofort nach dem Essen.

In langwierigen Fällen von Magenschwäche sei noch auf Sulfur. hingewiesen, das oft sehr gute Dienste leistet. Man nehme während einiger Tage 2 Gaben morgens und abends, warte einige Zeit ab und wiederhole das Mittel nur dann, wenn die Besserung stockt oder wieder eine Verschlimmerung eintritt.

Schließlich sei noch erwähnt, daß bei allen Magenbeschwerden das Anlegen eines Prießnitzschen Umschlages um die Magengegend während der Nacht ein gutes Unterstützungsmittel für die innere Medikation ist.

2. Magenverderbnis

Werden bei schon vorhandener Verdauungsschwäche durch einen Diätfehler die Beschwerden erneuert oder verschlimmert, so werden die im vorigen Kapitel aufgeführten Mittel und Anzeigen meist zur schnellen Beseitigung ausreichen; für diejenigen Erkrankungen und Beschwerden aber, welche bei sonst normaler Verdauung nur durch Magenüberladung oder schädliche Genüsse entstehen, mögen hier noch folgende Bestimmungen gelten.

Findet eine wirkliche Überladung des Magens durch ein Übermaß von genossenen, sonst eben nicht nachteiligen Speisen und Getränken statt, so sind einige Schlucke schwarzen Kaffees vor allem das angemessenste Mittel, man überschlage eine Mahlzeit und trinke reichlich frisches Wasser; bleiben dann noch Beschwerden zurück, so ist Ipecacuanha anzuwenden. Nach Rausch und übermäßigem Trinken (Katzenjammer) ist Nux vomica und später Carbo vegetabilis passend. Überfütterung der Kinder, namentlich mit Kuchen, Brot, Semmel und dergleichen, wird am besten durch Ipecacuanha und Antimonium crudum gehoben.

Bei Magenverderbnis durch fette Speisen (Schweinefleisch, Buttergebackenes usw.) ist Pulsatilla das Hauptmittel und bei längerer Dauer des Übels Arsenicum.

Bei Verderbnis durch Zucker und Süßigkeiten: Chamom., Ignatia.

Bei Verderbnis durch Salziges: Carbo veget. und in langwierigen Fällen Spir. nitri. dulc.

Bei Verderbnis durch Saures: Aconit., Antim. crudum oder Arsen.

Bei Verderbnis durch Blähendes (Kohl, Kraut): Bryonia.

Bei Verderbnis durch Obst: Arsen., Pulsatilla, China.

Bei Verderbnis durch Gegohrenes und Fauliges: China.

Bei Verderbnis durch Kaltes und Eis: Arsen. oder Pulsat.

Bei Verderbnis durch Wasser: Cocculus, China oder Ferrum.

Bei Verderbnis durch Milch: Nux vom., Bryonia oder Calcarea.

Bei Verderbnis durch Bier: Bellad., Arsen. oder Ferrum.

Bei Verderbnis durch Branntwein: Nux vom., Bellad., Opium.

Bei Verderbnis durch Wein: Nux vom., Carbo veget.

Bei Verderbnis durch Kaffee: Nux vom., Chamomilla.

Bei Verderbnis durch Tee: Coffea oder China.

Bei Verderbnis durch Tabak: Nux vom., Cocculus, Veratrum.

Äußert sich das Übel hauptsächlich durch Aufstoßen, so sind die Hauptmittel besonders Bryonia, Hepar sulfuris, Nux vomica, Phosphorus, Pulsatilla, Tartarus emeticus und Veratrum; und zwar bei bitterem Aufstoßen: Bryonia, Nux vomica und Pulsatilla, bei saurem: Nux vomica, Calcarea oder Acid. sulfuricum, bei fauligem: Hepar sulf., Cocculus und Tartarus emeticus, bei versagendem: Cocculus und Phosphor., bei gewaltsamem, lautem: Veratrum und Platina. Kommen dabei die genossenen Speisen bis in den Mund (Aufschwulken), so passen vorzüglich Bryonia, Ferrum, Ignatia, Phosphorus, Sulfur. oder Thuja.

Bei Sodbrennen (Magensäure) sind die Hauptmittel Bryon., Calcarea, Capsicum, Carbo veg., China, Nux vomica, Phosphor. und Acidum sulfuricum; stellt es sich öfters während der Schwangerschaft ein, so helfen meist Belladonna oder Nux vomica.

Bei Schluckser sind die Hauptmittel: Ignatia, Nux vomica und Hyoscyamus, namentlich bei kleinen Kindern das erstere für den Fall, daß ein wenig gestoßener Zucker nicht bald helfen oder dasselbe sehr häufig und regelmäßig nach dem Milchtrinken sich einstellen sollte.

3. Übelkeit und Erbrechen

Sehr oft sind beide Leiden nur begleitende Symptome anderer Krankheiten; sie können aber natürlich hier nur insofern besprochen werden, als sie entweder als alleinige, selbständige Krankheitssymptome auftreten oder wenigstens so bedeutungsvoll und vorwiegend sind, daß sie vor den übrigen Krankheitsbeschwerden eine besondere Beachtung bei der Mittelwahl erfordern.

Am häufigsten sind die passenden Heilmittel: Ipecacuanha, Nux vomica, Pulsatilla, Antimonium, Arsenicum, Phosphorus, Bryonia, Chamomilla, Veratrum, Belladonna, Aconitum.

Bei Übelkeit oder Erbrechen nach Magenüberladung passen meist Ipecacuanha oder Pulsatilla; nach übermäßigem Trinken: Nux vomica; nach Ärger: Chamomilla, Bryonia und Nux vomica; nach Schreck: Aconitum oder Ignatia. Entsteht das Erbrechen nach einem Fall oder Schlag auf den Kopf, so ist Arnica anzuwenden; im Fahren oder Schaukeln: Cocculus, Kreosot. und Petroleum (Seekrankheit); infolge von Husten: Antimon. tart., Ferrum, Ipecacuanha oder Veratrum; in Begleitung von halbseitigem Kopfweh (Migräne): Belladonna oder Nux vomica; infolge von Würmern: Aconitum oder China; im Verlauf von Schwangerschaft: Nux vomica, Ipecacuanha, Kreosot., Sepia, Bellad.; bei Säuglingen: Ipecacuanha, Aethusa cynapium oder Kreosot.; bei Säufern: Carbo veget., Arsen. oder Lachesis; nach Tabakrauchen: Nux vomica oder Veratrum.

Bei Erbrechen von Speisen: Ipecacuanha, Antim. crud., Ferrum, Pulsatilla, Bryonia, Arsen, Veratrum.

Bei Erbrechen von Galle oder grüner bitterer Flüssigkeit: Bryonia, Chamom., Ipecac., Phosphor., Veratrum.

Bei Erbrechen von Schleim: Aconit., Antimon. tart., Belladonna. Ipecac., Pulsatilla.

Bei Erbrechen von Wasser: Acidum sulfuricum, Arsen., Bellad., Causticum, Ipecac.

Bei Erbrechen von sauren Stoffen: Acid. sulfur, Calcarea, Causticum, Phosphor.

Bei Erbrechen von **Blut**: Arnica, Arsen., Aconit., Bellad., Bryonia, Millefol., Nux vomica, Veratrum, Ipecac., Antim. tartar.

Bei Erbrechen von **dunklen**, schwärzlichen Stoffen: Arsen., Plumbum, Veratrum.

Wird es besonders durch **Essen** hervorgerufen oder verschlimmert, so spricht dies für Arsen., Ferrum, Nux vomica, Pulsatilla, Veratrum, durch **Trinken** aber für Arnica, Arsen., Phosphor.; ist es mit **Durchfall** verbunden für Arsen., Ipecac., Veratrum; kommt es besonders **früh** nüchtern für Kreosot., Nux vomica, **nachts** aber für Ferrum, Phosphor., Pulsatilla.

4. Magenkrampf

Mit diesem allgemein verbreiteten Ausdruck werden sehr verschiedene Krankheitszustände des Magens bezeichnet, die streng genommen oft nichts miteinander gemein haben, als daß sie eben Schmerz im Magen erregen und mit mehr oder weniger Verdauungsbeschwerden verbunden sind. Derartige Magenleiden, die Magenkrampf verursachen, sind z. B. chronischer Magenkatarrh, Magengeschwüre, Magenverhärtung, Magenkrebs usw. Nicht so selten zeigt es sich, besonders bei Frauen, daß der Magenkrampf auf einem Gallensteinleiden oder auf einer Erkrankung der weiblichen Geschlechtsorgane (Eierstocksleiden, Lageveränderung der Gebärmutter usw.) beruht. Demnach ist der Magenkrampf eigentlich nur ein Symptom verschiedener Krankheiten. Da es sich hier aber nicht um diese subtileren, oft für den Arzt selbst höchst schwierigen Krankheitsdiagnosen handelt und es sehr oft gelingt, die passenden homöopathischen Mittel zu finden, ohne die veranlassende Grundkrankheit genau zu erkennen, so sollen hier jene verschiedenen Magenkrankheiten auch sämtlich zusammengefaßt und für die hauptsächlichsten Heilmittel die Anzeigen nach ihren äußeren Symptomen aufgestellt werden.

Vor allem ist hier **Nux vomica** zu nennen; sie findet ihre Anwendung besonders bei Magenkrampf, der meist einige Zeit nach dem Essen unter drückenden, zusammenziehenden oder krallenden Schmerzen eintritt, mit Auftreibung, Beklemmung wie von einem Bande, Aufstoßen, Heißhunger, Wasserzusammenlaufen, Sodbrennen, Blähungsanhäufung, Hartleibigkeit, hypochondrischer, zänkischer Laune, Kopfeingenommenheit und Schmerz, allgemeiner Überempfindlichkeit; vorzüglich angezeigt ist sie auch bei Kaffee- und Weintrinkern, Stubensitzern, Hämorrhoidariern, angestrengten Kopfarbeitern, Tabakrauchern, wie denn überhaupt in bei weitem der Mehrzahl der Fälle von Magenkrampf. Mit diesem Hauptmittel nahe verwandt sind Bryonia, Chamomilla und Cocculus. Bryonia ist vorzuziehen bei einem Druck im Magen wie von einem Steine, unmittelbar nach dem Essen, der durch Bewegung verschlimmert, durch Liegen und Aufstoßen gebessert wird, bei bitterem Mundgeschmack, Brecherlichkeit, Stuhlverstopfung; Chamomilla bei ähnlichem Schmerz, der durch Zusammenkrümmen sich mildert, in der Nacht besonders heftig wird mit Angst, Unruhe und Schweratmigkeit, wenn weniger Stuhlverstopfung als Neigung zu Durchfall zugegen ist; Cocculus bei raffendem, klemmendem Schmerz im Magen und Unterleib, Übelkeitsanfällen mit ohnmächtiger Schwäche und Schwindel bei großer Verzagtheit und großer Verdrießlichkeit.

Phosphorus ist gleichfalls ein Hauptmittel bei heftigem, drükkendem oder brennendem Schmerze im Magen, besonders nach dem Essen, mit großer Auftreibung, Aufstoßen, Übelkeit, Brennen und Hitzegefühl im Magen bis zum Mund herauf oder auch abwechselnd Kältegefühl, Schmerzhaftigkeit beim Niederschlingen.

Bismuthum paßt besonders bei krampfhaftem, unerträglichem Schmerze von Luftauftreibung im Magen, stinkendem Aufstoßen, heftigem Brechwürgen, Kollern und Kolikschmerzen im Bauche.

Ist der Schmerz mehr brennend oder zusammenziehend, mit Blähsucht, Sodbrennen, großem Ekel vor allen Speisen, kommt er besonders nach blähenden Speisen, oder ist zeitweilig Blutbrechen zugegen, so ist Carbo vegetabilis passend.

Ist der Magen bei Druck sehr schmerzhaft, geht der Schmerz bis in den Rücken und sind Störungen des Monatsflusses zugegen, ist die Verdauung dabei nicht wesentlich gestört, so hilft Belladonna.

Bei jungen bleichsüchtigen Mädchen, sowie überhaupt bei Personen von phlegmatischem Temperament und schlaffem Körper paßt Pulsatilla, zumal wenn der Magenschmerz mit Frostigkeit, Kälte der Extremitäten, Durstlosigkeit, Neigung zu Durchfällen, Brecherlichkeit oder Speiseerbrechen verbunden ist.

China ist angezeigt bei geschwächten Personen, die viel gebrochen, laxiert oder geschwitzt haben, oder wenn der Magenkrampf infolge langen oder anstrengenden Stillens eintritt mit großer Schwäche der Verdauung, Druck nach jedem Essen, Auftreibung, Blähsucht, gelber, erdfahler Hautfärbung, Besserung der Beschwerden durch Bewegung. Ebenso ist bei Magenkrampf mit bedeutender Schwäche und Daniederliegen des ganzen Organismus Arsen. ein Hauptmittel, besonders wenn die Schmerzen unerträglich brennend sind mit unaussprechlicher Angst und Unruhe, großer Trockenheit und Durst, Brechneigung, Erbrechen alles Genossenen oder auch von schleimigen, galligen, selbst bräunlichen und blutigen Massen, Durchfällen.

Wenn sogleich bei dem Niederschlingen der Speisen ein Hindernis oder Schmerz gefühlt wird, als könnten dieselben nicht durch die Speiseröhre und müßten sich durch schmerzhafte Stellen durchzwängen (eine Empfindung, die gewöhnlich bei Affektion des Magenmundes entsteht), so sind besonders Baryta, Ignatia oder Phosphorus anzuwenden. Werden die Magenschmerzen unmittelbar nach dem Essen geringer oder hören sie dadurch eine Zeitlang ganz auf, so hilft nicht selten Chelidonium D3.

Schließlich wollen wir nicht verfehlen, darauf aufmerksam zu machen, daß in hartnäckigen Fällen von Magenkrampf der abwechselnde Gebrauch von Belladonna und Arsenicum uns wiederholt sehr gute Dienste geleistet hat. Bei den meisten Fällen von Magenschmerzen sind auch heiße Umschläge auf die Magengegend zu empfehlen. Nach Heilung der Schmerzen müssen Diätfehler, Erkältung und Gemütsbewegungen vermieden werden, um eine Wiederkehr der Anfälle zu verhüten.

5. Gelbsucht

Dieselbe entsteht durch Zurückhaltung der Galle in den Leber- und Gallengängen und deren teilweiser Aufnahme in das Blut; die häufigste Veranlassung dazu bietet die Verbreitung eines Magen- oder Zwölffingerdarmkatarrhs auf die Gallenwege. Die Hauptsymptome sind die gelbe Hautfärbung, der dunkle Urin und die hellen, tonfarbigen Stuhlausleerungen. Fast immer ist Mercur. das passende Mittel; ist aber dieses Mittel schon in großen Gaben angewandt worden, so ist China anzuwenden. Zur Regelung des Stuhlganges kommen Natrium sulfuricum, Podophyllinum, Carduus marianus in Betracht. Trat die Gelbsucht infolge eines Ärgers ein, so ist Bryonia vorzuziehen.

Die Gelbsucht der Neugeborenen unterscheidet sich dadurch, daß hier der Urin ganz hell, die Stuhlausleerungen hingegen dunkel, gallig gefärbt sind. Aconit. ist hier gewöhnlich das zweckmäßigste Mittel; nur wenn schleimige, gehackte Durchfallstühle dabei sein sollten, würde ebenfalls Mercur. oder Chamomilla anzuwenden sein und in sehr hartnäckigen Fällen Lachesis.

Außer diesen beiden, meist ganz gefahrlosen Arten von Gelbsucht gibt es noch eine, die von Gallensteinen in den Gallengängen herrührt, deren Heilung von dem Abgang der Gallensteine abhängig ist, und eine, die von organischen Leberkrankheiten (wie gelber Leberatrophie, Säufer- oder Schuhzweckenleber, Leberkrebs) bedingt wird. Letztere ist natürlich mit sehr bedeutenden Symptomen verbunden und kann überhaupt bei ihrer großen Gefährlichkeit nur von einem Arzte gehörig erkannt und behandelt werden.

§ 9

Die Krankheiten des Unterleibes

1. Leberentzündung

Diese Entzündung beschränkt sich meist auf den häutigen Überzug der Leber, einen Teil des Bauchfells und charakterisiert sich hauptsächlich durch Schmerz (meist stechenden) in der rechten Seite unter der rechten Brustwarze bis unter die Rippen nach vorn und hinten (durch Druck, Atmen, Bewegung vermehrt), durch Anschwellung der Lebergegend, durch Schmerz in der rechten Schulter, durch gelbliche Hautfärbung, durch Übelkeit, unregelmäßigen Stuhl, Fieber und Kopfaffektion. Sie kann leicht mit Entzündung des Brust- und Rippenfells verwechselt werden; nicht selten verbreitet sich auch diese auf den Leberüberzug, so daß beide Krankheiten gleichzeitig vorkommen.

Die Hauptmittel sind Aconit., Belladonna, Bryonia und Mercur. Aconit. paßt besonders im Anfange der Krankheit bei heftigem Fieber und vollem Pulse; Belladonna bei großer Druckempfindlichkeit, Andrang des Blutes nach dem Kopfe, heftigem Durste, Schlaflosigkeit, Unmöglichkeit auf der rechten Seite zu liegen; Bryonia bei heftigem Stechen oder Drücken bis ins Innere der Leber, durch jede Bewegung, Atmen, Husten, Druck sehr vermehrt, bei Gelbsucht, Übelkeit, Verstopfung, bei Spannung und Geschwulst der ganzen Lebergegend. Auch Chelidonium ist zuweilen von großer Wirkung in Fällen, in denen Bryonia angezeigt schien, ohne zu nützen, namentlich wenn nicht Stuhlverstopfung, sondern Durchfall vorhanden ist. Mercur. wird zu berücksichtigen sein, wo brennende Fieberhitze da ist, abwechselnd mit Frostanfällen, heftiger Durst, bitterer Mundgeschmack, kleiner Puls und meistens Stuhlverstopfung, Schmerz in der Lebergegend, welche heiß anzufühlen, Schweiß, Unruhe, Gelbsucht. Sulfur paßt besonders für chronische Leberleiden, oder wenn ein anderes Mittel angezeigt scheint, jedoch nicht die erwartete Wirkung hat.

Allerdings kommen auch Entzündungen der inneren Lebersubstanz, der Gallenblase und -wege und der Pfortaderverzweigungen vor; allein diese sind ebenso wie die organischen Leberkrankheiten (Vergrößerung, Verhärtung, Schwund, Krebs, Fett- und Speckleber) dem Laien nicht erkennbar und ihm ihre Behandlung deshalb nicht anzuraten.

2. Gallensteinkolik

Auch die Diagnose der Gallensteinkrankheit wird in sehr vielen Fällen dem Nichtarzte unzugänglich sein, und dieses Leiden würde demnach hier gar keine Berücksichtigung finden, wenn nicht durch den erschwerten Abgang der Gallensteine aus den Gallenwegen öfters so heftige und schmerzhafte Erscheinungen hervorgerufen würden, daß schnelle Erleichterung und Hilfe recht dringend erscheinen müßte.

Meist ohne alle Vorboten entsteht ein außerordentlich heftiger kolikartiger Schmerz, der gewöhnlich von der Rückseite der Leber ausgeht, sich aber oft über den ganzen Oberbauch und Magen verbreitet, mit gräßlicher Unruhe und Angst, Erbrechen oder Würgen, auch Durchfall oder Stuhldrang, in längeren oder kürzeren Anfällen. Nach einiger Zeit tritt dann auch Gelbsucht ein, wodurch die Diagnose dann wesentlich erleichtert und bestätigt wird. Die Leber ist meist dabei gegen Druck sehr empfindlich.

Belladonna in starken und häufigen Gaben ist gewöhnlich imstande, baldige Milderung der Schmerzen zu bringen, und wenn diese nicht ausreichen sollte, Atropinum sulfuricum D 4. Colocynthis würde sich empfehlen bei ungemein heftigem Leibschneiden und Wadenkrampf, mit Frost und galligem Durchfall; Veratrum album bei Ohnmachtsanwandlungen, Angst, Eiskälte des Körpers, Kolikanfällen mit Gallerbrechen und galligem Durchfall oder Verstopfung. Selbstverständlich können auch noch verschiedene andere Mittel in Anwendung kommen, wie Berberis, Lycopodium, China und das von amerikanischen Ärzten empfohlene Podophyllum peltatum D 2 und die von Rademacher u. a. angewandte Tinktur von Carduus marianus. Zur vollständigen Heilung und zur Verhütung weiterer Gallensteinbildung wird Karlsbad immer den ersten Rang behaupten, jedoch haben wir auch von dem längere Zeit fortgesetzten Gebrauch von Cholesterin oder Natrium choleinicum mehrere Male gute Erfolge gesehen.

Als äußere Unterstützungsmittel und zur Erleichterung der oft heftigen Schmerzen werden warme, selbst heiße Umschläge über die Lebergegend oder über den ganzen Unterleib empfohlen, oder auch warme Vollbäder.

3. Milzstechen und -geschwulst

Das sogenannte Milzstechen besteht in einem sehr unschuldigen, meist sehr schnell von selbst vorübergehenden stechenden Schmerze ungefähr in der Gegend der Milz, der meist infolge von Laufen, Tanzen, Druck durch enge Kleider entsteht und wohl wenig oder nichts mit der Milz selbst zu tun hat, sondern meist vom Magen, von Blähungen oder Muskelirritation herrührt. Sollte dasselbe in einzelnen Fällen häufig oder langdauernd auftreten, so wird Arnica, Bryonia oder Pulsatilla zweckmäßig dagegen angewandt werden können.

Milzgeschwulst kommt ziemlich regelmäßig im Verlaufe einiger akuten Krankheiten, namentlich bei Typhus und Wechselfieber vor (seltener auch bei akuter Tuberkulose, Pyämie, Puerperalfieber, Pneumonie, Skorbut), ohne besondere Störungen und Schmerzen zu erregen oder Berücksichtigung bei der Behandlung zu verlangen; sie verliert sich meist von selbst in der Rekonvaleszenz. Nur bei schweren Wechselfiebern, besonders in sumpfigen Gegenden, wo sogenannte Malaria herrscht, ist der Milztumor von wesentlicher Bedeutung, indem er nicht selten lange zurückbleibt und dann stets Disposition zu Rezidiven des Wechselfiebers anzeigt und überhaupt ein Zeichen ist, daß die Wechselfieberkachexie noch nicht völlig geheilt ist. Auch nach schweren Typhusfällen bleibt mitunter längere Zeit eine Milzgeschwulst zurück, die aber gewöhnlich unberücksichtigt bleiben kann. Gegen solche schwere Wechselfieber mit Milztumor ist häufig China oder Chininum sulf. in der 1. Dez.-Verreibung das Hauptmittel; nur wo dasselbe bereits in großen Dosen angewandt worden ist, greife man gleich zum Arsen. Auch Ferrum ist besonders da zu empfehlen, wo sich deutlich Zeichen von Blutarmut bemerkbar machen.

Selbständige Entzündung der Milz wird außer nach Verwundungen und Kontusionen nicht leicht vorkommen und dann für den Nichtarzt schwerlich erkennbar sein.

4. Unterleibsentzündung, Blinddarmentzündung

Gewöhnlich ist es das die Bauchhöhle auskleidende Bauchfell, welches von Entzündung befallen wird, viel seltener die Schleimhaut der Därme selbst. Die Krankheit läßt sich oft leicht erkennen durch den außerordentlich heftigen, stetigen, auf eine bestimmte, oft nicht eben große Stelle beschränkten Schmerz, der durch jede Bewegung und Berührung bis zum Unerträglichen erhöht wird, so daß das Atmen und Husten sehr erschwert ist und zuweilen kaum der Druck der Bettdecke vertragen wird. Dabei findet man noch meist sehr starkes Fieber, große Unruhe und Ängstlichkeit, Auftreibung des Unterleibs, Aufstoßen, Übelkeit, meist Stuhlverstopfung. Nur bei Entzündung der Darmschleimhaut ist gewöhnlich Durchfall und Erbrechen zugegen.

Nicht selten nimmt eine Unterleibsentzündung ihren Ausgang im Blinddarme oder in dem sogenannten wurmförmigen Fortsatz des Blinddarmes. Bei dieser Blinddarmentzündung, die jetzt häufiger wie früher vorkommt oder wenigstens durch die ärztliche Untersuchung besser erkannt wird, treten die Schmerzen oft plötzlich, zuweilen aber auch allmählich auf und lokalisieren sich hauptsächlich in der rechten unteren Bauchseite, wo meistens auch eine harte Stelle zu finden ist, von wo aus die Schmerzen ihren Ausgang nehmen. Da bei dieser Krankheit stets die Gefahr der Eiterbildung mit nachfolgender Bauchfellentzündung besteht, sollte man hier, wie überhaupt bei jeder Unterleibsentzündung nicht zögern, sobald wie möglich sachverständige Hilfe in Anspruch zu nehmen.

Die meisten Unterleibsentzündungen bringen hauptsächlich Gefahr durch die bedeutende Masse von Exsudat, das sich, wird die Entzündung nicht zerteilt, sehr bald in die Bauchhöhle ergießt und dort durch Verwachsungen oder Verklebungen Darmverschlingung, oder durch Erschöpfung Brand oder Durchbohrung der Darmwände hervorbringen kann. Es ist demnach für die Homöopathie ein großer Triumph, gerade hier außerordentlich günstige Erfolge erzielt und für ihre Heilmittel sehr bestimmte Anzeigen durch Erfahrung festgestellt zu haben. Nirgends ist aber auch ein entschiedenes Verfahren so notwendig und eine Zögerung oder ein Mißgriff so verderblich als in dieser rapid verlaufenden Krankheit.

Das Hauptmittel im ersten Stadium der Krankheit ist unbedingt Aconitum, in niederer Verdünnung und öfterer Wiederholung. Solange der lokal entzündliche Zustand noch in rascher intensiver Entwicklung begriffen, also noch kein Entzündungsprodukt ausgeschwitzt, die Schmerzen reißend, stechend, schneidend, anhaltend, die Bauchdecken äußerst empfindlich gegen äußeren Druck sind und das Fieber einen stürmischen Charakter hat, muß damit fortgefahren werden. Ist durch Aconit. das Fieber und der stechende, reißende Schmerz beseitigt oder gemäßigt, treten aber zusammenschnürende oder auseinandertreibende Schmerzen kolikartig in Anfällen auf, so muß Belladonna angewandt werden. Auch gleich von Anfang an ist dieses Mittel angezeigt, wenn diese eben bezeichneten Schmerzen mit heftigem Fieber auftreten, sich noch nicht lokalisiert haben und bald diese bald jene Partie befallen. Atropinum sulfuricum D 5 leistet manchmal noch bessere Dienste.

Sind die Schmerzen stechend, scharf- und stumpfdrückend, besonders bei äußerem Druck, und das Fieber weniger stürmisch oder durch die Anwendung von Aconit. gemäßigt, so ist Bryonia angezeigt; ebenso, wenn die Entzündung schon weit vorgeschritten und Exsudat (besonders seröses, dünnflüssiges) schon vorhanden ist. Die Anwesenheit von Exsudat gibt sich am sichersten durch die Perkussion kund, indem dann an einer bestimmten Stelle im Unterleib ein leerer und dumpfer Ton gehört wird, wo früher ein voller vernommen wurde. In diesem Falle muß Bryonia energisch und längere Zeit bis zur Aufsaugung des Exsudats fortgegeben werden, wenn nicht neue besondere Erscheinungen ein anderes Mittel erfordern sollten.

Wenn nach Gebrauch von Aconit. und Belladonna noch schneidende Schmerzen hier und da zurückbleiben, die sich bei Durchdrängen von Luft oder Kot sehr verschlimmern, überhaupt mehr bei Entzündungen der Darmschleimhaut, mit schleimig-wässerigen, oft blutigen Durchfällen, wird Mercuris solubilis sich wirksam zeigen; ebenso wenn nach längerer Dauer der Krankheit Ausschwitzung zwischen die Blätter des Bauchfells bereits getreten ist, ohne daß noch sehr heftig entzündliche Erscheinungen sich zeigten.

Die genannten vier Arzneimittel sind in dieser Krankheit die wichtigsten und werden, richtig angewandt, für die meisten Fälle zur sicheren und schnellen Heilung vollkommen ausreichen; doch kommen auch zuweilen ungewöhnliche Erscheinungen vor, die andere Heilmittel erfordern. So wird Ipecacuanha in einigen schnell folgenden Gaben große Erleichterung bringen, wenn der Magen heftig affiziert ist mit Schmerz und Anschwellung der Magengegend, enormer Angst und vielem Erbrechen, das keine Erleichterung bringt. Arsenicum ist angezeigt, wenn die Kräfte sinken, blutige Stühle sich einstellen, die Glieder kalt, das Gesicht sehr bleich und verfallen ist und Brand zu befürchten ist; Cantharis bei entzündlichen Zuständen der Darmschleimhaut mit brennenden, schneidenden Schmerzen, Harnzwang und Blasenkrämpfen; Hyoscyamus bei häufigen unwillkürlichen Durchfällen, Gehirnbetäubung oder Delirien.

In den meisten Fällen ist es angebracht, zur Milderung der heftigen Schmerzen heiße Breiaufschläge von Hafergrütze oder Leinsamenmehl auf die schmerzende Stelle anzuwenden, nur hat man dabei zu sorgen, daß ihr Gewicht wegen des unerträglichen Druckes so gering als möglich sei.

Dringend ist noch zu warnen vor Eisauflagen und übereilter Anwendung von Klistieren oder Laxiermitteln bei vorhandener „Stuhlverstopfung“, da dieselben leicht allzusehr reizen und mehr Schaden als Nutzen stiften könnten. Im Beginn einer Blinddarmentzündung ist es aber meist ratsam, den Darm durch ein Warmwasser- oder Ölklistier zu entlasten. Außerdem verhalte sich der Kranke ruhig, genieße nur wenig auf einmal und vermeide kalte oder blähende Genüsse.

5. Kolik, Leibschneiden

Nächst den veranlassenden Umständen, die gerade bei den Kolikschmerzen sehr mannigf ltig sein können, ist es hier besonders wichtig, die einzelnen Symptome genau zu berücksichtigen, weil oft nur auf diese Weise das passende homöopathische Mittel für die vielerlei Arten dieses häufig vorkommenden Übels gefunden werden kann.

Was zuerst die Ursachen und Veranlassungen anlangt, so ist folgendes hauptsächlich zu bemerken:

Bei Kolik infolge von Erkältung, Durchnässung, Schweißunterdrückung passen besonders: Bellad., Cham., China, Nux vom., Pulsatilla.

Nach Magenverderbnis und schwer verdaulichen Speisen: Ipec., Nux vom., Pulsat., Bellad., Antim. crud., Bryonia, Arsen., Carbo veg., China.

Nach Ärger und Verdruß: Cham., Colocynth., Bryonia.

Nach Verheben oder körperlicher Anstrengung: Arnica, Rhus. Toxicod., Bryonia.

Bei Bleikolik (bei Schriftgießern, Farbenreibern, Töpfern, Lackierern usw.): Opium, Kalium jodatum, Nux vom., Cocculus.

Bei Wurmkolik: Mercur., Cina, Filix.

Bei Blähungskolik: Nux vom., China, Cham., Sulfur, Veratr. alb.

Bei Hämorrhoidalkolik: Coloc., Nux vom., Pulsat., Sulfur.

Bei Menstrualkolik (vor und während der Regel): Bellad.,Castoreum, Cham., Coffea, Kalium carb., Magnesia phosph., Nux vom., Pulsat., Viburnum Opulus, Sepia.

Bei Kolik der Schwangeren: Bellad., Bryonia, Nux vomica, Pulsat., Sepia.

Für die einzelnen Schmerzensarten und begleitenden Smyptome gilt das Folgende:

Chamomilla: besonders bei Kindern, bei reißenden, ziehenden Schmerzen mit Angst, Unruhe, Hin- und Herlaufen, bei Empfindung als stemmten sich an verschiedenen Stellen Winde an und wollten durchbrechen, mit Auftreibung, Knurren, Kollern, mit Drang zu Stuhl oder mit kleinen schleimigen, wässerigen Stühlen, Ekel, bitterem Erbrechen, Zerschlagenheitsschmerz im Kreuz, abwechselnder Röte und Blässe des Gesichts, blauen Ringen um die Augen.

Colocynthis, Hauptmittel bei sehr heftiger Kolik: bei unerträglichen, zusammenschnürenden, krampfartigen Schmerzen, die besonders in Anfällen kommen und um den Nabel an einer kleinen Stelle am heftigsten sind, bei Stechen und Schneiden wie mit Messern, Aufgetriebenheit des Bauches oder Gefühl von Leere, zuweilen mit Wadenkrämpfen, großer Angst, Unruhe, Außersichgeraten, Herumwälzen, Anstemmen des Bauches gegen das Bett, Umsichschlagen, bei Durchfall und Erbrechen nach dem Genuß; nach dem Anfall bleibt das Gefühl zurück, als wäre im Bauche alles zerschlagen und die Eingeweide zerrissen und an Fäden hängend.

Nux vomica: bei Druck wie von einem Steine oder zusammenziehendem und pressendem Schmerz mit großer Spannung und Vollheit, Lästigwerden der Kleidung, bei Verstopfung oder hartem Stuhl, Drängen auf Blase und Mastdarm, als wollten die Blähungen heraus, zum Zusammenkrümmen nötigend, Verschlimmerung bei jedem Tritt, Besserung in der Ruhe, im Sitzen und Liegen, Atembeengung.

Pulsatilla: bei stechenden, klopfenden Schmerzen mit Aufgetriebenheit und Vollheit, Kollern und Hitzegefühl im Leib, Empfindlichkeit gegen Berührung, allgemeinem Froste, kalten Füßen, Verschlimmerung durch Liegen und Sizen, Erleichterung im Gehen, bei Durchfall, blassem Gesicht, Zusammenkrümmen des Körpers.

Belladonna: bei Kneipen und Zerren, als wollten die Därme herunterfallen, durch jede Bewegung vermehrt; bei Hervortreten einer dicken Wulst, gleich unter dem Magen, durch Zusammenkrümmen und Hineindrücken etwas gelindert; bei krampfartigem Zusammenschnüren unter dem Nabel und Schmerz, als würden die Därme mit Nägeln gepackt und gekrallt; bei dünnem, schleimigen Stuhl, rotem, aufgetriebenem, heißem Gesicht, Kopfschmerz und großer Heftigkeit und Aufregung des Gemüts.

Mercurius: bei windendem, zusammendrehendem Schmerz, Härte des Leibes, Heißhunger, Wasseraufsteigen, Ekel vor Süßem, Übelkeit, Drängen zum Stuhl und schleimigem Durchfall.

China: bei trommelartiger Auftreibung des Leibes, Druck wie von etwas Hartem, Kältegefühl im Leib, Zusammenschnüren der Därme unten im Leib, besonders bei nächtlichen Anfällen.

Colchicum: bei Versetzung der Blähungen, trommelartiger Auftreibung, Brennen oder Eiskälte im Magen und Leib.

Rhus Toxicod.: bei Versetzung der Blähungen, Gären im Leib, großer Auftreibung, Gefühl, als würden Därme im Leibe abgerissen oder als stiegen sie nach der Brust hinauf.

Arsenicum: bei unerträglichen, brennenden Schmerzen mit großer Angst, Durst, Erbrechen und Durchfall nach jedem Genuß.

Plumbum: bei periodisch wiederkehrenden Schmerzen der heftigsten Art, am meisten in der Nabelgegend, mit krampfhafter Zusammenziehung des Bauches, hartnäckiger Stuhlverstopfung, hartem, ungleichem Leib mit knotenartiger Auftreibung einzelner Stellen, Gefühl von Zusammenschnürung der Därme, Schmerzen und Krämpfen der Glieder.

Veratr. album Blähungskolik mit bei Übelkeit, Erbrechen und Durchfall, Angst, kalten Schweißen, Ohnmachtszufällen, Frost, großer Schwäche. Die Schmerzen sind mehr wühlend und zusammenschnürend.

Als neuere Empfehlungen wären zu erwähnen:

Dioscorea villosa bei Gallen-, Blähungs- und reiner Krampfkolik, wenn die Schmerzen fast fortwährend da sind, schlimmer des Morgens und beim Liegen, durch Druck wenig oder gar nicht gebessert.

Euphorbia corollata bei der Kolik Schwangerer, wenn die heftigen Schmerzen ähnlich denen bei Bauchfellentzündung sind.

Gelsemium sempervirens beim Krampf wie bei Blähungskolik.

Iris versicolor bei Kolik der Kinder und schleimigen, wässerigen Durchfällen mit heftigen Leibschmerzen.

Magnesia phosphorica, wenn die Schmerzen durch Wärme und Druck gebessert werden.

Nuphar luteum bei Morgendurchfällen mit vorangehenden Kolikschmerzen, von den Amerikanern auch bei entzündlicher Kolik empfohlen.

Viburnum Opulus bei Kolik vor oder während der Regel.

In den meisten Fällen wird der Laie, namentlich da, wo nicht ganz charakteristische Zeichen für ein anderes Mittel sprechen, die schnellsten und besten Erfolge von Belladonna sehen.

6. Durchfall

Durchfall ist ein sehr häufiger Begleiter vieler Krankheiten, wie des Nervenfiebers, der Darmentzündung, der Cholera usw. und kann überhaupt fast zu jeder Krankheit als einzelnes Symptom treten. Von dieser Art des Durchfalls kann natürlich hier nicht gehandelt werden, sondern nur von derjenigen, die als Krankheit für sich oder wenigstens als hauptsächlichstes Krankheitssymptom auftritt, wie es namentlich nach bestimmten Schädlichkeiten, wie Erkältung, Magenverderbnis, Schreck usw. geschieht.

Hiergegen bewähren sich unter den angegebenen Umständen besonders folgende Mittel:

Acidum phosphoricum bei langanhaltenden wässerigen Durchfällen mit heftigem Kollern im Leibe, die schwer zurückzuhalten sind, mitunter sogar unwillkürlich abgehen, bei geringem oder gar keinem Schmerz.

Aethusa Cynapium bei häufigen wässerigen oder schleimigen, verschiedentlich gefärbten Ausleerungen mit Schmerzen, Unruhe, Schreien, Heranziehen der Beine nach dem Bauche, und besonders wenn die genossene Milch bald wieder in geronnenen Klumpen weggebrochen wird. Besonders oft bei Säuglingen und Kindern angezeigt.

Argentum nitricum bei dunkeln (grün- oder braungefärbten), dünnen Ausleerungen, die kleine schleimige oder häutige Fetzen enthalten und unter viel Blähungen, Aufstoßen, Kolik- und Magenschmerzen abgehen.

Arsenicum bei dunkelgefärbten, aashaft stinkenden Durchfällen, die besonders nachts oder gegen Morgen auftreten oder jedesmal nach Essen und Trinken, mit brennendem Durst, großer Mattigkeit, Erbrechen, Ängstlichkeit und Wundwerden des Afters, bei Abmagerung des Körpers kleiner Kinder bis zum Gerippe, mit Kälte der Extremitäten und bisweilen leichter Geschwulst der Füße um die Knöchel herum. Wird besonders mit zu beachten sein bei Erkältung des Magens durch Eisgenuß. Dem Arsen. ähnlich soll Baptisia tinctoria wirken. Letzteres Mittel kommt besonders beim Abdominaltyphus in Betracht.

Bryonia bei Durchfällen im Sommer nach Erkältung mit grünlichbräunlichen, nicht gerade wässerigen Abgängen, mit heftigem Drängen und Kolikschmerzen.

Calcarea acetica ist das Hauptmittel für langwierige, schmerzlose Schleimdurchfälle mit Abmagerung, Schwäche, bleichem Gesicht und starkem Appetit.

Chamomilla paßt ganz besonders bei galligem oder schleimigem Durchfall von gelblicher oder grünlicher Farbe, wie gehackte Eier, mit Kollern und Auftreibung des Leibes, Bauchkneipen, Appetitlosigkeit, belegter Zunge, Unruhe.

China bei heftigen Ausleerungen mit unverdauten Stoffen untermengt, unter heftigen, krampfartigen Schmerzen, Kollern und Aufstoßen; zumal hilfreich bei Personen, die durch Krankheit, Blut- oder Säfteverlust erschöpft sind.

Colchicum bei ruhrartigen Durchfällen weißen, gallertartigen Schleimes oder auch von blutigen Kotmassen mit Darmabschabseln unter Pressen und Zwängen im Mastdarm und Kolik- oder Blähungsschmerzen, Bauchauftreibung; bei unterdrücktem Harnabgang oder sehr dunklem Harn mit Pressen und Brennen in der Harnröhre.

Colocynthis bei heftigen, angreifenden Ausleerungen mit großen zusammenkrümmenden Schmerzen, Auftreibung des Bauches, besonders infolge von Ärger oder Zorn. Unter ähnlichen Umständen wird von den Amerikanern Leptandra virginica empfohlen.

Dulcamara bei wässerigen Stühlen ohne viel Schmerz und andere Beschwerden, besonders wenn sie nachts, im Sommer und nach Erkältung auftreten.

Ferrum bei ganz schmerzlosen, ermattenden Durchfällen wässeriger Stoffe, die oft mit unverdauten Speisen untermengt sind und meist nach Essen oder Trinken erscheinen.

Ipecacuanha ist angezeigt bei gelblichem Durchfall mit Übelkeit und Erbrechen, Speichelansammlung im Munde, Schwäche, Neigung zum Liegen, Schläfrigkeit, blassem Gesicht mit Augenrändern, Drang und Schmerz im Mastdarm.

Mercurius ist das Hauptmittel bei schleimigem, grünem oder blutigem Durchfall mit schmerzhaftem Drang und Pressen im Mastdarm, bei Stühlen, die wie gehackte Eier aussehen, mit Wundheit am After, üblem Mundgeruch, Brecherlichkeit, Frösteln, Schweiß; auch wenn die Stühle besonders nachts sich einstellen.

Petroleum in akuten wie chronischen Durchfällen mit viel Kollern im Leibe, welche meistens über Tag auftreten und bald nach der Ausleerung ein Gefühl von Hunger hinterlassen. Besonders gut soll dies Mittel nach dem Mißbrauch von Laxiermitteln wirken.

Phosphorus bei langwierigen, schwächenden Durchfällen ohne viel Schmerzen.

Podophyllum, besonders in der Kinderpraxis gut bei profusen, übelriechenden Durchfällen, welche früh gewöhnlich häufiger sind. Dieselben kommen plötzlich und gewaltsam, durchdringen die Windeln und hinterlassen auf denselben einen mehlartigen Niederschlag.

Pulsatilla bei schleimigen, weißlichen Durchfällen oder dünnen, stinkenden Stühlen und veränderlicher Farbe, infolge von Magenverderbnis, mit Bitterkeit im Munde, belegter Zunge, Übelkeit, Frostigkeit, Erbrechen, Leibschmerz.

Rheum ist spezifisch für grünlichen Durchfall mit saurem Geruch, wie von gegorenen, flüssigen Stoffen, mit Drängen und Leibschneiden, das mit den Ausleerungen nicht aufhört, sondern sich erneuert, bei Kindern mit Anziehen der Schenkel gegen den Leib, Schreien, Herumwerfen, Gesichtsblässe, Speichelauslaufen.

Secale cornutum besonders bei kleinen Kindern gegen wässerige, gelbliche oder grünliche Ausleerungen, die ohne viel Schmerzen, aber sehr schnell und heftig abgehen und große Schwäche und Zusammenfallen in kurzer Zeit verursachen.

Silicea soll nach Dr. Moeschlin, Bruckner u. a. besonders gute Dienste leisten in chronischen Durchfällen, wo Verdacht auf Darmgeschwüre vorhanden ist und die Ausleerungen breiig, dunkel gefärbt, oft mit unverdauten Stoffen gemischt und sehr übelriechend sind.

Sulfur paßt für langwierige oder oft und leicht wiederkehrende Durchfälle schleimiger oder zuweilen blutiger Beschaffenheit, die so scharf sind, daß sie den ganzen After und die benachbarten Teile wund machen, woraus sich frieselartige Ausschläge bilden, die oft allmählich den ganzen

Körper überziehen. Der Durchfall tritt meistens nach Mitternacht und morgens früh auf und treibt den Kranken aus dem Bett.

Veratrum bei Sommerdurchfällen und Erbrechen mit Unruhe, Angst, kaltem Schweiß, Hinfälligkeit, besonders nach Essen und Trinken.

Bei blutigen Stühlen sind besonders zu berücksichtigen: Arsen., Ipecacuanha, Merc., Phosphor., Secale.

Bei faulig riechenden: Arsen., Carb. veg., China.

Bei grünen (galligen) Stühlen: Cham., Merc., Bryonia, Ipec., Pulsat., Sulphur.

Bei sauer riechenden: Calcarea acet., Rheum.

Bei scharfen, wundfressenden: Arsen., Cham., China, Ferrum, Mercur., Pulsat., Sulfur, Veratrum.

Bei schaumigen: China, Colocynthis.

Bei schleimigen: Cham., China, Mercur., Pulsatilla.

Bei schmerzlosen: Calc. acet., Ferrum, Ac. phosph., Phosphor.

Bei schwächenden: Acid. sulf., Arsen., China, Ipec., Phosphor, Sec. corn.

Bei schwärzlichen: Acid. sulf., Arsen., China, Ipecacuanha.

Bei stinkenden (aashaft riechenden): Arsen., Calcarea, Carb. veg., China, Sulfur.

Bei unverdauten: Acid. phosph., China, Ferrum.

Bei unwillkürlichen: Acid. phosph., Ars., China, Rhus, Veratrum.

Bei weißlichen: Calc. acet., Colchicum, Pulsat., Sulfur.

Bei Durchfall nach Schreck: Coffea, Opium.

Bei Durchfall nach Ärger oder Zorn: Bryon., Chamomilla, Colocynthis.

Bei Durchfall nach Kalttrinken: Arsen., Pulsat.

Bei Durchfall nach Erkältung: Bryonia, Dulcamara, Veratrum.

Bei Durchfall nach Obstessen: Arsen., China, Veratrum.

Bei Durchfall nach Milchtrinken: Bryonia, Sulfur.

Bei Durchfall mit Stuhlzwang: Mercur., Ipec., Capsic., Nux vom.

Zuweilen tritt auch, bei Kindern meist infolge von Durchfall und Ruhr, aber auch infolge von heftigem Pressen bei Hartleibigkeit, ein Vorfall des Mastdarmes ein. Es findet dabei gewöhnlich eine Umstülpung der unteren Schleimhautfalten des Mastdarmes mit Hervortreten der Schließmuskeln in Form einer rundlichen, weichen, roten, leicht blutenden Geschwulst statt, ohne besondere Schmerzhaftigkeit. Gewöhnlich läßt sich der Vorfall leicht durch gelinden Druck mit dem Finger auf ein überlegtes Tuch zurückbringen, besonders wenn das Kind auf den Bauch gelegt und der vorgefallene Darm mit Olivenöl schlüpfrig gemacht wird.

War heftiges Pressen beim Stuhle die Veranlassung, so hilft meist Nux vom. gegen das wiederholte Vorfallen bei jedem neuen Stuhlgange; oder auch Ignatia. Ist es die Folge von langdauerndem Durchfall oder Ruhr, so paßt Mercur. oder Colchicum, wenn dabei noch Pressen und Zwängen zugegen ist; fällt aber der Darm ohne alles Schmerzgefühl nur aus Schwäche vor, so ist Ruta das Hauptmittel. Tritt der Mastdarm nur bisweilen vor und zieht er sich dann wieder von selbst zurück, bei gleichzeitigem Frost im Körper, dann soll Solanum tuberosum D 4 gute Dienste leisten.

Außerdem würden, je nach Umständen, noch andere Mittel in Frage kommen, wie z. B. Graphit., Lycopod., Aesculus glabra, Phytolacca, Podophyllum u. a. m. Bei Vorfall der alten Leute infolge von Schwäche und Lähmung oder infolge von Hämorrhoiden, Krebs, Darmverengung usw. sind Nux vom., Sulfur, Arsen., Mercur., häufig angezeigt, jedoch ist es hier doch stets ratsam, einen Arzt oder Chirurgen zu befragen, ebenso in den Fällen, wo sich der vorgefallene Darm durch die angegebene Manipulation nicht zurückbringen läßt.

7. Ruhr

Dieselbe besteht in leichten Fällen in einer katarrhalischen, in schweren Fällen in einer diphtherischen, mit Membranbildung einhergehenden Entzündung des Dickdarmes, die sich vorzüglich vom Blinddarm an bis herunter zum Mastdarm erstreckt, und charakterisiert sich durch äußerst häufige Ausleerungen schleimiger, häutiger und blutiger Massen, meist ohne allen Kot, mit heftigem Drängen und Zwängen im Mastdarm und Schneiden im Unterleib. Gewöhnlich sind auch starke Fiebererscheinungen damit verbunden. Die Krankheit tritt teils vereinzelt (sporadisch) auf als leichtere, katarrhalische Form, teils epidemisch, hauptsächlich im Spätsommer und Herbst, als schwerere, diphtherische Form, manchmal mit Vorboten (Durchfälle, Appetitlosigkeit, Bauchschmerzen), manchmal aber, und zwar fast in der Mehrzahl der Fälle plötzlich.

Weiße Ruhr nennt man diejenige, wo nur wässerige, schleimige Ausleerungen stattfinden, rote Ruhr dagegen, wo die Ausleerungen mit viel Blut vermischt sind oder aus reinem Blut bestehen. Die Ausleerungen sind übelriechend und erfolgen häufig, oft 50—60mal den Tag über. Zur Verhütung der Ansteckung muß der Stuhl im Stechbecken aufgefangen und sofort mit Karbolsäure desinfiziert werden und überhaupt bei der Pflege des Kranken die größte Reinlichkeit beobachtet werden.

Das Hauptmittel ist Mercur., und zwar Mercurius solubilis bei der sogenannten weißen Ruhr, wenn der Stuhlzwang vorwiegender ist als der Leibschmerz, wenn vor den Ausleerungen die Patienten ein Frösteln empfinden und kalter Angstschweiß das Gesicht bedeckt; Mercurius sublimatus dagegen bei der sogenannten roten Ruhr, wenn Stuhlzwang und kolikartige Schmerzen in der Nabelgegend sehr heftig und gleichzeitig Blasenbeschwerden vorhanden sind mit beständigem Drängen zum Harnlassen.

Sind die Ausleerungen weniger häufig und blutig und der Stuhlzwang nicht so bedeutend, dagegen aber die Schmerzen im Bauch desto heftiger, mit Kolik, die zum Zusammenkrümmen nötigt, mit Vollheit und Aufgetriebenheit desselben wie bei Trommelsucht, so ist Colocynthis vorzuziehen.

Werden mehr als gallige Stoffe mit wenig blutigem Schleim ausgeleert, bei heftigem Stuhlzwang, Kolik, Übelkeit und Erbrechen alles Genossenen, so ist Ipecacuanha passend.

Colchicum ist dann angezeigt, wenn blutige Stühle mit Gedärmabschabseln unter heftigem Zwängen oder Heraustreten des Mastdarmes zugegen sind, mit starker Aufblähung des Bauches, Kolikschmerzen, Brennen und Zwängen beim Urinlassen; ebenso Capsicum, wenn gleichfalls der Leib bis zum Platzen aufgetrieben ist mit sehr geringen aber häufigen Ausleerungen unter dem heftigsten Zwängen und Brennen.

Wenn die Stühle anfangen faulig zu werden, unwillkürlich abgehen mit höchster Schwäche, stinkendem Urin, fauligem Mundgeruch, gleichgültiger Betäubung oder aufgeregter Ängstlichkeit, brennendem Durst, blassem, eingefallenem Gesicht, bläulichen oder roten Flecken auf der Haut, so muß Arsenicum angewandt werden.

Bei sehr heftigen Fiebererscheinungen, Reißen in den Gliedern, im Kopfe, Nacken und Schultern, sowie wenn Entzündung des Bauchfells oder der Därme aufzutreten droht, ist es gut, einige Gaben Aconitum zu geben, das zuweilen auch auf die Ausleerungen selbst eine günstige Wirkung äußert und deshalb, im Anfange der Krankheit gegeben, nicht selten dieselbe völlig heilt.

Bei Ruhren geringeren Grades mit weißschleimigen Ausleerungen, weißbelegter Zunge, pappigem Geschmack, Übelkeit oder Schleimbrechen reicht oft Pulsatilla allein zur Heilung hin oder auch Nux vomica, wenn häufige, mit Kot untermischte, kleine Ausleerungen erfolgen mit Stuhlzwang und heftigem Schmerz in der Nabelgegend.

Noch wären zu erwähnen: Phosphor., unter ähnlichen Umständen wie Arsenic., nur daß die Erscheinungen von Wassersucht mehr ausgeprägt auftreten. Secale cornut. bei stinkenden Ausleerungen und raschem Kräfteverfall. Von neueren Mitteln endlich Erigeron canad. bei roter Ruhr und Baptisia und Myrica cerifera bei Ruhr mit typhösen Erscheinungen.

Bei der chronischen Ruhr ist Hepar sulfur. das wichtigste Mittel. Dabei ist der Genuß von getrockneten Heidelbeeren, auch von Heidelbeerwein zu empfehlen.

8. Cholerine

Hierunter versteht man sowohl den in manchen heißen Sommern epidemisch herrschenden Brechdurchfall (europäische Cholera oder Cholera nostras), als auch die zur Zeit der asiatischen Cholera sehr häufigen gelinderen Anfälle dieser Krankheit, die offenbar schon als Wirkung der Epidemie auf weniger disponierte Personen gelten müssen. Sie charakterisiert sich bekanntlich besonders durch häufigen Abgang erst kotiger, dann galliger oder wässeriger Massen durch den After und durch galliges, schleimiges oder wässeriges Erbrechen mit mehr oder weniger Beschwerden des ganzen Körpers, als Leib- und Magenschmerzen, Angst, Durst, Schwäche, Wadenkrämpfe usw.

Die Hauptmittel in der Cholerine sind Ipecacuanha und Veratrum.

Ipecacuanha paßt, wenn das Erbrechen vorherrscht oder gar kein Durchfall zugegen ist, oder derselbe mehr gallig oder gelblich, weniger wässerig und schleimig ist; Veratrum, wenn sehr heftige wässerige Stühle mit Kälte der Glieder, kaltem Schweiß, Angst, großer Schwäche, blassem, eingefallenem Gesicht, Wadenkrämpfen auftreten.

Ein kaum seltener hilfreiches Mittel ist Acidum phosporicum, nämlich dann, wenn besonders während der Herrschaft der Cholera sehr massenhafte wässerige Durchfälle mit häufigem Kollern und Poltern im Bauche, sehr klebriger Zunge, großer Hinfälligkeit und Schweißen sich meist ohne allen Leibschmerz einstellen.

Zur Verhütung dieses Übels übrigens kann, namentlich zur Zeit einer Choleraepidemie, nächst einer zweckmäßigen Diät, die alles Übermaß und Schwerverdauliche vermeidet, nicht genug auf das Warmhalten des Körpers, besonders des Unterleibes aufmerksam gemacht werden.

9. Cholera

Trotz der mannigfaltigen Schwierigkeiten, die die Behandlung dieser bösartigen Krankheit bietet, ist doch gerade dem Nichtarzte eine angemessene Belehrung und Anweisung nützlich und notwendig, weil hier vor allem keine Zeit zu verlieren und die Hilfe so schnell als möglich gebracht werden muß.

Die asiatische Cholera, als deren Erreger die von Prof. Koch entdeckten Kommabazillen gelten, unterscheidet sich von der Cholerine vorzüglich durch die ganz farblosen, Reiswasser ähnlichen Ausleerungen nach oben und unten, durch die allgemeine Körperkälte, die trockene, unelastische, den Fingereindruck behaltende Haut, die Unterdrückung der Harnabsonderung, den schwachen, oft gar nicht wahrnehmbaren Puls, die oft furchtbaren Krämpfe der Beine und Arme und den plötzlichen Verfall der Kräfte und des Körpers. Die gewöhnlichsten Heilmittel sind hier Ipecacuanha, Veratrum, Camphora, Cuprum arsenicosum, Arsenicum, Acidum hydrocyanicum und Secale cornutum.

Ipecacuanha ist nur anwendbar in den leichteren Fällen, wenn das Erbrechen und der Durchfall sich gleich im Anfang einstellen und die übrigen Symptome nur sehr schwach sind, oder auch, wenn die Ausleerungen noch anhalten, nachdem sich der Zustand im allgemeinen schon gebessert hat.

Veratrum ist das Hauptmittel in allen Cholerafällen mit sehr heftigen Ausleerungen nach oben und unten, besonders wenn große Angst, Kälte, kalter Schweiß, verfallenes Gesicht mit blauen Ringen um die Augen und langer Nase, kalte Zunge und Atem, heftige Kolikschmerzen dieselben begleiten.

Tritt die Cholera plötzlich mit schnellem Verfall ohne Erbrechen und Durchfall auf, ist bläuliche Färbung und Eiskälte der Haut zugegen, große Angst, Erstickungsnot, Seufzen und Stöhnen, Muskelkrämpfe oder Starr- und Kinnbackenkrampf, kalte Zunge und kalter Atem (sog. trockene Cholera), so ist Camphora D 1 in rasch, alle 5—10 bis Minuten, aufeinanderfolgende Gaben zu verabreichen, und wenn auch dies Mittel versagen sollte, Aether phosphorus alle 5—10 Minuten zwei Tropfen.

Cuprum arsenicosum bewährt sich da, wo sehr heftige Krämpfe die Glieder hin und her bewegen, besonders die Finger und Fußzehen, mit Druck und Zusammenschnürung in der Magengrube und Brust und mit hörbarem Herabkollern des Getränks beim Hinunterschlucken.

Acidum hydrocyanicum bringt oft noch wunderbare Rettung in den gewöhnlich schnell verlaufenden Fällen, wo sich in kürzester Zeit Lähmung der Atmungs- und Zirkulationsorgane entwickelt und sich durch Asphyxie, Schluckſen, Kinnbacken- oder Starrkrampf charakterisiert.

Arsenicum paßt für die bösartigen Fälle, in denen gleich anfangs die bedenklichsten Erscheinungen auftreten, namentlich gräßliche Unruhe und Todesfurcht, schneller Kräfteverfall, kleiner, aussetzender Puls, unlöschbarer Durst, Brennen im Magen wie von glühenden Kohlen, trockene, schwärzliche Lippen und gleiche Zunge. Dieses Mittel hat in der letzten großen Choleraepidemie in Hamburg (im Jahre 1892) ausgezeichnete Dienste geleistet.

Secale zeigt sich besonders wirksam, wenn die Stuhlausleerungen sehr wässerig und gewaltsam sind, bei wenig oder gar keinem Erbrechen, bei schneller Erschöpfung, Eiskälte der Extremitäten, sehr schmerzhaften Krämpfen in den Waden und Beinen, Krummziehen und Taubheitsgefühl derselben.

Außerdem sind auch noch Colchicum und Tabacum zwei sehr wichtige Heilmittel; ersteres namentlich bei massenhaftem Erbrechen und Durchfall mit heftigem Zwängen im Mastdarm und in der Harnblase und Gefühl von Eiskälte im Magen, letzteres besonders bei vorherrschenden Atmungsbeschwerden und Erstickungsanfällen.

Bei dem äußerst schnellen Verlauf der Krankheit müssen übrigens die Arzneimittel in sehr schnellen Wiederholungen gegeben werden, bei großer Heftigkeit oft alle 15—20 Minuten. Außerdem muß die meist ganz unterdrückte Hauttätigkeit durch warmes Verhalten im Bett unterstützt, bei Kälte der Glieder oder der gesamten Haut sogar durch Wärmsteine und Frottieren mit wollenen Tüchern angeregt werden. Gegen den Durst empfiehlt sich am meisten kaltes Wasser in kleinen Portionen, bei besonderem Verlangen auch Rotwein mit Wasser vermischt. Teeaufgüsse aller Art sind meist ganz zu meiden, nur bei Verlangen nach heißem Getränk ist heißes Wasser oder heißer Lindenblütentee zu gestatten.

Im übrigen vernachlässige man zur Zeit, wo Cholera herrscht, auch den geringsten Durchfall nicht, sondern tue sofort etwas dagegen, beobachte eine geeignete Diät und verhalte sich am liebsten ruhig im Bett, um möglichst einem Übergange in Cholera vorzubeugen. Will man sonst ein sogenanntes Präservativ in Anwendung bringen, so nehme man öfters einmal ein paar Tropfen von Camphora Rubini ein und trage Kupferplatten auf der Magengegend, wie Hahnemann und nach ihm andere homöopathische Ärzte vorgeschlagen haben. Ferner ist es von großer Wichtigkeit, daß Nahrungsmittel, in denen sich Cholerakeime befinden könnten, z. B. Milch und Obst, ebenso das Trinkwasser vor dem Gebrauch gekocht werden, wodurch die Krankheitserreger vernichtet werden.

10. Stuhlverstopfung und Hartleibigkeit

Stuhlverstopfung tritt bei sehr viel akuten Krankheiten auf, ohne deshalb weder ein sehr lästiges noch auch gefahrbringendes Symptom zu sein; sie ist sogar in manchen Fällen erwünscht und normal, wie z. B. in den ersten Tagen nach der Niederkunft, in manchen Entzündungen usw. Man hüte sich deshalb überhaupt in fieberhaften Krankheiten gegen dieses vermeintliche Übel sogleich zu operieren und erwarte ruhig, ob nicht bei eintretender Besserung die Natur allein die Stuhlentleerungen wieder in Gang bringt. Nur wo wirkliche Kotanhäufung im Unterleibe sich bemerkbar macht und dadurch Blutandrang nach dem Gehirn entstehen sollte, oder wo die Entleerung gar zu lange auf sich warten läßt, muß dieselbe in akuten Krankheiten künstlich befördert werden, aber auch dann meist nur durch ein einfaches Wasser- oder Ölklistier, zumal wenn, wie sehr oft, nur die mechanische Verhärtung und Zusammenballung des Kotes im Mastdarm zu überwinden ist. Nur wenn die übrigen Erscheinungen dazu passen, wende man Nux vomica, Opium oder Bryonia dagegen an. Dasselbe gilt auch von der Verstopfung der Neugeborenen, die meist nur von zu fetter Milch oder gar von dem ganz unzeitigen Füttern verursacht wird.

Die habituelle Hartleibigkeit, d. i. die fortwährende Neigung zu Verstopfung und hartem Stuhl bei übrigens scheinbar gesundem Befinden, kann von den verschiedenartigsten Umständen und krankhaften Zuständen der Organe verursacht werden, die aufzufinden oft sehr schwierig ist und die genaueste Untersuchung des ganzen Körpers erfordert. Eine geregelte und zweckmäßige Diät, Vermeidung aller Magenüberladung mit schwerverdaulichen Speisen, angemessene Körperbewegung und die Gewohnheit, regelmäßig zu einer bestimmten Stunde zu Stuhl zu gehen, werden hier sehr oft allein zur Beseitigung oder Erleichterung des Übels hinreichen, wenigstens stets besseren Erfolg haben als die nur palliativ wirkenden und deshalb oft höchst nachteiligen Abführmittel. Namentlich ist auch hier von der Gymnastik, den sog. Freiübungen sehr viel zu erwarten, besonders bei Stubensitzern und Frauen. Erfordert die Hartnäckigkeit des Übels Arzneimittel, so sind (von den Fällen hier ganz abgesehen, deren Ursache in besonderen Veränderungen einzelner Organe liegt) die Hauptmittel: Bryonia, China, Nux vomica, Opium und Sulfur, die oft, selbst nicht bei zu entfernender Ursache und bei durch organische Umbildung veranlaßter Behinderung, noch eine gewisse Regelmäßigkeit der Stuhlentleerung zu bewirken vermögen.

Bryonia ist passend bei Verstopfung, die besonders nach vorhergegangenen Durchfällen oder im Sommer auftritt bei Personen, die zu Kopfkongestionen und drückendem Kopfweh, zu Rheumatismen, Frostigkeit, Zorn und Heftigkeit geneigt sind.

China paßt bei schwächlichen, empfindlichen Personen, besonders des weiblichen Geschlechts, wo der Stuhl nur nach langer Nötigung und Pressen mit Schmerz im After erfolgt und Benommenheit und Hitze des Kopfes, Herauspressen an der Stirn und zänkische Ärgerlichkeit sich zeigt.

Nux vomica ist in den meisten Fällen das Hauptmittel, besonders bei allen Stubensitzern, Hypochondern und Hämorrhoidariern, wenn die Hartleibigkeit begleitet ist von Appetitlosigkeit, Übelkeit, Auftreibung des Magens und Bauches, Magendrücken, Kopfschmerz, Arbeitsunlust, Verdrießlichkeit, Gefühl, als wäre der After verschlossen oder verengert, und von häufigem oder vergeblichem Drang zum Stuhl; auch wenn die Verstopfung nach Magenüberladung, Schwelgerei oder gestopftem Durchfall entstanden ist.

Opium ist angezeigt bei Neigung zum Stuhl ohne gehörigen Drang mit Gefühl von Verschlossensein des Afters, Schwere und Klopfen im Unterleibe, Appetitlosigkeit, Durst, Trockenheit im Munde, Blutandrang nach dem Kopfe und Röte des Gesichtes; besonders bei Verstopfung von Schwächung oder Lähmung des Darmkanals nach langwierigen Durchfällen, Mangel an Körperbewegung, bei kräftigen, vollblütigen, wohlgenährten Personen, bei Schwangeren und Säuglingen, bei Bleivergiftung, eingeklemmten Brüchen.

Sulfur paßt in veralteten Fällen sehr oft noch nach Nux vomica bei Hypochondrie und Hämorrhoiden, bei vielen Blähungen und häufigem, aber erfolglosem Stuhldrang, weil das Drängen zu schmerzhaft ist.

Außer diesen Hauptmitteln sind noch besonders zu berücksichtigen Graphites bei langwieriger Hartleibigkeit mit schwierigem Abgang harten, knotigen, allzu dick geformten Stuhls oder auch bei mühseligem Abgange ganz dünn geformten Kotes wie ein Spulwurm; Natrium muriaticum in sehr hartnäckigen, langwierigen Fällen, wo sich gar kein Drang und Bedürfnis zeigt, wo die Eingeweide ganz untätig erscheinen und das Gefühl vorhanden ist, als sei der After zugeschnürt mit Zurückbleiben von Wundheitsgefühl in demselben; Plumbum bei hartnäckiger Verstopfung mit heftiger Kolik, harter Zusammenziehung des Bauches, Zusammenschnürung des Afters und schwierigem Abgang harten, kugelig oder schafmistartig geformten Kotes.

Sepia (nach Bruckner u. a.) bei Gefühl von Schwere oder von einem Klumpen im After. Der mit Schleim umhüllte Kot will trotz aller Anstrengung nicht abgehen, so daß bei Kindern nicht selten mit einer gekrümmten Haarnadel nachgeholfen werden muß. Bei Verstopfung der Schwangeren wird Sepia von amerikanischen Ärzten als spezifisch gerühmt. Dasselbe leistet auch gute Dienste, wenn unterleibsleidende Frauen über Stuhlverstopfung klagen; nicht minder aber auch Collinsonia canadensis. Auch Iris versicolor wird bei habitueller Stuhlverstopfung gerühmt.

Endlich wäre noch Silicea zu erwähnen als geeignet in denjenigen Fällen, wo (nach Bruckner) der Stuhl aus großen harten Klumpen besteht, die nur unvollkommen herausgepreßt werden können und dann wieder zurückschlüpfen. Soll besonders auch bei Verstopfung vor und nach der Regel passen.

Von großer Wichtigkeit ist schließlich, wie schon erwähnt wurde, eine vernünftige Lebensweise und Diät. Man vermeide anhaltendes Sitzen, mache sich jeden Tag Körperbewegung in frischer Luft, nehme 2—3mal wöchentlich ein kurzes, kaltes Sitzbad, gefolgt von einem Spaziergang im Freien und gewöhne sich daran, jeden Tag zu einer bestimmten Stunde zu Stuhl zu gehen. Was die Diät betrifft, so muß das Hauptgewicht auf den Genuß von Obst und Gemüse gelegt werden, während Fleisch und Eier nicht im Übermaß gegessen werden dürfen. Weißbrot ist nicht empfehlenswert, dagegen sind Schwarzbrot und Schrotbrot möglichst oft zu verwenden. Kakao, Milch, schwarzer Tee und Rotwein sind gänzlich zu meiden. Öfters am Tage esse man einige getrocknete Zwetschen, und morgens und abends trinke man ein Glas frisches Wasser.

11. Hypochondrie und Hysterie

Diese hauptsächlich in einer krankhaften Verstimmung und Reizung des Gemüts bestehenden Zustände sind immer nur die Folgen oder Begleiter einer körperlichen Erkrankung, und zwar sind meist längere und tiefere Leiden der Verdauung, Stuhlverstopfung, Hartleibigkeit und Blähungsbeschwerden, als alleinige Ursache anzusehen; der Hysterie liegen auch nicht selten Menstruationsunregelmäßigkeiten, Gebärmutterkrankheiten und Rückenmarksleiden zugrunde. Deshalb ist auch bei der Behandlung vorzugsweise hierauf Rücksicht zu nehmen und das, was über die homöopathische Heilung jener Verdauungsbeschwerden bemerkt ist, zu vergleichen. Die beiden Hauptmittel sind demnach oft Nux vomica und Sulfur. Steigern sich die Gemütssymptome, wie nicht selten, bis zum wahren Lebensüberdruß und wirklicher Schwermut, so sind vor allem auch Arsenicum und Aurum zu berücksichtigen. Liegen Ausschweifungen in der Liebe, Säfteverlust, Onanie dem Leiden zugrunde, so sind China, Acid. phosphoricum, Ferrum, Calcarea und Staphisagria (nach Onanie) wirksam, außerdem sind kalte Sitzbäder, 2—3mal wöchentlich angewandt, sehr zu empfehlen.

Was speziell die Hysterie bei Frauen und Jungfrauen anlangt, so werden außer den auf die gestörte Verdauung und Anomalien der Menstruation bezüglichen Heilmitteln, welche an geeigneter Stelle nachgeschlagen werden mögen, eine große Anzahl Mittel in Anwendung kommen können, von denen aber nur die folgenden hervorgehoben werden sollen, wobei die Angaben des als tüchtigen Frauenarzt bekannten Professor Guernsey folgen: Asa foetida bei vorherrschenden Schlingbeschwerden und dem Gefühl eines Brockens im Schlunde (Globus hystericus),[1] der hinuntergeschluckt werden müßte; Aur. muriat. natronat. (ebenso Platin. muriat., Cypripedium pubescens) bei aufgeregtem Geschlechtstrieb; Ignatia bei nächtlichen Angstanfällen mit Schreien um Hilfe, bei Leeregefühl in der Herzgrube mit tiefem Seufzen, abwechselnder Gemütsstimmung, stillem Gram und leichtem Erschrecken; Moschus bei Ohnmachtsanfällen, Gefühl, als würde die Brust zusammengeschnürt, großem Verlangen nach Bier oder Branntwein; Natrium muriat. bei heftigem Kopfweh früh beim Erwachen, träumerischem Schlaf, stetem Verlangen nach Salz und Abneigung gegen Brot, Verminderung aller Beschwerden alsbald nach Eintritt von Schweiß, Hang zum Weinen; Nux moschata bei plötzlich wechselnder Stimmung und hysterischen Ohnmachten; Nux vomica bei beständiger Angst und Schlaflosigkeit; Platina bei heftigem, krampfartigem Schmerz an der Nasenwurzel, bei eigentümlichem Kitzel von den Genitalien nach dem Unterleibe herauf, Frostigkeit und Besserung in freier Luft; Pulsatilla bei Frostigkeit, sehr veränderlichem Befinden, nächtlichen Angstanfällen, bei scheuem und furchtsamem, dabei aber doch mildem, gutmütigem und nachgiebigem

---

[1] Dieses Symptom findet sich außerdem noch u. a. bei Conium, Gelsemium sempervirens, Ignatia, Lachesis und Sepia.

Wesen; Sepia bei Winden im Magen, nach dem Halse heraufsteigend, schmerzhaftem Leeregefühl in der Herzgrube, eisiger Kälte der Hände und Füße; Kältegefühl zwischen den Schultern, unwillkürlichem Lachen oder Weinen, plötzlichen Ohnmachten mit heftigem Schweiß und ungestörtem Bewußtsein, ohne daß sie jedoch zu reden oder sich zu bewegen vermöchte; Valeriana bei Gefühl von etwas Warmem, das vom Magen aufsteigt und den Atem benimmt, mit Kitzel tief im Halse, der zum Husten reizt, Gefühl wie von einem Faden, der aus dem Schlunde in die Speiseröhre herabhängt, Furchtsamkeit, zittriges Gefühl und Herzklopfen. (Ist übrigens ein gutes Mittel gegen die sogenannten Vapeurs.) Viola odorata bei Neigung zum Weinen, ohne den Grund dazu zu wissen, Beklemmung, Angst und Herzklopfen. Hysterische Ohnmachten.

12. Blähungsbeschwerden

Die übermäßige Bildung und Anhäufung von Blähungen beruht im allgemeinen auf allgemeiner Verdauungsschwäche und kommt deshalb sehr häufig im Verein mit Hypochondrie, Hämorrhoiden, Hartleibigkeit, Magenkrampf und anderen Krankheiten der Unterleibsorgane vor. In solchen Fällen treten diese Beschwerden nicht etwa nur nach dem Genuß blähender Speisen auf, sondern überhaupt nach jeder Mahlzeit und charakterisieren sich dann besonders durch die quälende Auftreibung des Magens und Bauches, mit Unruhe und Ängstlichkeit.

Ist der Genuß von blähenden Speisen vorhergegangen, wie namentlich von Kohl- und Krautgemüse, Zwiebeln, nicht ausgegorenem Bier, ist ohne besondere Kolikschmerzen die Auftreibung bedeutend, der Atem beengt mit allgemeiner Hitze und Unruhe und gehen nach oben und unten Blähungen mit etwas Erleichterung ab, so ist China am hilfreichsten.

Zeigt sich nach jeder Mahlzeit Vollsein und Auftreibung der Magengegend und des Unterleibes mit Unerträglichkeit der enganliegenden Kleider und Bänder, Gefühl einer großen Last im Unterleibe mit Knurren und Kollern und Empfindlichkeit bei Druck, Kopfbenommenheit, Gefühl von Verschließung des Mastdarms, Verdrießlichkeit und Ärgerlichkeit, so ist Nux vomica besonders passend.

Sulfur bringt häufig großen Nutzen in den schlimmsten und ältesten Fällen, wo die Verdauung ganz daniederliegt, Stockungen in der Leber,

Hämorrhoiden und andere Unterleibskrankheiten vorhanden sind mit Magen- und Bauchauftreibung, Wasserzusammenlaufen, Sodbrennen, schlechtem, fauligem Mundgeschmack, heftiger Kolik von Blähungsversetzung und fauligem Geruch der Winde. Paßt oft nach Nux vom., wenn diese nicht ausgereicht haben sollte.

Außerdem sind noch folgende Anzeigen zu beachten:

Bei versetzten Blähungen passen besonders: Aurum, Carbo veget., Causticum, Colchicum, Hepar sulf., Nux vom., Phosphor., Sulfur.

Bei leicht abgehenden: China, Graphit., Mercur., Phosphor., Veratrum.

Bei sehr stinkenden: Arsen., Asa foet., Carbo veget., China, Pulsatilla, Sulfur.

Bei geruchlosen: Bellad., Lycopod.

Bei Magenverderbnis mit sehr fetten Speisen: Pulsat., Arsen., Carbo veget., China.

Auch in diesem Leiden ist übrigens, wie bei der Hartleibigkeit, systematische Körperbewegung und vor allem die Gymnastik ein Hauptmittel.

13. Brüche, Darmbrüche

Brüche bei Erwachsenen (sowohl Leisten- als Schenkelbrüche) erfordern durchaus das Tragen eines gut passenden Bruchbandes, da deren radikale Heilung durch innere und äußere Arzneimittel nicht zu erwarten steht. Brüche bei kleinen Kindern heilen in den meisten Fällen von selbst oder durch einige Gaben von Nux vomica oder Cocculus; bei Leisten- und Schenkelbrüchen sind deshalb hier meist alle Bänder und Binden zu vermeiden, nur bei Nabelbrüchen sind kreuzweis angebrachte Heftpflasterstreifen anzulegen und öfters zu erneuern.

Ist ein Bruch etwas herausgetreten, so bringt man die Sache in Rückenlage, am besten in der Bettwärme und Auflegen eines kleinen Sandsackes, wieder in Ordnung.

Bei eingeklemmten Brüchen ist stets die Hilfe eines Arztes sobald als möglich anzusprechen, um vielleicht die Zurückbringung (Reposition) noch zu ermöglichen; doch ist es Tatsache, daß dieselbe sehr oft erst gelingt, wenn die passenden homöopathischen Heilmittel (Aconit., Nux vom. [allein oder im Wechsel mit Belladonna], Opium, Sulfur) vorher angewandt worden sind. Gelingt es auch in der Chloroformnarkose nicht, den Bruch zurückzubringen, so ist eine sofortige Operation in diesem lebensgefährlichen Zustand angezeigt.

Aconit. ist zuerst anzuwenden, wenn die eingeklemmte Bruchstelle sehr empfindlich gegen jede Berührung, rot und heiß ist, mit Brennen im Bauch, allgemeiner Hitze und Aufregung, Übelkeit, galligem Erbrechen.

Nux vomica paßt, wenn die Zeichen von Entzündung fehlen oder nur sehr gering sind, dafür aber große Auftreibung des Bauches, heftiges Aufstoßen vorhanden oder Diätfehler, Erkältung oder heftiger Ärger vorhergegangen sind.

Opium ist das Hauptmittel, wenn das Erbrechen übelriechend, kotartig wird, das Gesicht rot und der Unterleib trommelartig aufgetrieben ist.

Sulfur und Acidum sulfuricum sind anzuwenden, wenn nach Milderung der entzündlichen Symptome durch Aconit. sich dennoch der Bruch nicht zurückbringen läßt, zumal wenn sich saures Erbrechen zeigt.

Bei nicht zu bewältigender Verstopfung mit furchtbarer Auftreibung des Leibes sind auch Capsicum, Plumbum und Thuja zu versuchen.

Dieselben Mittel sind auch angezeigt in den Fällen, wo sich Koterbrechen (Miserere) infolge von Darmverschlingung und Zusammenschnürung oder einer andern mechanischen Ursache einstellt.

Ist der Brand der eingeklemmten Teile zu befürchten bei Nachlaß der Schmerzen und dunkler Färbung der bedeckenden Hautpartien, so ist noch vielleicht von Arsen. oder Lachesis Hilfe zu erwarten.

14. Wurmbeschwerden

Früher nahm man an, daß sich die Eingeweidewürmer spontan im Darme des Menschen erzeugten (sog. generatio aequivoca) und daß hierzu eine gewisse Körperkonstitution, sowie eine mehl- und zuckerhaltige Kost besonders disponiere. Jetzt weiß man durch die direktesten Versuche, daß alle solche Parasiten nur durch von außen in den Körper gebrachte Eier oder Embryonen entstehen können. Möglich oder sogar wahrscheinlich ist es allerdings, daß auch hier, wie fast bei jeder andern Krankheit, eine gewisse Disposition des Körpers dazu gehört, diese Eier lebenskräftig zu entwickeln, und daß demnach der eine Mensch mehr wie der andere gefährdet wird.

Vom Bandwurm nun weiß man bestimmt, daß er sich aus den sogenannten Finnen, die in einzelnen Schweinen und Rindern oft in großer Anzahl vorkommen, entwickelt, mithin durch den Genuß derartigen ungekochten Fleisches in den Magen und Darm des Menschen kommt. Es ist demnach hierauf zur Vermeidung des Übels die gehörige Rücksicht zu nehmen.

Beim Menschen finden sich drei Arten von Bandwürmern. Am häufigsten der aus der Rinderfinne sich entwickelnde Kanalwurm, oder der gemästete Bandwurm (Taenia mediocanellata oder saginata), dann der sich aus der Schweinefinne entwickelnde Einsiedler- oder Kürbisbandwurm (Taenia solium) und am seltensten der breite Grubenkopf (Bothriocephalus latus), dessen Finne in Fischen gefunden wird (Hecht, Lachs) und der daher wesentlich bei Küstenbewohnern und Anwohnern großer Seen vorkommt.

Die Beschwerden, welche der Bandwurm hervorzurufen pflegt, sind so mannigfach und zum Teil so unbestimmt, daß nur durch das Abgehen einzelner Glieder dessen Anwesenheit mit Gewißheit erkannt werden kann; alle anderen Zeichen sind trügerisch. Nicht immer erscheinen übrigens diese Beschwerden so bedeutend oder gar für den Körper so nachteilig, daß sie ein schnelles Töten und mechanisches Abtreiben des Wurmes zu erfordern scheinen; oft wird vielleicht nur Ekel der Hauptbeweggrund sein, sich desselben zu entledigen. Aber selbst da, wo der Bandwurm scheinbar ohne alle und jede Beschwerde ertragen wird, ist doch dessen Beseitigung dringend anzuraten (nur nicht während der Schwangerschaft oder der Menstruation, ebensowenig bei sehr geschwächten Personen, bei Greisen und kleinen Kindern), weil derselbe erstens durch seinen fortwährenden Reiz auf die Darmschleimhaut Veranlassung zu krankhaften Zuständen bietet, die jeden Augenblick in bedeutendem Grade sich entwickeln können, und zweitens, weil die Beherbergung solcher Parasiten auch noch zu anderweitigen, weit gefährlicheren Leiden Gelegenheit geben kann. Denn es ist jetzt zur unzweifelhaften Tatsache geworden, daß auch der Mensch durch Einbringen reifer Bandwurmglieder oder deren Eier in seinen Magen **finnenkrank** werden kann gleich dem Schweine, und wenn auch die Finnen in den Muskeln kaum eine Belästigung oder irgend welches Leiden bedingen, so sind sie doch ungleich gefährlicher, wenn sie in das Herzfleisch, in das Auge oder in das Gehirn gelangen. Und diese Fälle sind durchaus nicht so sehr selten, wie man vielleicht glauben könnte, da allein dem berühmten Augenarzte **Gräfe** in Berlin im Laufe weniger Jahre gegen 60 Fälle von Augenfinnen, die deutlich mit Hilfe des Augenspiegels beobachtet werden konnten, vorgekommen sind.

Nun läßt sich aber das Töten und Abtreiben des Bandwurmes freilich nicht mit homöopathischen Mitteln erzielen, da diese nur zu heilen, aber nicht zu töten imstande sind. Man muß sich vielmehr hierzu sehr stark wirkender, dem Bandwurme spezifisch feindlicher Mittel, wie Granatwurzelrinde, Kousso, Filix mas usw., bedienen, jedenfalls aber zu diesen oder gar zu Geheimmitteln nicht auf eigene Faust greifen, sondern sich an einen verständigen Arzt wenden, dem es sehr leicht werden wird, das Abtreiben des Wurmes mit dem Kopfe zu bewerkstelligen. Am besten soll dies übrigens in den Monaten März bis Mai gelingen, weil in dieser Zeit der Wurm schon an und für sich schwach zu sein scheint und einzelne Glieder verliert. Zum Abtreiben des Bandwurmes bedient man sich mit gutem Erfolg Dr. Schwabes Bandwurmmittels, das in zwei Stärken, „stark" für Erwachsene und „schwach" für Kinder, in allen Apotheken zu beziehen ist. Auch das afrikanische Farnkraut, Apsidium Panna, wirkt in vielen Fällen ausgezeichnet, darf aber nur auf ärztliche Verordnung abgegeben werden.

Sehr oft werden übrigens alle Beschwerden durch einige Gaben **Filix mas** oder **Cicuta** dauernd oder wenigstens auf längere Zeit gehoben; zuweilen geht auch bei länger fortgesetztem Gebrauch dieses Mittel der ganze Wurm mit dem Kopfe nach und nach in mehreren Absätzen ab. Bei sehr heftigen, brennend-bohrenden Schmerzen im Unterleibe, vielem Speichelzusammenlaufen, großer Frostigkeit und Empfindlichkeit gegen Kälte, Gefühl als wäre der Leib eingefallen oder der Magen angefressen, mit Brechwürgen und Stecken im Schlunde wende man **Sabadilla** in einigen, nicht zu schnell aufeinander folgenden Gaben an.

Auch wird es ganz zweckmäßig sein, nach erfolgter Abtreibung des Bandwurmes einige Gaben **Calcarea carb.** und **Sulfur** alle drei

Tage im Wechsel zu geben, um die Prädisposition des Darmkanals für Züchtung solcher Parasiten, an der manche Individuen offenbar leiden, zu tilgen; namentlich wird sich dies bei skrofulöser, schwammiger Körperkonstitution empfehlen.

Es scheint hier auch der passende Ort, über die Trichinenkrankheit einiges anzuführen.

Diese Krankheit wird verursacht durch die Trichinen, welche kleine, mit bloßem Auge kaum erkennbare, dünne und fadenförmige Würmchen sind, die etwa den fünften Teil einer Linie messen und von besonderen kugeligen und zitronenförmigen Kapseln verschlossen werden; die Kapseln finden sich zuweilen in ungeheuerer Masse (in einem Lot Fleisch von 1000 bis 100 000) zwischen die einzelnen Fasern des roten Fleisches trichinenkranker Schweine eingesprengt. Kommt nun etwas von solchem trichinösen Fleische ungekocht in den Magen und Darm eines Menschen oder andern Säugetieres, so fallen diese Trichinen zuvörderst aus ihren Kapseln und entwickeln sich mit großer Schnelligkeit weiter. Schon 24 Stunden nach ihrer Übertragung in den Darm sind sie geschlechtsreif, so daß die Begattung erfolgen kann; und vom 6. Tage an schlüpfen aus der weiblichen Trichine, die fast die doppelte Größe des Männchens (etwa die Größe einer Linie) unterdessen erreicht hat, die jungen Embryonen einzeln heraus. Diese neue Brut, die sogenannten Darmtrichinen, ist es nun, welche die eigentlichen Krankheitserscheinungen bedingt. Denn sie häufen sich nicht etwa nur in ungeheurer Anzahl im Darme an, sondern gelangen vom Darme her in den Blutstrom, wodurch sie sehr schnell bis in die entferntesten Teile des Körpers fortgeschwemmt werden. Ihre Haupttätigkeit entwickeln sie in den Muskeln, die sie teilweise zerstören, bis schließlich durch die Reaktion des Körpers eine Verdickung des Muskelgewebes und Ablagerung von Kalksalzen stattfindet, wodurch die Trichine eingekapselt und für das fernere Leben unschädlich gemacht wird.

Die Entwicklung solcher großen Tiermassen im gesamten Körper kann nicht ohne beträchtliche Störungen des Organismus vor sich gehen. Demnach sind denn auch die betreffenden Erkrankungen gewöhnlich sehr schwere, mitunter sogar tödlich. Die Vorboten sind öfters mit Durchfällen verbundene Darmstörungen, Erbrechen und auch Fieber. In der Epidemie in Plauen, wo über 30 Menschen ergriffen wurden, begann die Krankheit mit einem Gefühl von Zerschlagenheit und außerordentlicher Schmerzhaftigkeit der Glieder. Nach einigen Tagen trat dann meist plötzlich und über Nacht eine bedeutende Schwellung zunächst des Gesichtes ein. Die Schmerzhaftigkeit und das hinzutretende Fieber ließen den Kranken Tag und Nacht keine Ruhe. Die heftig Erkrankten konnten ihre Glieder nicht freiwillig und ohne Schmerzen strecken, sie lagen meist mit halbgebogenen Armen und Beinen wie ein Klotz im Bett. In der 2. und 3. Woche der Krankheit trat, während die leichteren Fälle allmählich in Genesung übergingen, bei den schweren noch eine allgemeine, höchst schmerzhafte Geschwulst hinzu. — Wenn auch die Trichinenkrankheit nicht stets und leicht erkannt werden kann, so scheinen doch die eigentümliche Schmerzhaftigkeit und Schwerbeweglichkeit der Glieder, sowie die besondere, schnell auftretende Gesichtsgedunsenheit und Geschwulst als charakteristische Zeichen gelten zu können. Verwechselt könnte die Krankheit im Anfange leicht mit Rheumatismus oder gar Typhus werden; eine genaue Rücksichtsnahme auf das folgende charakteristische Krankheitsbild dürfte aber wohl in den meisten Fällen das Leiden beizeiten richtig erkennen lassen: Plötzliche Anschwellung des Gesichtes, insbesondere der Augenlider, nachdem der Patient sich schon mehrere Tage wie zerschlagen gefühlt und den Appetit verloren hatte; diese Geschwulst verursacht nur Spannung, keine Schmerzen; Fieber mit sehr schnellem Pulse und reichlichem, oft übelriechendem Schweiß; Schmerzhaftigkeit und Schwerbeweglichkeit der Arme und Beine; Muskeln geschwellt und gespannt, empfindlich schmerzend bei Druck und jeder Bewegung; halbgebeugte Lage der Extremitäten, in den schlimmsten Fällen völlige Unbeweglichkeit des Körpers und höchste Empfindlichkeit desselben; Magen-Darmkatarrh mit geröteter, etwas belegter und trockener Zunge, Ödem der Füße und Schenkel, wenn das Gesichtsödem nach wenigen Tagen vergangen ist, in kurzer Zeit Hautwassersucht.

Was nun die **Behandlung** anlangt, so ist unbedingt die erste und dringendste Anzeige die Entfernung der importierten Trichinen. Ein tüchtiges Brechmittel könnte freilich zum Zwecke führen, wenn die Infektion sofort, höchstens 4—5 Stunden nach dem Genusse, entdeckt wird. Später muß man durch starke Abführmittel die Abtreibung versuchen, denen man, um die Trichinen gleich zu töten, ein sogenanntes Wurmmittel zusetzen kann. Am meisten scheint sich zu letzterem Zwecke

Cuprum aceticum oder oxydatum zu eignen. Hat die Durchbohrung der Darmwände durch die neugeborenen Trichinen und deren Wanderung in den Muskelfasern schon begonnen, so ist wenig Aussicht mehr vorhanden, dieselben durch solche Mittel noch zu erreichen und zu töten. Es bleibt dann nichts übrig, als den einzelnen Symptomen entsprechende homöopathische Mittel anzuwenden, und zwar: gegen das Gesichtsödem besonders Arsen. oder Ferrum, gegen die Muskelsteifheit und Schmerzhaftigkeit etwa Rhus Toxicod. oder Arnica, gegen die Hautwassersucht China, Helleborus, Arsen.; gegen die gastrischen Symptome Ipecac. und Puls.; bei typhusähnlichen Erscheinungen: Acid muriat. oder phosphoric., Arsen., Bryonia, Rhus Tox., China. Von großer Wichtigkeit ist es, die Kräfte des Kranken durch leichtverdauliche, kräftigere Nahrungsmittel zu erhalten zu suchen. Wenn die Kranken die 6.—8. Woche erreicht, so erholen sie sich langsam und es bleiben meist rheumatismusähnliche Schmerzen, besonders bei Witterungswechsel, zurück, welche sich oft erst nach Jahren verlieren. Für ältere Personen sind die Genesungsaussichten schlechter, während sich junge kräftige Personen schneller erholen.

Zur Vermeidung der Infektion mit trichinenhaltigem Fleisch gibt es begreiflicherweise nur eine Vorschrift, nämlich sich allen Genusses von rohem oder wenig gepökeltem und geräuchertem Schweinefleische zu enthalten. Das Mikroskop und die sogenannte Kaliprobe bieten zwar Mittel, zu erkennen, ob Trichinen im Schweinefleische vorhanden sind, allein leider sind diese dem Fleischer und der Köchin nicht zugänglich. Da ist es dann nicht zu verkennen, daß die gesetzlich eingeführte obligatorische Fleischbeschau in dieser Hinsicht große Vorteile hat. Soviel steht durch direkte Versuche fest, daß durch Kochen und starkes Pökeln und Räuchern die Muskeltrichinen in ihren Kapseln sämtlich getötet werden und somit sogar stark trichiniges Fleisch dadurch unschädlich gemacht wird. Übrigens ist überhaupt in dieser Hinsicht größere Vorsicht dringend anzuraten, denn die Schlachttiere sind nicht die einzigen Geschöpfe, welche ihre Eingeweidewürmer an die Menschen abgeben. Auch von anderen Tieren beziehen wir Schmarotzer, teils dadurch, daß wir dieselben zufällig beim Essen oder Trinken verschlucken, teils auch dadurch, daß wir Speisen genießen, welche mit den Abgängen derselben verunreinigt sind. So ist es z. B. fast zweifellos, daß der gemeine Spulwurm auf eine solche Weise in den Körper von Kindern kommt, die ja bei der Auswahl ihrer Speisen nur wenig sorgsam verfahren und bei dem Genuß von Fallobst, Wurzeln usw. leicht den einen oder den andern der ansitzenden Eier- oder Zwischenträger verschlucken können. So ist es ferner ausgemacht, daß der Hund durch enges Zusammenleben, Verunreinigung der Speisen usw. den Menschen mit einem sehr gefährlichen kleinen Bandwurm (Taenia Echinococcus) beschenken kann, der in der Leber, Lunge und anderen Eingeweiden große, dickhäutige Wasserblasen und infolgedessen den Tod hervorruft. Ebenso kommt in der Nasenhöhle des Hundes ein fast fingerlanger Schmarotzer (Pentastomum taenioides) vor, dessen Eier mit dem Sekret der Nasenschleimhaut nach außen gebracht werden und durch Beschnüffeln auf Speisen oder an die Hände des Menschen übertragen werden können. Wenn man übrigens in letzter Zeit seltener von einem epidemischen Auftreten der Trichinenkrankheit hört, so ist es dem energischen Vorgehen von Regierungen und Behörden und der Einführung von Präventivmaßregeln, namentlich der bereits erwähnten gesetzlich eingeführten „Fleischbeschau“ zu danken.

Über die von Maden- und Spulwürmern hervorgerufenen Beschwerden siehe unter den Kinderkrankheiten.

15. Hämorrhoiden

Man bezeichnet mit diesem Ausdruck die durch gestörte Blutzirkulation entstandenen Auftreibungen und knotenartigen Erweiterungen der Venen im Mastdarm, die nicht selten zerreißen und dadurch zu periodischen Blutungen Veranlassung geben (fließende Hämorrhoiden, im Gegensatz zu den blinden, wo weder Blut- noch Schleimabgang stattfindet). Schon hieraus erhellt, daß die Hämorrhoiden nur das Symptom einer anderen Krankheit sind und daß dieselben auch nur dann gründlich geheilt werden können, wenn das verursachende Hauptübel gehoben worden ist. Jede Krankheit nun, welche auf die Blutzirkulation störend einwirkt, kann zur Bildung von Hämorrhoiden Veranlassung geben; hauptsächlich sind dies nun gewisse Arten von organischen Herz- und Lungenkrankheiten, sowie chronische Leiden der Verdauung und der Unterleibsorgane. Da aber gerade viele dieser Krankheiten nicht radikal heilbar sind und sehr oft nach einer Hämorrhoidalblutung eine wesentliche Besserung des Allgemeinbefindens eintritt, so muß die Behandlung der Hämorrhoiden oft nur eine symptomatische bleiben und sich darauf beschränken, die lästigen Beschwerden zu heben, selten aber durch bloß äußere chirurgische Mittel die Venenerweiterungen vertreiben und die oft kritischen und erleichternden Blutungen gänzlich unterdrücken.

Was die radikale Heilung der Hämorrhoiden anlangt, wobei aber stets das veranlassende Grundübel berücksichtigt werden muß, so werden bei blinden Hämorrhoiden insbesondere folgende Mittel zu berücksichtigen sein: Nux vom. bei Personen, welche mehr eine sitzende Lebensweise führen oder an den Genuß von erhitzenden Getränken gewöhnt sind; wenn die Knoten sehr prall und gespannt sind, der Stuhl hart und dunkel gefärbt, bei schmerzhafter Eingenommenheit des Kopfes. Sulfur nach Nux vom., wenn dies Mittel zwar gewirkt, aber noch nicht alle Beschwerden beseitigt hat. Collinsonia canadensis, wenn der Stuhl (im Gegensatz zu Nux vom.) ohne Pressen erfolgt, hellfarbig und klumpig ist. Dabei ein Gefühl von Sand und Gries im Mastdarm und Blutandrang nach Herz und Kopf, wenn die Hämorrhoidalbeschwerden schweigen. Die Amerikaner halten Collinsonia für ein Spezifikum gegen die Hämorrhoidalbeschwerden Schwangerer. Aesculus hippocastanum, wenn der Stuhl zwar nicht verstopft, dafür aber beständig das Gefühl der Trockenheit im Mastdarm vorhanden ist und die trockenen Knoten sehr schmerzhaft sind.

Bei fließenden oder blutenden Hämorrhoiden werden besonders in Frage kommen können: Belladonna, wenn der Blutabgang mit heftigen Kreuzschmerzen verbunden ist und dem Gefühl, als sei das Kreuz gebrochen. Acid. phosphor. bei heftigem Stuhldrang oder Stuhlzwang, mit Brennen im After und großer Mattigkeit infolge des Blutverlustes (hier nach Ferrum carbon. und China).

Außerdem werden noch empfohlen Millifolium, Sabina, und von neueren Mitteln Hamamelis und Leptandra.

Für die symptomatische Behandlung mögen folgende Bemerkungen genügen.

Gegen das oft sehr lästige Jucken im Mastdarm und am After dienen am besten Aconit., Ignatia, Nux vomica, Sepia oder Sulfur; ist der Schmerz mehr brennend oder schründend, so ist Arsen.

oder Capsicum vorzuziehen. Tritt Röte, Geschwulst und Entzündung der Knoten oder deren Umgebung ein, so passen besonders Aconit., Arsen., Belladonna, Chamomilla, Ferrum phosph. oder Pulsatilla; bei heftigen Schmerzen im Bauche und Koliken: Colocynthis, Nux vom., Pulsat. oder Sulfur; bei Schleimabgang aus dem After: Antimon., Capsicum, Carbo veget., Mercur., Pulsat.

Bei häufig blutenden Knoten nützen am meisten: Belladonna und Sulfur, oder auch Aconit., Capsicum, Chamom., Kreosot. und Pulsat.; wird der Blutabgang zu stark, blutsturzartig, dann ist Ipecacuanha oder, wenn dies nicht bald hilft, Kreosot und in sehr bedenklichen Fällen kaltes Wasser oder Eis anzuwenden.

Sehr gute Dienste leisten auch kalte Waschungen des Afters und kalte Sitzbäder, die jedoch nicht zu lang ausgedehnt und zu oft genommen werden dürfen. Von Vorteil ist es besonders bei Hämorrhoiden, die zu Blutungen neigen und sich nicht gerade am äußeren Schließmuskel des Afters, sondern mehr innerlich befinden, abends vor dem Schlafengehen ein Hamamelis-Stuhlzäpfchen in den After einzuführen. Bei Entzündung der Hämorrhoiden mit großem Schmerze sind lauwarme Sitzbäder und Umschläge mit verdünnter Hamamelistinktur angezeigt, sowie die vorhin genannten innerlichen Mittel. Von großer Wichtigkeit ist es endlich für alle, die an Hämorrhoiden leiden, für einen geregelten weichen Stuhlgang zu sorgen durch Körperbewegung und eine geeignete Diät.

16. Harnbeschwerden und regelwidrige Beschaffenheit des Harns

In der Mehrzahl der Fälle wird die Harnstrenge sowohl wie die Harnverhaltung bei Erwachsenen von Blasensteinen oder von Harnröhrenverengerungen verursacht; da nun aber diese beiden Leiden wegen der Schwierigkeit der Diagnose und Behandlung allein dem Arzte und Chirurgen überlassen bleiben müssen, so können hier nur diejenigen leichteren Fälle besprochen werden, welche von anderen, nicht mechanischen Hindernissen, wie Krampf, Hämorrhoiden usw., bedingt werden.

Bei schwierigem, sehr schmerzhaftem Harnen mit heftigem Drang und geringem Abgang ist für gewöhnlich Belladonna das Hauptmittel, namentlich wenn irgend Symptome eines entzündlichen Zustandes zugegen sind; bei geringerer Schmerzhaftigkeit dagegen sind Aconit. und Pulsatilla die passenden Mittel; nur wenn ein Stoß oder Fall auf die betreffenden Teile vorausging, ist Arnica, und wenn spanische Fliegen äußerlich oder innerlich die Beschwerden verursachten, Camphora anzuwenden. Entsteht das Übel während der Schwangerschaft oder von unterdrückter Regel, so passen besonders Belladonna und Pulsatilla; kommt es von spirituösen Getränken oder jungen Bieren her, so sind Nux vomica und Pulsatilla, nach Schreck oder Ärger Aconit. und Chamomilla, nach gezwungener Zurückhaltung des Harnens beim Fahren usw. Nux vomica vorzuziehen. Große Berücksichtigung verdienen Digitalis bei Harnverhaltung mit heftig zusammenschnürenden Schmerzen in der Blase, und Eupatorium purpureum bei unausgesetztem Harnzwange und heftigem Beißen und Brennen in der Harnröhre.

Kommt unter heftigem, schmerzhaftem Drange gar kein Urin oder nur ganz wenig tropfenweise, so sind Cantharis und Mercur. anzuwenden; sind dabei Hämorrhoiden im Spiel (ein Umstand, der übrigens sehr selten wirklich vorhanden ist, weil öfter fälschlich angenommen wird), so passen Nux vomica und Sulfur. Ebenso sind Cantharis und Mercur. die Hauptmittel, wenn der Abgang blutig oder schleimig ist.

Bei zu häufigem Drang zum Harnen, ohne daß jedoch Schmerz oder Harnverhaltung dabei zugegen wäre, passen Argentum, Belladonna, Petroselin., Pulsatilla und Spigelia; bei nächtlichem Drange (Nachtharnen): Conium, Nux vomica, Belladonna; bei dem unwillkürlichen Harnabgang nachts im Schlafe (Bettpissen): Pulsatilla, außerdem auch noch Belladonna, Carbo veget., China, Hepar sulf., Plantago major, Sulfur.

Gegen den unwillkürlichen Abgang des Harns, der von einer Schwäche oder Lähmung des Blasenschließmuskels bedingt wird, sind die Hauptmittel Belladonna (bei Knaben), Causticum, Dulcamara, Plantago, Pulsatilla, Sepia (bei Mädchen) und Sulfur; spritzt der Urin infolge heftigen Hustens oder Lachens ab, so ist vorzugsweise Antimonium crudum, Ferrum und Zincum anzuwenden, infolge von heftigen Bewegungen Bryonia und Pulsatilla.

In bezug auf die Beschaffenheit des Urins selbst gelten folgende Bestimmungen, die aber natürlich nicht für sich allein, sondern nur in Verbindung mit den andern Krankheitserscheinungen einen wesentlichen Einfluß auf die Mittelwahl haben können:

Bei hellem, wässerigen Urin passen oft: Bryonia, Ignatia, Colocynthis, Arg. nitr.

Bei rotem, feurigem Urin: Aconit., Belladonna, Mercur., Phosphor., Plantago.

Bei braunem Urin: Aconit., Antim. crudum, Acid. benzoic, China, Mercur., Phosphor., Plantago, Pulsatilla.

Bei schwärzlichem Urin: Colchicum, Lycopodium, Asparagus.

Bei grünlichem Urin: Camphora, Colchicum, Jod., Magnesia carb., Rheum.

Bei trübem Urin: Antim. tartaricum, Arsen., China, Lycopodium, Mercur., Sepia.

Bei weißem, milchartigem Urin: Acidum phosph., Dulcamara, Jod., Acidum muriat.

Bei rötlichem Bodensatz: Belladonna, Graphit., Natrium mur., Pulsatilla.

Bei weißlichem Bodensatz: Calcarea, Mercur., Phosphor., Sepia.

Bei gelblichem Bodensatz: Baryt., China, Cuprum, Lycopod., Phosphor.

Bei schleimigem Bodensatz: Aurum, China, Dulcamara, Mercur., Natr. carb.

Bei faserigem Bodensatz: Acidum nitric., Cannabis, Cantharis, Mercur.

Bei sandigem Bodensatz: Calcarea, Lycopod., Natrium mur., Puls., Sep., Silicea.

Bei lehmigem Bodensatz: Ammon. mur., Arsen., China, Sassaparilla, Sepia, Sulfur.

Bei kristallartigem Bodensatz: China, Ferrum, Colocynthis, Lobelia.

Bei blutigem Urin: Arsen., Cantharis, Colchicum, Carbo veget., Hamamelis, Ipecac., Lycopod., Mercur.

Bei schleimigem Urin: Calcarea, Cantharis, Mercur., Phosphor., Pulsatilla.

Bei fettigem (Fetthäutchen-) Urin: Calcarea, Hepar sulf., Jod., Sulfur.

Bei eitrigem Urin: Cannabis, Cantharis, Clematis, Mercur., Lycopod.

Bei eiweißhaltigem Urin: Apis, Arsen., Cantharis, Colocynthis, Ferrum, Mercur., Phosphor., Colchicum, Hep. sulf.

Bei zuckerhaltigem Urin: Dulcamara, Ferrum, Jod., Ammonium, Sizygium.

Bei scharfem, wundmachendem Urin: Cannabis, Causticum, Jod., Kreosot., Mercur., Phosphor., Senega.

Bei scharfriechendem Urin: Antim. tart., Asa foet., Acid. benzoic., Phosphor., Rhodod.

Bei sauerriechendem Urin: Calcarea, Graphit., Natrium carbon., Petroleum, Sulfur.

Bei faulriechendem Urin: Calcarea, China, Acidum nitric., Phosphor., Rhododendron, Sulfur.

Rühren die Harnbeschwerden von einem akuten Blasenkatarrh her, dann ist unbedingt einige Tage Bettruhe einzuhalten, die Diät einzuschränken und besonders der Gebrauch von scharfgesalzenen, gewürzten und sauren Speisen, sowie von alkoholischen Getränken gänzlich zu meiden. Nützlich ist das Trinken von Haferschleim mit Milch und die Anwendung von warmen Umschlägen um den Unterleib. Auch ein Sitzdampfbad bringt manchmal bei schmerzhaften Urinbeschwerden große Erleichterung. Bei Harnverhaltung, die länger als 8 bis 12 Stunden dauert, ist unbedingt ein Arzt zuzuziehen, da durch Retention der Harnbestandteile im Blute lebensgefährliche Erscheinungen, wie Krämpfe, Bewußtlosigkeit usw., auftreten können.

17. Hodenentzündung und -geschwulst

Entsteht dieselbe infolge eines Stoßes oder einer Quetschung, so ist innerlich und äußerlich Arnica anzuwenden; bleibt hierbei längere Zeit etwas Geschwulst und Empfindlichkeit zurück, so paßt Conium.

Tritt sie im Verlaufe oder nach Unterdrückung eines Schleimflusses aus der Harnröhre auf, so sind Pulsatilla und Mercur. angezeigt; sollte dabei außerordentlich heftiger Schmerz mit Fieber sich zeigen, so ist es zweckmäßig, vorher einige Gaben Aconit. zu geben.

Nicht selten springt bei Ohrspeicheldrüsenentzündung (Bauerwetzel, Mumps) plötzlich die Geschwulst von der Ohrspeicheldrüse auf den Hoden; in diesem Falle wird Mercur. helfen oder auch Belladonna, wenn dabei Gehirnsymptome sich zeigen.

Gegen chronische Geschwülste und Verhärtungen der Hoden ist vorzüglich Aurum Clematis und Spongia anzuwenden, gegen Wasseransammlung in der Hodenhaut (Wasserbruch) Graphites, Jod., Rhododendron und Silicea, gegen Verkleinerung und Verschwinden (Atrophie) des Hodens Jod.

Gegen Flechten und Ausschlag am Hodensack sind Acidum nitric., Ant. crudum, Aurum und Petroleum, gegen Jucken und Brennen ohne Ausschlag Ignatia, Mercur. und Petroleum die vorzüglichsten Heilmittel.

18. Beschwerden und Unregelmäßigkeiten des Monatsflusses

Die monatliche Reinigung ist für sehr viele Frauen die Quelle mannigfacher Leiden und Beschwerden, die leider oft noch vermehrt werden durch die Unmasse beliebter, aber meist ganz nutzloser, häufig schädlicher Hausmittel und Quacksalbereien, so daß es dringend notwendig erscheint, hier für die gewöhnlichsten Beschwerden die geeigneten homöopathischen Heilmittel anzugeben. Zuvörderst kann aber nicht streng genug gerügt werden, daß hier fehlerhafte Lebensweise, namentlich unzweckmäßige Kleidung und schonungsloses Verhalten bei oder vor dem Monatsflusse, von größtem Einfluß und oft die alleinige

Ursache der lästigen, oft gefährlichen Störungen sind. Diesen Umständen, sowie namentlich auch einer unzweckmäßigen, zu reizenden Nahrung, Vernachlässigung aller körperlichen Übungen, Nachtwachen und Überreizung der Phantasie usw. ist es zuzuschreiben, daß besonders in größeren Städten die meisten Mädchen in den Entwicklungsjahren kränkeln und nur nach mancherlei Beschwerden, namentlich nach bleichsüchtigen Zuständen, einen normalen Monatsfluß erhalten. Deshalb ist bei der Behandlung dieser Beschwerden vor allem die Lebensordnung zu regeln. Ebensosehr sind aber alle treibenden Hausmittel zu vermeiden, weil sie beinahe in allen Fällen den größten Nachteil bringen; namentlich sind auch die so sehr beliebten Fußbäder nur mit großer Einschränkung und Vorsicht zu gebrauchen, weil sie in den Fällen, wo wirklicher Blutmangel die Ursache des ausbleibenden Monatsflusses ist, geradezu verkehrt und nachteilig wirken, wo aber dieser gehoben ist, meist sehr überflüssig sind.

Das Ausbleiben des Monatsflusses bei jungen Mädchen ist fast immer die Folge von Bleichsucht; deshalb gilt für die Behandlung jenes Zustandes das, was über die Heilung dieser gesagt wird. Sind die Regeln zu schwach, kurzdauernd oder zeitweilig aussetzend, so wird meist Pulsatilla nach den bei der Bleichsucht speziell angeführten Anzeigen das helfende Mittel sein; zeigen sich statt der Periode Nasenbluten oder Blutungen aus anderen Teilen mit Schwindel, Kopfschmerzen usw., so sind vornehmlich Belladonna und Bryonia anzuwenden.

Ebenso wie der erste Eintritt der Menstruation bei jungen Mädchen oft mit Beschwerden verbunden ist, so bringt auch nicht selten in den späteren Jahren deren endliches Wegbleiben krankhafte Erscheinungen mit sich. Namentlich sind es hier die Symptome von Blutwallungen, wie Herzklopfen, Kopfschmerzen, Schwindel, fliegende Hitze, welche zeitweilig eintreten und oft große Beängstigung verursachen. Außer Aconit., Belladonna, Sepia ist hier namentlich Acid. sulf. ein Hauptmittel gegen derartige Blutwallungen (sogenanntes Hitzeüberlaufen mit plötzlichem Schweißausbruch).

Gegen die heftigen Leibschmerzen bei Eintritt der Periode, Menstrualkolik (gewöhnlich auch „Krämpfe" genannt), sind die hilfreichsten Mittel Belladonna, Chamomilla, Cocculus, Coffea, Kalium carb.,

Magnesia phosphor., Nux vomica, Platina, Pulsatilla und Sepia; und zwar Belladonna besonders bei zögernder oder schwacher Regel, bei Herabdrängen im Bauche nach den Geschlechtsteilen, bei wehenartigen Schmerzen vom Kreuz nach den Schenkeln herab; bei Hitze und Röte des Gesichtes, Kopfschmerz, Schwindel; Chamomilla bei frühzeitigem und starkem Monatsfluß, heftiger Kolik mit großer Empfindlichkeit des ganzen Unterleibes bei Druck, wehenartigem Drängen vom Kreuze aus, durchfälligen Stühlen, dunklem, klumpigem Blut, blasser Gesichtsfarbe; Cocculus bei spärlichem Blutabgang, drückenden Kolikschmerzen, besonders bei Mädchen und kinderlosen Frauen vor Eintritt der Regel oder bei plötzlichem Aufhören der Regel, Übelkeit, Schwäche, Ohnmächtigkeit, Brustbeklemmung, Seufzen, Stöhnen, Angst; Coffea bei starkem Blutfluß, Gefühl im Leibe als solle er platzen oder die Gedärme zerschnitten werden, mit Außersichgeraten, Krümmen, Zähneknirschen, Schreien, Gliederwerfen, Kalt- und Steifwerden; Kalium carb. bei allgemeiner Mattigkeit, Zittrigkeit, Frösteln, Unruhe, Schneiden und Pressen im Bauch als wollte alles unten heraus, Kreuzschmerz, Stuhlverstopfung, vorzüglich bei zu früher und zu langdauernder Regel; Magnesia phosphorica bei Schmerzen von rein neuralgischem Charakter, die Schmerzen werden durch Wärme gebessert und hören nach Beginn des Flusses auf. Nux vomica bei frühzeitiger, starker und langdauernder Regel, Herumwinden, Auftreibung im Bauche, Übelkeit, Stuhlverstopfung, vergeblichem Stuhl- und Harndrang, Kopfschmerz, reizbarer, verdrießlicher und zänkischer Stimmung; bei Ziehen im Kreuz und vorzüglich wenn ein ziehender Schmerz in den Halsmuskeln nach dem Hinterhaupte vorausgeht; Platina bei starkem und langdauerndem Abgange von schwarzem, dickem Blut, Druckschmerz über den Geschlechtsteilen; Harndrang, Ängstlichkeit, Weinerlichkeit, Verzagtheit; Pulsatilla bei zögerndem, geringem Abgang von dünnem, wässerigem Blut, Schwere im Unterleibe wie von einem Stein, wehenartigem Pressen, Stuhldrang, Frostigkeit, kalten Füßen, Weinerlichkeit; Sepia bei mäßigem Blutabgang, der sich allmählich in Schleimfluß verändert und so mehrere Tage nach der Regel fortdauert, bei Kolik und Druck im Leibe, Migräne, Gliederschwere, Niedergeschlagenheit. Als neueres Mittel gegen Menstrualkolik ist Viburnum Opulus in der Urtinktur oder ersten Verdünnung von Hale empfohlen worden.

Ist der Monatsfluß mit wirklichen Krämpfen oder Zuckungen der Glieder verbunden, so eignen sich vorzüglich Coffea, Secale cornutum, Ignatia, Cuprum, Veratrum oder Cocculus zur Anwendung.

Bei übermäßig starkem Monatsfluß und bei Blutflüssen während der Schwangerschaft und bei der Entbindung sind die Hauptmittel Arnica, Belladonna, Chamomilla, China, Crocus, Ferrum, Ipecacuanha, Kreosot, Pulsatilla, Ratanhia, Sabina und Secale cornutum. In allen Fällen, die durch mechanische Anstrengung, Fall, Ausdehnung usw. entstanden sind, ist Arnica das Hauptmittel, besonders während der Schwangerschaft und der Periode. Zeigt sich, wie gar nicht selten, der Monatsfluß bei schwächlichen, angegriffenen, bleichen und blutarmen Mädchen und Weibern zu stark und zu lange oder zu oft, so ist gewöhnlich Calcarea carb. das Hauptmittel; nur muß dasselbe längere Zeit hindurch zu einigen Gaben in der jedesmaligen Zwischenzeit angewandt werden. Tritt bei oder nach der Entbindung eine übermäßige Blutung ein, so rufe man unverzüglich einen Arzt und gebe bis zu dessen Ankunft Hamamelis-Extrakt und Millefolium D 2 alle 5 Minuten im Wechsel, ferner können noch angezeigt sein: Ipecacuanha, Pulsatilla und Secale cornutum, bei Fehlgeburt Sabina und Ipecacuanha. Bei sehr bedeutendem Blutverlust, wo schon Schwindel, Ohnmachten, Kälte und Blässe der Extremitäten auftreten, sind China oder Ferrum besonders angezeigt. Bei kräftigen, vollblütigen Personen, wo die Blutung infolge von Blutandrang und allgemeiner Gefäßaufregung entsteht, sind besonders angezeigt Belladonna, Arnica, Sabina, Kreosot.; hingegen bei schwachen, erschöpften Frauen, wo die Blutung hauptsächlich durch Schwäche und Untätigkeit der Gebärmutter, sowie durch allgemeinen Mangel an Kontraktion der Blutgefäße unterhalten wird, China, Crocus, Ferrum, Pulsatilla, Secale cornutum. Bei Abgang dicken, schwarzen Blutes passen Chamomilla, Crocus, Platina, Sabina, bei hellem, wässerigem Blut Belladonna, China, Ferrum, Ipecacuanha. Zugleich ist hierbei horizontale Lage und Ruhe des Körpers unumgänglich notwendig; alle äußeren und chirurgischen Mittel außerdem sind aber, da sie nur ein Arzt oder Geburtshelfer zweckmäßig verordnen und applizieren kann, streng zu meiden. Zu vergleichen ist übrigens noch, was hierüber bei Gelegenheit der Krankheiten der Schwangeren und Wöchnerinnen angegeben ist.

Zeigt sich anstatt des monatlichen Blutflusses Schleimabgang (Weißfluß), oder tritt derselbe vor oder nach der Periode regelmäßig ein, so ist im ersten Falle besonders China und Pulsatilla, im letzteren Kreosot und Sepia anzuwenden.

19. Weißfluß

Es besteht die lästige und sehr verbreitete Krankheit in einer katarrhalischen Entzündung der Schleimhaut der Scheide oder in selteneren Fällen der Gebärmutter oder der Harnröhre, ist aber freilich dann meist erst das Symptom oder die Folge einer anderen allgemeinen krankhaften Affektion oder Disposition des Organismus. Es gibt zwar auch eine Art von Weißfluß, der ursprünglich ein rein örtliches, durch lokale Ansteckung entstandenes Leiden ist, allein von diesem sowie von dem äußerst bösartigen, der infolge von Krebs oder ähnlichen Affektionen der Gebärmutter entsteht, kann hier aus Gründen nicht die Rede sein, da seine Erkenntnis und Behandlung ärztliche Kenntnisse erfordert.

Die Krankheit kommt am häufigsten bei Frauen, die geboren haben, namentlich wenn sich bei ihnen infolge der Geburten Senkungen, Verschiebungen oder Vorfälle der Gebärmutter oder der Scheide gebildet haben, vor, nicht ganz selten jedoch auch bei unverheirateten Mädchen, sehr selten nur bei bejahrten Weibern und bei Kindern, bei letzteren meist nur infolge von Würmern oder eines anderen mechanischen Reizes. Der Ausfluß ist meist anhaltend, nur kurz vor oder nach dem Monatsfluß verstärkt, in heftigen Fällen auch den letzteren ganz verdrängend. In leichten Fällen erscheint er nur zeitweilig oder nur einige Tage vor oder nach der Menstruation. Die häufigste Ursache, namentlich bei Mädchen, sind Bleichsucht und Blutarmut oder wenigstens die zu dieser Veranlassung gebenden Dispositionen und Schädlichkeiten (s. Bleichsucht). Oft sind auch zahlreiche Wochenbetten, Onanie, Übermaß warmer Bäder, der Gebrauch von reizenden Einspritzungen und treibenden Mitteln, von Mutterringen und Feuerwärmern, zu große Stubenwärme usw., überhaupt alles, was reizend und schwächend auf das Geschlechtssystem und den ganzen Körper einwirkt, die direkte oder indirekte Ursache des Übels.

übrigens findet auch fast regelmäßig während der Schwangerschaft eine vermehrte Schleimabsonderung in der Scheide statt, welche aber, wenn sie nicht zu bedeutend wird, keineswegs zu medizinischen Eingriffen veranlassen darf.

Bei der Behandlung dieses Übels muß vor allem die Beseitigung oder Milderung der besprochenen äußeren oder inneren Ursachen berücksichtigt werden. Auch die Wahl der Arzneimittel richtet sich zum Teil mit danach. So sind bei bleichsüchtigen und Schwächezuständen vorzüglich Pulsatilla, Ferrum, Calcarea, China, Natrum mur., Phosphor. die Hauptmittel, bei entzündlicher Affektion und örtlicher Reizung Alum., Mercur. sol., Jod., Natr. sulf., Sabina, Sepia, Thuja, bei dyskrasischen und kachektischen Übeln der Gebärmutter oder anderer Organe Argent. nitr., Arsen., Kreosot., Sulfur, Graphit, bei Vorfall der Scheide oder der Gebärmutter Arnica. Nux vom., Podophyllum, Pulsatilla, Sepia.

Hinsichtlich der einzelnen Symptome gelten folgende Anzeigen.

Bei einfach schleimigem Abgange von weißer oder gelblicher Farbe passen besonders Calcarea, Natr. sulf., Platina, Pulsat.

Bei eiterartigem Abgange: Acidum nitric., China, Mercur., Natr. sulf., Sepia.

Bei dünnem, wässerigem Abgange: Alum., Ferrum, Graph., Jod., Sabina.

Bei dickflüssigem Abgange: Arsen., Bovista, Mezereum., Natrium mur., Podophyllum, Puls., Sepia, Zincum.

Bei fressendem, scharfem Abgange: Alum., Arsen., Bovista, Jod., Kreosot., Mercur., Sepia, Silicea, Sulf.

Bei übelriechendem Abgange: Acidum nitr., Kreosot., Sabina.

Bei grünlichem Abgange: Carb. veg., Kreosot., Mercur., Sabina, Sulf.

Bei blutschleimigem Abgange: Acidum nitric., China, Calc., Kreosot., Lycop.

Bei gelblichem Abgange: Arsen., Kali, Lycop., Sepia.

Bei weißem, milchartigem Abgange: Calcar., Ferrum, Lycop., Natr. mur., Natr. sulf., Pulsat., Sabina, Sepia, Silic., Zincum.

Bei großer Schwäche und Angegriffenheit: Calcar., China, Kreosot., Natr. mur., Puls., Sepia.

Bei Gesichtsblässe: Arsen., Calcar., Graphit., Natr. mur., Pulsat., Ferrum.

Bei begleitenden Kreuz- und Rückenschmerzen: Baryt., Graphit., Phosphor., Pulsat.

Bei Weißfluß vor der Regel wären in erster Reihe zu berücksichtigen: Alumina, Calcarea carbon., Graphit., Kreosot, Natr. muriat., Phosphor. und Sepia.

Bei Weißfluß während oder an Stelle der Regel: China, Natr. muriat., Pulsat., Sabina und Sepia.

Bei Weißfluß nach der Regel: Alumina, Calcar. carbon., Graphit., Hepar sulf., Jod., Kreosot, Lycopod. und Sepia. Auch Collinsonia canad. (bei hämorrhoidaler Stauung und Verstopfung) ist hier vorgeschlagen und versucht worden.

Von amerikanischen Ärzten ist auch die örtliche Anwendung (in Form von Einspritzungen usw.) der passenden Mittel, namentlich auch von Hamamelis virgin., Hydrastis canad. und Baptisia tinct. gerühmt worden. Doch sind solche Manipulationen nur dem Gutachten des Arztes zu überlassen.

Außer diesen Arzneimitteln, deren Wahl allerdings in sehr vielen Fällen keineswegs leicht ist und mit sorgfältigster Berücksichtigung aller Ursachen und Umstände geschehen muß, findet die Behandlung des Weißflusses noch eine sehr gute Unterstützung in der Anwendung von Bädern, namentlich von sogenannten Sitzbädern, ganz abgesehen davon, daß schon die Reinlichkeit ein häufiges Waschen und Baden der betreffenden Teile erfordert, damit nicht durch das Ansetzen und Festkleben von Schleim ein fortwährender neuer Reiz entsteht und unterhalten wird. Diese Sitzbäder nun sind täglich, am besten abends vor Schlafengehen, etwa 5—10 Minuten lang, zu nehmen, und es ist dabei zu sorgen, daß das Gefäß etwas tief und mit viel Wasser gefüllt ist, damit das Wasser gehörig alle affizierten Teile berühre und bespüle. Anzuempfehlen ist das Einführen eines Badespiegels in die Scheide, welcher das Eindringen des Wassers bis an die höher gelegenen Scheidenwände und an den Muttermund erleichtert und befördert. Am besten eignet sich, bis auf wenige, nur von einem Arzte zu verordnende Fälle, zu diesen Sitzbädern reines kaltes Wasser, nur muß man, um Erkältung zu vermeiden, für die ersten Male dasselbe etwas abgeschreckt, selbst lau nehmen und erst allmählich zu einer niederen Temperatur herabsteigen.

§ 10

Die Krankheiten der Haut

Hautausschläge können verschiedene Ursachen haben. Bei vielen fieberhaften Krankheiten, z. B. Masern, Scharlach usw. bildet der Hautausschlag eines der hervorstechendsten Symptome der Krankheit, seine Behandlung deckt sich dann mit derjenigen der betreffenden Krankheit. Die eigentlichen Hautkrankheiten treten teils mit, teils ohne Fieber auf, sie sind lokaler oder allgemeiner Art. Oft sind sie Äußerungen eines abnormen Stoffwechsels; es ist daher ohne weiteres verständlich, daß die vielfach noch beliebte rein äußerliche Behandlung nicht zum Ziele führen kann, ja in vielen Fällen mehr Schaden wie Nutzen stiftet. Dagegen ist bei den meisten Hautkrankheiten eine Regelung der Lebensweise von großer Wichtigkeit. Scharf gesalzene und gewürzte Speisen, Käse, fettes Schweinefleisch sind unbedingt zu vermeiden, die Flüssigkeitszufuhr ist in vielen Fällen zu beschränken, nicht selten ist auch eine rein vegetarische Diät von großem Nutzen. Die Anwendung scharfer äußerlicher Mittel, auch scharfer Seifen ist meistens nachteilig.

1. Rose (Rotlauf)

Sie befällt am häufigsten das Gesicht und den Kopf, nachdem die Füße; nicht selten verändert sie auch ihren Sitz, indem sie nach und nach die benachbarten Teile angreift, z. B. von der einen Seite des Gesichtes allmählich den ganzen Kopf überzieht. Zuweilen ist sie auch mit gastrischen Symptomen verbunden. Auch in der Nähe von Wunden und Geschwüren bildet sich häufig eine rosenartige Entzündung der Haut aus.

Fast immer ist in der gewöhnlichen glatten Rose Belladonna das Heilmittel, indem es nicht nur die Zerteilung sehr schnell bewirkt und die weitere Ausbreitung verhindert, sondern auch den zuweilen sehr heftigen

Schmerz benimmt und die bei Gesichtsrose zuweilen sehr bedenklichen Gehirnsymptome mäßigt, sowie das Überspringen der Krankheit auf die Gehirnhäute verhindert. In den wenigen Fällen, in denen dieses Arzneimittel nicht bald seine Wirksamkeit entwickelt, ist Lachesis anzuwenden.

Für die Blasenrose ist Rhus Toxicodendron das Hauptmittel; sollte durch dieses Mittel das oft unerträgliche Brennen und Jucken nicht bald gemindert werden, so geschieht dies sehr oft durch einige Gaben Euphorbium. Auch ist es hier ratsam, die aufgegangenen und nässenden Blasen mit Roggen- oder Kartoffelmehl zu bestreuen und durch diese künstliche Hautdecke die empfindlichsten Teile vor dem Reiz der Luft und anderen Einflüssen zu schützen.

Gegen die sogenannte Wanderrose, welche bald diese, bald jene Körperstelle befällt, werden Pulsatilla, auch Belladonna, Rhus Tox. oder Graphit. anzuwenden sein.

Bei etwa eintretender Eiterung wird Mercur. solub. vor allem zu berücksichtigen sein.

Bei Rose des Hodensacks, wie sie am meisten bei Schornsteinfegern vorzukommen pflegt, vornehmlich Arsen. album.

Gegen die sogenannte sekundäre Rose bei Verwundungen oder ödematösen Anschwellungen dienen Arnica, Ruta, Acid. phosph. (bei gleichzeitiger Verletzung der Knochenhaut) und Silicea (wenn der Knochen selbst mit verletzt wurde).

Gegen das Zurücktreten der Rosen werden mehrseitig Cuprum aceticum und Ipecacuanha empfohlen.

Die Neigung zu Rückfällen, die zumal bei Gesichtsrose nicht selten außerordentlich groß ist, wird am besten durch Apis, Graphit., Sulfur und Camphora gehoben. Von Wichtigkeit ist es hierbei, zum Waschen des Gesichtes nur kaltes Wasser oder höchstens eine neutrale Seife zu verwenden.

Eine gefährlichere Krankheit ist meist der Rotlauf bei Neugeborenen; hier ist für den Anfang gewöhnlich Arnica am passendsten, weil sich die Krankheit fast immer aus der Verwundung und Entzündung des Nabels entwickelt. Läßt sich die Krankheit durch dieses Mittel aber nicht in ihrer völligen Ausbildung verhindern, so ist meist Belladonna nötig. Siehe auch darüber bei den Krankheiten der Neugeborenen.

2. Gürtelrose

Diese nur selten vorkommende Krankheit besteht in kleinen oder größeren Bläschen, die sich unter heftigem Brennen und Jucken nach dem Verlauf der peripheren Hautnerven in einem schmalen (handbreiten) Streifen an einer Stelle des Rumpfes bilden und gürtelartig rings um die Hälfte desselben verbreiten. Fieberhafte und andere Symptome sind dabei nur selten anzutreffen, nur daß das äußerst heftige Brennen oft große Unruhe und Schlaflosigkeit erregt. Mitunter gehen auch dem Ausbruche heftige neuralgische Schmerzen voraus oder scheinbar rheumatische Beschwerden. Rhus Tox. und Mercur. sind in diesem Leiden die spezifischen Mittel und heilen fast stets dasselbe in sehr kurzer Zeit. Gegen die erwähnten neuralgischen Schmerzen werden Mezereum, Ranunculus bulbosus und Zincum metall. gerühmt, gegen das besonders des Nachts quälende Brennen gebe man Arsen., gegen die öftere Rückkehr des Leidens aber Graphit. Gehen die Bläschen auf und bilden sich nässende Stellen, so tut man wohl, Kartoffelmehl aufzustreuen oder Baumwolle aufzulegen.

3. Gesichtsfinnen, Mitesser

Mit diesem Ausdruck bezeichnet man die kleinen Blüten, Knötchen oder schwarzen Punkte, welche besonders auf der Stirne und an der Nase junger Leute vorkommen und weniger Beschwerden als Verunzierung veranlassen. Sie sind bedingt durch eine krankhafte Absonderung des Talgs der Hautdrüsen, welcher an der Oberfläche fest wird und dadurch den Ausführungskanal pfropfartig verschließt. Häufig entzünden sich diese Drüsen und bilden dann Eiterpusteln oder größere Knoten. Sie kommen besonders in der Jugend nach der Entwicklungsperiode vor und bereiten gerade in dieser Zeit durch die Verunstaltung des Teints den Inhabern großen Verdruß. Außerdem scheinen sie auch noch durch zu reizende Seifen, Erhitzung, Spirituosengenuß und Diätfehler begünstigt zu werden, worauf bei der Behandlung besondere Rücksicht zu nehmen ist.

Am meisten wirksam noch gegen diesen ziemlich hartnäckigen Ausschlag zeigen sich Belladonna, Calc. carbon., Pulsatilla und Sulfur, gegen die schwarzen Punkte aber Acidum nitric. und Sepia und gegen größere Eiterblüten und Knoten Antim. crudum und Mercur.

Ziemlich verwandt mit diesem Leiden ist auch der sogenannte Kupferausschlag (Kupfernase), der in einer Erweiterung der Hautvenen zuvörderst an der Nase, später auch an Wangen und Stirne besteht und bei zunehmendem Übel auch Knoten und Pusteln bildet; die Haut wird dabei blaurot und oft dick und wulstig. Dieses Übel kommt besonders bei Trinkern vor, aber auch bei solchen, bei denen durch Herz- oder Lungenleiden ein Hindernis in der Rückströmung des Venenblutes zum Herzen stattfindet.

Da es meist schon in einer materiellen Erweiterung der betreffenden Hautvenen besteht und außerdem auch noch häufig mit organischen Fehlern größerer Organe verbunden sein kann, so ist die Heilung dieses entstellenden Hautleidens begreiflicherweise sehr schwierig, oft ganz unmöglich. Carbo animalis und Conium besonders bei Trinkern; Acid. nitr. und Sulfur, vielleicht auch Arnica und Ant. cr. werden gewiß viel nützen, ebenso Thuja in passenden Fällen; auch öfters wiederholte kalte Umschläge bringen wenigstens zeitweilig Besserung und halten das Weiterschreiten auf. Neuerdings wird das Waschen mit Ergotineseife empfohlen oder die Anwendung des elektrischen Stromes nach der Methode des Prof. Lassar in Berlin.

4. Friesel und Nesselfriesel

Das akute Friesel, sowohl das rote wie das weiße, kommt meist nur im Gefolge und als Symptom einer fieberhaften Krankheit vor, z. B. des Nervenfiebers, des akuten Rheumatismus usw.; entweder ist dann dasselbe nur eine Folge eines zu warmen Verhaltens und langanhaltenden Schwitzens, und zwar dann ohne besondere Wichtigkeit und Einfluß auf die Krankheit und deren Behandlung, oder es tritt (in Leipzig allerdings höchst selten) als ein Krankheitssymptom von höchster Wichtigkeit auf, das gewöhnlich als höchst bedenkliches oder auch kritisches Moment oder wenigstens nie ohne wesentlichen Einfluß auf den Verlauf der Krankheit zu betrachten ist. Begreiflich kann es auch dann bei der Behandlung der Krankheit nicht unberücksichtigt bleiben und erfordert dann in den meisten Fällen die Anwendung von Ipecacuanha oder Arsen., und zwar paßt die erstere besonders da, wo im Verlauf einer fieberhaften Krankheit bei schwitzender Haut ohne sonstige Veranlassung Frostschauer auftreten unter Brustbeklemmung, Kurzatmigkeit, Schwindel, Zittern, Unruhe, Angst, Ohnmacht, Übelkeit; Ipec. wird hier fast immer den Ausbruch des Friesels befördern und ihn für den Verlauf der Krankheit unschädlich, oft sogar heilsam machen. Ähnlich auch Bryonia. Arsen. ist aber besonders angezeigt bei schon entwickeltem Friesel, namentlich dem weißen, bei Nervenfiebern und Puerperalfiebern, mit hervorstechenden Symptomen von Schwäche und Angst. In diesen letzteren Fällen können auch noch Valeriana und Bryonia in Betracht kommen. Bei Zurücktreten des Friesels unter Erscheinungen von Gehirnaffektion sind Apis mellif. und Belladonna angezeigt.

Das Nesselfriesel ist eine ganz gefahrlose, aber oft hartnäckige Krankheit, und besteht in plötzlich hervorbrechenden roten oder weißlichen, erhabenen Quaddeln, die furchtbar jucken und brennen und ebenso schnell wieder verschwinden, aber sehr oft wiederkehren. Sie entstehen oft nach Genuß von Krebsen, Erdbeeren, sehr fetten Speisen, oder von Berührung der Brennesseln, des Giftsumachs und giftiger Tiere; zuweilen auch ohne erkennbare Ursache. Die gewöhnlichsten Heilmittel sind hier Bellad., Dulcam., Rhus Tox., Urtica, Arsen., Apis und Pulsat. Ist es nach ungesunden, fetten Speisen entstanden, so hilft meist Pulsat. oder Arsen; nach Berührung scharfer Pflanzen Bellad., Rhus Tox., Urtica oder Bryonia; nach Berührung giftiger Tiere Arsen. oder Apis; nach Erkältung Dulcamara; nach übermäßigem Weingenuß Nux vomica oder Sulfur.

Tritt der Ausschlag mehr in der Wärme hervor, während er in der Kälte verschwindet, wird Dulcamara vorzuziehen sein, im Gegensatz zu Causticum, wo er in der Kälte eher sich verschlimmert.

Gegen chronisches und sehr hartnäckiges Nesselfriesel wird sich zuweilen auch Calcarea, Sulfur oder Lycopod. hilfreich zeigen.

Bei sehr heftigem Brennen und Jucken kann man äußerlich Rindsfett, Mohnöl oder am besten frisches Glyzerin einreiben.

5. Krätze

Dieser ansteckende Hautausschlag besteht aus kleinen Papeln, Bläschen oder Pusteln, die besonders an der Beugefläche der Glieder, zwischen den Fingern und an den Geschlechtsteilen, aber nie im Gesicht vorkommen, zu immerwährendem Kratzen veranlassen und bei Vernachlässigung größere Pusteln und Geschwüre bilden. Bekanntlich ist die Ursache dieser Krankheit eine kleine Milbe, die neben den einzelnen Papeln in einem kleinen Gange sitzt, daselbst Eier legt und so das Übel weiter verbreitet, auch die Veranlassung zur Ansteckung bei andern wird. Nur die Anwesenheit dieser Milben gibt demnach die unzweifelhafte Sicherheit für die Erkennung der wirklichen Krätze, und deren Auffindung ist folglich zur Beseitigung jeden Irrtums notwendig. Freilich ist es nur dem Geübten möglich, das Tierchen (Acarus scabiei oder Sarkoptes), das mit unbewaffnetem Auge kaum zu erkennen ist, zu finden und zu untersuchen.

Der Sarkoptes findet sich stets nur in Gängen, die einem kleinen Nadelrisse ähnlich, aber nie ganz gerade sind, sich sogar zuweilen umbiegen und hufeisenförmig zurücklaufen. Jeder Gang hat zwei Enden, deren eines der Sitz eines Bläschens ist oder eine länglich runde geschweifte Stelle zeigt als den Überrest eines Bläschens oder einer Pustel. Am entgegengesetzten Ende zeigt sich an der äußersten Spitze ein gefärbtes Körperchen, woselbst der Sarkoptes sitzt und den Gang immer weiter vorschiebt, daher die Länge der Gänge verschieden ist. Nie befindet sich demnach der Sarkoptes in der Mitte des Ganges. Sticht man nun mit einem spitzen Messerchen vorsichtig an der beschriebenen Stelle ein und bringt das Körperchen auf eine Lupe, so wird man leicht an den Bewegungen die Milbe selbst herausfinden. Der Hauptsitz der Milben ist besonders in der zarten, haarlosen Haut zwischen den Fingern und der Beugeseite des Vorderarmes, sowie in der Nähe der Geschlechtsteile; die Streckseiten der Extremitäten bleiben, wahrscheinlich wegen der daselbst befindlichen Haarbälge, fast immer, das Gesicht völlig verschont.

Um den Sarkoptesgang herum bilden sich gewöhnlich eine Menge kleiner Papelchen und Bläschen; die Pusteln entstehen erst allmählich, wahrscheinlich nur durch äußere Einflüsse. Denn je heftiger die Krätze, je größer die Unreinlichkeit und je länger die Nägel des Kratzenden, desto mehr Pusteln wird man finden.

Die Heilung dieses Übels erfordert natürlich vor allem die gründliche Tötung der Milben und deren Brut, ganz ebenso wie man z. B. bei Filz- und anderen Läusen zunächst diese vom Körper zu entfernen hat. Zahlreiche Versuche haben gezeigt, daß die Krätzmilben durch sehr verschiedenartige Mittel bei direkter Berührung schnell getötet werden, z. B. durch Schwefel, Quecksilber, Kali, Teer, scharfe ätherische Öle. Man könnte sich also zu diesem Zwecke verschiedener Einreibungen bedienen; indessen hat man doch darauf zu sehen, daß dieselben weder an und für sich gefährlich und nachteilig sind, noch auch die Haut zu sehr reizen und die Wäsche unvertilgbar beflecken. Zweckmäßig geschieht dies durch mehrmaliges kräftiges Einreiben aller befallenen Hautstellen mit Schwefelsalbe. Vor der ersten Einreibung läßt man ein warmes Seifenbad nehmen. In den gewöhnlichen Fällen sind 3—4 solcher Einreibungen, jeden Morgen mit Gewissenhaftigkeit und Nachdruck gemacht, hinreichend, um die Milbe samt ihrer Brut vollständig zu töten; innerlich gibt man schon während dieser Zeit früh und abends einen Tropfen der Schwefeltinktur oder eine Messerspitze der zweiten Verreibung. Statt der Schwefelsalbe kann man sich zur Tötung der Milben auch der schwarzen Seife, des Styrax, des Petroleums oder des Perubalsams als Einreibung bedienen; am besten reibt man dieses abends stark und reichlich in alle befallenen Stellen ein und wäscht sie erst am andern Morgen mit lauem Wasser ab. Dabei darf aber nicht aus den Augen gelassen werden, daß es auch nötig ist, die Kleider und Wäsche von den anhaftenden Milben zu reinigen, was am besten durch trockene Hitze im Backofen usw. geschieht. Ist aber auch die Milbe getötet, so muß dennoch zuweilen mit dem innern Gebrauch des Schwefels fortgefahren werden, um die Papeln, Blüten oder Pusteln vollkommen zur Heilung zu bringen und die große Reizbarkeit der Hautnerven, die sich namentlich auch durch das Fortbestehen des Juckens und Kitzelns kundgibt, zu heben; zeitweilige warme Seifenbäder werden stets die Wirkung dieses Mittels unterstützen. Bei sehr ausgebreiteter oder vernachlässigter Krätze müssen die Einreibungen mit der Salbe länger und häufiger vorgenommen werden. Ist die Krätze sehr fett und machte große Blasen, so gebe man nach Tötung der Milben durch die Einreibungen zweimal täglich eine Gabe Mercur., entweder gleich von Anfang an oder nach einigen Gaben Sulfur. Die schnelle Heilung dieser Milbenkrätze, selbst in Fällen, die nicht ganz frisch mehr sind, bringt niemals bedenkliche Folgen, im Gegenteil ist es sogar zweifellose Tatsache, daß erst durch längeres Fortbestehen und größere Verbreitung der Milben in ihren Gängen sich die Krankheit nach und nach allerdings aus einer örtlichen in eine allgemeine umwandeln und dann bei Unterdrückung durch bloß äußerliche Mittel nicht selten sehr gefährliche chronische Übel hervorbringen kann. Ebendasselbe gilt von jenen

Hautausschlägen, welche, ohne wirklich Milbenkrätze zu sein, zuweilen mit dem Namen Krätze belegt werden und häufig nur eine Folge eines inneren Leidens sind. Bei diesen sind alle äußeren reizenden und austrocknenden Mittel streng zu meiden und außer der erforderlichen Hautpflege durch Reinlichkeit nur innere Heilmittel anzuwenden. Die Behandlung dieser chronischen Hautkrankheiten erfordert wie die der sogenannten Flechten vorzüglich außer Sulfur noch Arsen., Causticum, Lycopodium, Mercur., Carbo veget., Mezereum, Pulsatilla, Graphit., Antim. crud., Rhus Toxic., Ranunc. usw., deren spezielle Indikationen aber hier nicht ausführlich angegeben werden können, da zu ihrer sicheren und richtigen Anwendung jedesmal außer den Hautsymptomen die Symptome des Allgemeinleidens berücksichtigt werden müssen. Einigermaßen zum Anhaltspunkte wenigstens mögen folgende kurze Angaben, die sich aber nur auf die Hauptsymptome selbst beziehen, dienen.

Arsen. paßt vorzüglich bei kleien- oder schuppenartigen oder jauchenden Ausschlägen mit heftigem Brennen und großer Unruhe; auch bei Geschwüren und Brandblattern.

Causticum bei großblasiger und pustulöser Krätze.

Lycopodium bei grindigem, borkigem Ausschlag mit nässenden Schrunden und wunden Hautstellen.

Mercur. bei trockener, leicht blutender Krätze oder eiternden, fressenden Pusteln mit unerträglichem Jucken, besonders in der Bettwärme.

Carbo vegetabilis bei trockenem, feinkörnigem, frieselartigem Ausschlag.

Mezereum bei frieselartigem Ausschlage mit Wundsein und unerträglichem Jucken und Brennen nachts.

Graphit. bei krustigem, fressendem Ausschlage mit feuchtenden, wunden Hautstellen.

Pulsatilla bei trockenem oder nässendem Ausschlage, besonders der Unterschenkel, mit allgemeiner Röte der umgebenden Haut und Auftreibung der Hautvenen.

Antim. crud. bei pockenartigem Ausschlage mit braunen, schwärzlichen Schorfen.

Rhus Toxicod. bei bläschen-, friesel- und blasenförmigem Ausschlage oder fressenden, nässenden, auch schuppigen Flechten.

Ranunc. bulb. bei dichten, nässenden, in größeren Schorfen zusammenfließenden Bläschen.

6. Hautjucken (Pruritus)

Es besteht in einem höchst lästigen Jucken an einem oder mehreren bestimmten Hautteilen, meist ohne jeden sichtbaren Ausschlag; am häufigsten wird es am After und an den Schamteilen, zuweilen jedoch auch auf der ganzen Hautoberfläche empfunden und nötigt zu so heftigem Reiben und Rucken, daß nicht selten wunde und nässende Stellen entstehen. Vorzüglich werden alte Leute davon heimgesucht, und zwar am meisten im Bett nach Warmwerden.

Am häufigsten wird dies Leiden durch Sulfur gehoben; nicht selten sind aber auch andere Übel damit verbunden oder gewisse Umstände, wie Würmer, Hämorrhoiden, Leberleiden usw. die Veranlassung, so daß sehr mannigfache Arzneimittel angezeigt sein können. Deshalb hier nur noch einige der gewöhnlicheren Anzeigen.

Bei fein stechendem, brennendem Jucken, wie von Flohstichen, am ganzen Körper, das besonders abends im Bett erscheint, durch gelindes Kratzen leicht von der Stelle verschwindet und an einer andern wieder zum Vorschein kommt, hilft Ignatia oder Mezereum; fängt es immer beim Auskleiden an: Nux vom. oder Arsen.; kommt es erst nach Warmwerden im Bett: Pulsatilla oder Mercur.; brennt es beim Jucken arg: Rhus Tox.; blutet es leicht bei Kratzen: Mercur. und Sulfur. Befällt es vorzugsweise den After, so paßt besonders Calcarea, Causticum, Lycop., Ignat., Sep., Sulf.; den Hodensack: Acid. nitr., Petrol., Sulf.; die Geschlechtsteile: Calcar., Caust., Carb. veg., Con., Plat., Natr. mur., Sep., Sulf. Gegen das Jucken der Alten verdienen die nächste Beachtung Arsen. und Croton.

Als unschädliche äußerliche Anwendungen können empfohlen werden: Waschungen mit Essigwasser, mit Menthol- oder Schwefelseife und Einreibungen mit Olivenöl, Lanolin, Kokosnußöl, Zitronensaft oder dergleichen. In besonders schlimmen Fällen leisten auch lauwarme Bäder mit einem Zusatze von Soda gute Dienste. Hartnäckiges Hautjucken ist zuweilen ein begleitendes Symptom der Zuckerkrankheit; man versäume deshalb in derartigen Fällen nicht, den Urin von einem Fachmanne untersuchen zu lassen.

7. Flechten

Mit diesem allgemeinen Ausdrucke bezeichnet man gewöhnlich sehr mannigfache Formen chronischer Hautkrankheiten, wie Ekzem, Herpes, Lichen, Psoriasis usw. Sie befallen meist nur einen oder einzelne Teile des Körpers, sind bald trocken, bald feuchtend und fast immer, wenn auch nicht gefährlich, doch sehr hartnäckig. Eine der häufigsten und hartnäckigsten Formen, welche meist sehr stark näßt, ist das Ekzem an den Unterschenkeln, der sogenannte Salzfluß. Die Heilung dieser sehr oft von inneren allgemeinen Krankheiten verursachten und unterhaltenen Hautleiden ist meist sehr schwierig und erfordert eine sehr genaue Beachtung aller vorhandenen Krankheitserscheinungen. Hauptmittel sind Sulfur, Mercur., Arsen., Graphit., Lachesis, Mezereum, Pulsatilla, Rhus Toxic.; die speziellen Anzeigen dieser Mittel aber für den Nichtarzt einigermaßen genau anzugeben, ist hier weder ausführbar noch ratsam; zu vergleichen ist darüber übrigens, was bei Gelegenheit der Krätze über diese Heilmittel angegeben worden ist.

8. Wundsein, Frattsein

Es kommt besonders bei Neugeborenen zwischen den Schenkeln, am Halse und in den Achselgruben, sowie bei fettleibigen Erwachsenen im Sommer oder nach starken Märschen vor. Im ersten Falle reicht oft die gehörige Reinlichkeit, regelmäßiges Baden und Trockenlegen, sowie Einstreuen von Kartoffelmehl hin, um das Übel zu heben; wenn nicht, so wird es leicht durch einige Gaben Chamomilla geheilt. In den seltenen Fällen, wo das Wundsein allgemein verbreitet ist und ein großer Teil der Oberfläche des Körpers rot, wund und nässend ist, muß Mercur. oder Lycopodium angewandt werden.

Das Wundsein bei Erwachsenen (sogenannter Wolf) wird am leichtesten durch Waschen mit verdünnter Arnikatinktur gehoben.

Das Aufliegen bettlägerer Kranker wird, wenn es nicht, wie oft bei Nerven- und Faulfiebern, ein Symptom der inneren Krankheit selbst ist, ebenfalls am besten mit verdünnter Arnikatinktur behandelt.

Von guter Wirkung sind Verbände mit Hamamelis- oder Calendulasalbe.

9. Blutschwäre, Furunkel

Bei kleinen Blutschwären, von denen sich nicht selten mehrere zu gleicher Zeit bilden, ist Arnica das beste Mittel; bei großen, wo eine sehr langwierige und schmerzhafte Eiterung statthat, ist Hepar sulf. oder auch Mercur. am passendsten. Ist die umgebende Haut sehr entzündet und schmerzhaft, so nützen einige Gaben Belladonna sehr viel. Gegen Furunkel im Nacken wäre Kali jodatum besonders zu berücksichtigen. Zur Beförderung und Beschleunigung der Eiterung ist es übrigens auch zweckmäßig, warme Umschläge von Hafergrütze oder Leinsamenmehl zu machen, während das vorzeitige Öffnen der noch nicht völlig erweichten Geschwulst mit dem Messer sehr zweifelhafte Wirkung hat.

Ist die Beule sehr groß und droht brandig zu werden (Karbunkel), so ist Arsen. anzuwenden. Namentlich bringt ein Karbunkel leicht Lebensgefahr, wenn er bei alten Personen am Nacken oder Rücken vorkommt, und verdient dann natürlich die größte Beachtung und Sorgfalt hinsichtlich seiner Behandlung. Gegen heftige Schmerzen bis zum Rasendwerden soll man Stramonium anwenden.

Gegen die krankhafte Neigung zu Blutschwären hilft am besten Sulfur. Daneben sind Waschungen mit Salizylseife zu empfehlen.

10. Freßblasen und Nagelgeschwüre

Die gewöhnlichen Freßblasen heilen sehr schnell durch einige Gaben Hepar sulfuris; namentlich wird durch dieses Mittel die weitere Verbreitung und die oft sehr lästige Neubildung solcher Freßblasen verhindert. Ist diese Blase nicht sehr gefüllt, so hüte man sich übrigens, sie aufzustechen, weil sie dann oft schneller und ohne daß die Oberhaut sich neu bilden müßte, heilt.

Die Nagel- oder Fingergeschwüre entstehen zwar meist am Nagelgliede, kommen aber auch am mittleren und unteren Teile des Fingers vor; sie sind oft mit einer sehr bedeutenden Entzündung der benachbarten Teile und außerordentlich heftigen Schmerzen verbunden und verursachen nicht selten Knochenfraß, Abstoßung eines Fingerknochengliedes oder wenigstens Steifheit und Verunstaltung des Fingers. Für die geringeren Grade, wo die Entzündung und Eiterung nur oberfächlich ist, reicht Hepar sulf. fast immer zur schnellen Heilung aus; geht die

Entzündung tiefer, erstreckt sie sich auf die Muskeln und Sehnen, so ist Mercur. das passendste Mittel, nach anderen auch Mezereum; ist der Knochen schon angegangen, so muß man nach Mercur. bald einige Gaben Silicea geben und mit diesen beiden Mitteln öfters wechseln. Solange sich die Geschwulst noch nicht geöffnet hat, ist es zweckmäßig, in unbedeutenden Fällen häufig warme Seifenbäder, bei bedeutender Eiterung aber warme Umschläge von Leinsamenmehl oder Hafergrütze zu machen. Die Öffnung der Geschwulst durch das Messer ist nur dann zuträglich, wenn die Geschwulst durchgängig erweicht und der Schmerz ganz unerträglich ist. Jedes voreilige Schneiden, sowie die Behandlung mit scharfen Pflastern und Salben gibt sehr häufig zu Vereiterungen der bösesten Art und zu Knochenfraß Veranlassung, während die passenden homöopathischen Mittel gewöhnlich sehr schnell das Übel vollständig und ohne nachteilige Folgen beseitigen. Von besonderem Interesse für den Anhänger der Homöopathie ist es, zu vernehmen, daß neuerdings der bedeutende Chirurg Prof. Bier in Berlin gegen das frühzeitige Einschneiden warnt und von seiner neu entdeckten Stauungsmethode viel bessere Erfolge gesehen hat.

Im ersten Anfange dieser Übel gelingt es nicht selten durch mehrmaliges Bepinseln der schmerzhaften Stelle mit einer starken Salpeter- oder Salzsäurelösung die beginnende Entzündung schnell zu zerteilen.

11. Frostschäden

Bei roter, aufgesprungener Haut an den Händen und Füßen mit zeitweilig sehr heftigen Brennschmerzen ist die äußerliche Anwendung der Arnikatinktur fast immer von großer Wirkung. Ist die Haut dabei aufgesprungen, rissig und sind nässende Stellen vorhanden, so muß die Tinktur mindestens mit der sechsfachen Menge Wasser verdünnt werden; ist die Haut aber unverletzt, so kann man sie weniger verdünnt, selbst ganz rein anwenden. In sehr hartnäckigen Fällen, wo die Haut bläulichrot und geschwollen, aber nicht wund und nässend ist, zeigt sich zuweilen eine schwache Lösung von Acid. nitr. in Wasser (etwa 40 Tropfen auf 15 Gramm Wasser) oder Frostsalbe (Unguentum oxygenatum) noch von besserer Wirkung. Zu demselben Zwecke dienen auch frischer Zitronensaft, Kantharidenspiritus, Petroleum mit Spiritus verdünnt als Waschwasser oder als Salbe. Bleibt nach Heilung der Schmerzen in der Geschwulst doch noch die bläulichrote Färbung der Haut zurück, so kann man Petroleum, Acid. nitr., Pulsatilla oder Agaricus muscarius innerlich anwenden. Bei sehr heftigen Schmerzen ist auch öfters Arsen. in einigen Gaben von schneller Wirkung.

Die sogenannten Frostbeulen erfordern ebenfalls meist zu ihrer Heilung den äußeren Gebrauch der Arnikatinktur und häufiger warmer Fußbäder mit Zusatz von Eichenrindeabkochung, danach Verbinden mit Frostsalbe; doch muß zugleich hier alles streng vermieden werden, was einen Druck auf die Geschwulst und die benachbarten Stellen ausüben könnte. Auch wird man hier von der inneren Anwendung von Acid. nitr., Hamamelis, Petroleum, Sulfur und Thuja oft guten Erfolg sehen, zumal wenn das Übel nicht schon zu veraltet ist. Gegen die oft zurückbleibenden Geschwüre wird Silicea empfohlen.

12. Verbrennungen

Obgleich es scheinen könnte, als wenn Brandwunden innerer Arzneimittel nur höchst selten bedürfen würden, so rufen sie doch nicht so selten allgemeine Krankheitserscheinungen hervor, welche die höchste Berücksichtigung verdienen, ja selbst lebensgefährlich werden können. So treten zuweilen, zumal bei Verbrennungen, die eine bedeutende Fläche einnehmen, sehr heftige Fieberanfälle auf, die meist Aconit., in selteneren Fällen auch Arsen. erfordern; noch häufiger stellt sich Erbrechen ein, was am leichtesten durch Ipecacuanha gehoben wird; bei großer Gemütsaufregung, Angst und Herzklopfen sind einige Gaben Ignatia am heilsamsten. Die unerträglichen Schmerzen werden oft durch Arsen. oder Causticum am schnellsten gemildert. Bei ausgebreiteter und langdauernder Eiterung tut Sulfur gute Dienste.

Was nun die äußere Behandlung anlangt, so richtet sie sich nach dem Grade der Verbrennung. Bei leichteren Fällen, wo die Oberhaut nur gerötet und nicht abgezogen ist, macht man am besten Waschungen oder Umschläge von warmem Spiritus; sind die Schmerzen aber sehr heftig, so kann man dem Spiritus einige Tropfen der Tinktur von Cantharis, Causticum oder Urtica zusetzen (10 Tropfen auf 15 Gramm Weingeist); auch dickes Seifenwasser kann man in Anwendung bringen oder eine Lösung von Höllenstein (Lapis infernalis), 3 Zentigramm (0,03) auf 30 Gramm Wasser. Verbrennungen mit Schwefelsäure erfordern Weingeist (verdünnten Spiritus). Verbrennungen mit Phosphor aber Waschungen mit Naphtha oder Äther. Innerlich soll man gleichzeitig Rhus Toxic. mit nachfolgendem Sulfur geben. Ist die Oberhaut aber verbrannt und eine wunde, nässende Fläche vorhanden, so belegt man sie mit verzupfter Verbandwatte, die man ankleben läßt und so lange neue Lagen darauf legt, als Flüssigkeit durchdringt; hat sich dann eine neue Oberhaut gebildet, so läßt sich die Watte leicht in einzelnen Stücken abziehen. Ebenso verfährt man auch bei sehr großen, reichlich gefüllten Blasen, nur daß man dieselben vorher aufstechen und möglichst rein ausdrücken muß.

Bei sehr tiefen, stark eiternden Brandwunden bedient man sich am besten einer Salbe aus Mohn- oder Mandelöl mit Eigelb, die man behutsam aufstreicht und täglich nach Reinigung der Wundfläche von neuem einbringt und mit Leinwand zudeckt. Doch ist hier am besten ärztlicher Beistand anzurufen, um möglicherweise nachteiligen Folgen ernsterer Art (z. B. bei Verbrennung der Finger einer Verwachsung derselben) vorzubeugen.

13. Geschwüre

Die Geschwüre sind aber sehr oft von inneren allgemeinen Krankheiten abhängig, die zu einer erfolgreichen Behandlung stets berücksichtigt werden müssen; es können deshalb hier nur die gewöhnlicheren Fälle angeführt und allgemeine Anzeigen in bezug auf die äußeren Eigentümlichkeiten gegeben werden.

Die häufigsten und hartnäckigsten sind die Fußgeschwüre. Sie kommen besonders bei Leuten vor, die eine stehende Lebensart führen (wie Buchdrucker usw.) überhaupt meist infolge von Krampfadern, darum auch während der Schwangerschaft oder nach vielen Wochenbetten. Die Hauptmittel sind hier Sulfur, Pulsatilla, Mezereum, Hamamelis, Arsen., Silicea, Lachesis, Mercur. sublim. u. a. m.

Pulsatilla ist ein Hauptmittel bei Fußgeschwüren infolge von Krampfadern, Auftreibung der Venen und Zurückhaltung des Blutes in den Füßen aus mechanischen und anderen Gründen, überhaupt bei Regelstörungen.

Sulfur und Mezereum passen besonders bei Geschwüren mit flechtenartiger Umgebung, heftigem Jucken, Verdauungsstörungen, bei hypochondrischen oder alten, kachektischen Personen; Arsen. bei heftigem, unerträglichem Brennen, besonders nachts im Bett, bei harten, kallösen Geschwürsrändern; Mercur. bei stark eiternden, tiefen, unreinen und mißfarbigen Geschwüren. Bei heftig brennenden Geschwüren, die leicht bluten und sehr übel riechen, ist Carbo veget. oft wirksam, sowie Lachesis bei solchen, die sehr um sich greifen und mit kleineren Geschwürchen rings herum besetzt sind.

In den meisten Fällen wird Sulfur eine günstige Heilwirkung zeigen, wenigstens auf die schmerzhaften Empfindungen eine lindernde Wirkung hervorrufen.

Natürlich ist zur Heilung dieser Fußgeschwüre eine zweckmäßige Lebensordnung, namentlich das horizontale Lagern des Fußes mit möglichster Vermeidung alles Stehens, von höchst vorteilhaftem Einflusse. Zum Verband eignet sich sehr gut frischer Rinds- oder Hammeltalg, ganz dünn auf Leinwand gestrichen, noch besser wirken Hamamelis- und besonders Calendula-Salbe; auch kalte Wasserumschläge erweisen sich in gewissen Fällen wirksam.

Nicht selten liegen auch solchen Fußgeschwüren Störungen in der Blutzirkulation zugrunde, besonders Herzfehler, worauf dann bei der Behandlung stets Rücksicht zu nehmen sein wird.

Ferner bilden sich häufig als Folge von veralteter Krätze oder von Flechten Geschwüre (sogenannter Salzfluß). Auch hier ist Sulfur ein Hauptmittel und nächst diesem Arsen., Graphit., Lachesis, Mercur., Pulsatilla, Rhus Tox., Lycopod., Natr. muriat.

Über die skrofulösen Geschwüre ist zu vergleichen, was über die Behandlung der Skrofulosis und der Drüsengeschwülste gesagt ist.

Das Aufliegen (Decubitus) bei längeren Krankheiten wird am besten durch glatte Unterlagen (Rehfelle usw.) und große Reinlichkeit verhütet und bei beginnender Rötung der betreffenden Hautstellen durch häufiges Waschen derselben mit verdünnter Arnikatinktur oder Zitronensaft. Entstehen trotzdem, wie dies bei Typhus und septischen Fiebern nicht selten ist, wunde Stellen und Geschwüre, so sind besonders Arsen., Kreosot. und Asid. nitric. angezeigt (siehe auch Seite 175).

Die kariösen Geschwüre (Knochenfraß) erfordern hauptsächlich Silicea, Mercur., Phosphor., Calcarea, Staphis., Jod. und Asa foetida; die fistulösen Geschwüre Calcarea, Phosphor., Silicea; krebsartige Geschwüre Arsen., Condurango, Conium, Lachesis, Mercur.; die brandigen Geschwüre Arsen., Carbo veget., China, Lachesis, Secale, Silicea; die schwammigen, wuchernden Geschwüre (mit sogenanntem wilden Fleisch) Acid. nitr., Arsen., Carbo anim., Lachesis, Sulfur; die fauligen Geschwüre Arsen., Carbo veget., Kreosot., Acid. mur.; die leicht blutenden Geschwüre Acid. nitr., Acid. sulf., Arsen., Carbo veget., Kreosot., Lachesis. Übrigens ist bei allen langwierigen Geschwüren stets das beste, einen homöopathischen Arzt zu befragen.

14. Balggeschwülste

Hierunter versteht man Geschwülste, welche sich in oder unter der Haut in einem besonderen, häutigen Sacke bilden und bald einen festen, bald einen weicheren oder flüssigen Inhalt haben. Sie sind meist rund, zuweilen auch gestielt, von sehr verschiedener Größe und meist ganz schmerzlos. Besonders häufig kommen sie am Haarkopf und an der Stirne vor, wo zuweilen mehrere zu gleicher Zeit gefunden werden. Obgleich sie meist keine Beschwerden verursachen, so kann man doch, zumal wenn sie bedeutend an Größe zunehmen, ihre Heilung versuchen, die nicht selten durch einige Gaben Calcarea und Silicea ziemlich schnell und radikal erfolgt; doch wird es gut sein, hier höhere Potenzen in selteneren Gaben zu verwenden. Bei Balggeschwülsten auf den Wangen kann man Graphitis und gegen die Geschwülste von mehr speckartiger Beschaffenheit Baryta carbonica versuchen, und zwar werden diese Mittel, wie auch die vorhergehenden, in selteneren Gaben höherer Potenzen zu geben empfohlen. Sollten diese Mittel erfolglos bleiben und der Patient durchaus von diesem Übel befreit sein wollen, so bleibt nichts übrig, als die Geschwulst durch das Messer oder ein Ätzmittel von einem Chirurgen entfernen zu lassen. Die Operation ist leicht und wenig schmerzhaft, nur ist dabei zu erinnern, daß es nicht hinreicht, die Geschwulst zu öffnen und deren Inhalt auszudrücken, sondern es muß durchaus der häutige Sack entweder mit dem Messer herausgeschält oder durch Ätzen und durch die dadurch verursachte Entzündung und Eiterung abgestoßen werden, weil sonst in kurzem sich die Geschwulst wieder bildet.

Eine besondere Art von Geschwülsten sind die sogenannten Überbeine (Ganglien). Es sind kleinere, meist sehr harte Geschwülste in der Nähe von Gelenken (besonders an der Hand oder dem Fuße), welche auf einer Muskelsehne aufsitzen und durch eine Ausdehnung und Ausschwitzung der dieselben umkleidenden Haut gebildet werden. Sie vergehen mitunter von selbst oder verändern wenigstens zeitweilig ihre Größe, namentlich verschwinden sie zuweilen nach einem starken Druck oder Schlag; indes ist dies öfters von bedeutender Entzündung und anderen Folgen begleitet und deshalb eine solche gewaltsame Zerplatzung (wie sie in Volke gebräuchlich ist) nicht anzuempfehlen. Oft gelingt es, durch einige Gaben Silicea und Calcarea diese Überbeine schmerzlos und dauernd zu heilen, und da, wo sich diese Mittel erfolglos zeigen, wird vielleicht Phosphor. zum Zwecke führen.

Noch eine eigentümliche Geschwulst kommt auf der Kniescheibe vor, namentlich bei Leuten, welche oft knien, wie Pflasterer, Scheuerfrauen usw. Hier bildet sich nämlich eine teigige, birnengroße, meist schmerzlose Geschwulst infolge des Druckes und der davon entstehenden Ausschwitzung, die bei fortdauernder Schädlichkeit größer werden und endlich Beschwerden im Gehen und Stehen verursachen kann. Silicea bringt hier in vielen Fällen, selbst bei sehr veralteten, in kurzer Zeit vollständige Heilung; sollte Patient aber ungeduldig werden, so rate ich Kalium jodat. D 3. Vbg. innerlich einzunehmen und äußerlich eine Salbe, aus demselben Mittel bereitet, einreiben zu lassen. Von Vorteil ist es hierbei, durch einen festen Verband einen ziemlich starken Druck auf die Geschwulst auszuüben.

15. Warzen

Diese für gewöhnlich ganz schmerz- und beschwerdelosen kleinen Hautauswüchse treten zuweilen in so großer Anzahl, meist an den Händen auf, daß sie im höchsten Grade lästig und verunstaltend werden und ihre Vertilgung deshalb begehrt wird. Unter den verschiedenen dagegen angewandten und empfohlenen Mitteln scheinen Thuja (äußerlich), Acidum nitr., Calcarea, Causticum, Rhus Toxicod. (auch äußerlich bei breiter, fleischiger Basis mit rauher Decke), Lycopodium, Sepia (gegen Fingerwarzen), Sulfur und Veratr. alb. am meisten genützt und ebenso sicher und weit unbedenklicher die Warzen zum Verschwinden gebracht zu haben als die verschiedenen Ätzmittel oder das sogenannte „Abbinden" derselben.

16. Leberflecken und Sommersprossen

Nicht selten treten die Leberflecken infolge chronischer, namentlich Unterleibsbeschwerden auf und vergehen dann meist von selbst nach der Heilung beziehentlich nach dem Aufhören dieser (wie z. B. der Schwangerschaft); in den meisten Fällen wird hierbei Sepia das passende Mittel sein. Acid. nitr., auch Lycopod., Mercur., Sulf. können berücksichtigt werden. Bleiben sie dennoch zurück oder treten sie ohne alle anderen Krankheitssymptome auf, so verschwinden sie oft durch mehrmaliges Bepinseln mit Veratrum-Tinktur. Auch Waschungen mit Sodalösung oder Schwefelbäder werden dagegen empfohlen. Hartnäckiger, aber auch ganz unschädlich sind die angeborenen Leberflecken. Einen Zusammenhang mit Leberleiden, wie man früher annahm, haben sie nicht.

Die Sommersprossen verlangen kaum arzneiliche Hilfe; nur bei übermäßigem Auftreten kann man dagegen innerlich Acid. nitr., Lycopodium oder Veratrum versuchen oder das letztere Mittel auch äußerlich anwenden. Außerdem hat man äußerlich noch Waschungen mit Zitronensaft und verdünnter Salzsäure benutzt, während Dr. Hirsch in Prag die gelben (helleren) mit verdünntem Chlorwasser (1:2), die dunkleren aber mit wässeriger Chlorkalklösung (1:10—20) behandelt.

§ 11

Allgemeine Krankheiten

1. Quetschungen, Verstauchungen und Wunden

In allen diesen durch eine äußere mechanische Gewalt verursachten Schäden, mit denen keine wesentliche Verletzung und Verwundung der Haut verbunden ist, wird die Arnica mit dem besten Erfolge äußerlich und innerlich angewandt. Ihre Heilkraft bewährt sich sowohl bei den

Ausdehnungen der Sehnen und Bänder an den Gelenken durch Fehltritt oder Fall, als auch bei den sogenannten Kontusionen der Weichteile an den Knochen, wobei durch Zerreißung der kleinen Gefäße Blutaustritt (Extravasat) mit Geschwulst und Färbung des betroffenen Teiles stattfindet. Sehr oft wird hier bei leichteren Fällen (z. B. bei den Kontusionen am Kopfe, den sogenannten Brauschen) durch den sofortigen Gebrauch dieses Heilmittels dem Blutaustritt und der Geschwulst vorgebeugt oder wenigstens die Aufsaugung des Extravasats sehr beschleunigt. Die Anwendung geschieht überall, wo die Haut unverletzt geblieben ist, am besten äußerlich durch lauwarme Umschläge mit einer Mischung von 1 bis 3 Teilen Arnikatinktur auf 3 Teile Flußwasser; zugleich muß durch zweckmäßige Lagerung oder Verband für vollständige Ruhe des betreffenden Gliedes gesorgt werden. In bedeutenden Fällen ist auch der gleichzeitige innere Gebrauch einer Verdünnung der Arnika vorteilhaft. Bei gleichzeitiger Verletzung und Verwundung der äußeren Haut muß man sich auf die innere Anwendung beschränken oder wenigstens eine ungleich schwächere Mischung äußerlich anwenden.

Nur wirkliche Gelenkverrenkungen oder Knochenbrüche verlangen unbedingt eine chirurgische Untersuchung und Behandlung; doch wirkt auch hier bis zur Ankunft der geeigneten Hilfeleistung die Arnika zur Verhütung oder Minderung der eintretenden Geschwulst sehr vorteilhaft.

So wie für die besprochenen Verletzungen an den Gliedern eignet sich die Arnika auch für ähnliche, die den Rumpf oder den Kopf betreffen, indem durch sie die nicht selten auftretenden Folgesymptome, wie Kopfschmerz, Schwindel, Betäubung, Erbrechen, Brustschmerz, Kurzatmigkeit, Husten, Blutspucken usw., entweder vermieden oder wenigstens gemindert werden. Namentlich ist sie auch gegen die Folgen von Zahn- und Augenoperationen sehr wirksam.

Betrifft die Quetschung ein drüsiges Organ, wie den Hoden oder die Brustdrüse, so ist nächst der Arnica besonders von großer Wirkung Conium innerlich angewandt; bei Quetschungen, die den Knochen oder die Knochenhaut besonders getroffen haben, ist oft Symphytum officinale ein ausgezeichnetes Heilmittel.

Bei langwierigen Beschwerden, die zuweilen nach erfolgter Heilung in einem gequetschten oder verstauchten Gliede zurückbleiben und sich besonders bei Anstrengungen oder Witterungsveränderung merklich machen, bringt Rhus Toxicodendron die beste Hilfe.

Von Ruta wissen wir, daß sie ein treffliches Mittel bei mechanischen Verletzungen des Fuß- und Handwurzelgelenks abgibt; von Ledum palustre bei einer ähnlichen Affektion des Hüftgelenks und Ferrum muriaticum des Schultergelenks.

Ebenso kann auch bei vielen Wunden alle chirurgische Hilfe entbehrt werden; nur bei sehr bedeutenden Blutungen, namentlich bei Verletzungen der Pulsadern (Arterien), wobei hellrotes Blut stoßweise herausspritzt, und bei Wunden, welche in die Brust- oder Bauchhöhle eindringen, ist sofortiges Herzurufen eines Chirurgen der Grundsatz, daß die Natur dieselben beinahe alle von selbst heilt, wenn nur äußere Schädlichkeiten abgehalten und gewisse Bedingungen erfüllt werden; hierzu gehört aber, daß man die Blutung möglichst stillt, die Wunde reinigt, bei klaffenden Wundrändern diese einander nähert und durch einen einfachen Verband äußere Schädlichkeiten abhält. Zum Blutstillen und Reinigen ist abgekochtes und wieder abgekühltes Wasser das beste; das Zusammenziehen der Wundränder geschieht durch festes Anlegen schmaler Heftpflasterstreifen oder in bedeutenderen Fällen durch die Naht; der Verband besteht meist am besten in einer nicht zu festen Einwickelung mit Mullbinden. Ganz verkehrt ist die Ansicht vieler, daß man eine Wunde „ausbluten" lassen müsse; im Gegenteil, bei allen einfachen, blutigen Schnitt-, Hieb- oder Stichwunden suche man so schnell als möglich die klaffenden Wundränder zu vereinigen (durch Fingerdruck, festen Verband) und unnötige Blutung zu verhindern. Je rascher und energischer dies geschieht, desto rascher wird die Wunde heilen. Außerdem muß noch für die bequeme Lage und Ruhe desjenigen Körperteils gesorgt werden, an welchem die Wunde sich befindet. Alle Salben, Pflaster und Balsame sind überflüssig und nicht selten schädlich und müssen wenigstens, sowie alle anderen Blutstillungsversuche, einem Arzte oder Chirurgen überlassen bleiben.

Zur Beförderung der Heilung ist auch bei Wunden die Arnica von großer Wirkung; man muß sie aber äußerlich nur sehr verdünnt anwenden, etwa 2—4 Tropfen Tinktur auf eine Obertasse Wasser, damit nicht nur durch den Weingeist die Wunde übermäßig gereizt und gestört wird. Bei bedeutenden Verwundungen ist es auch wohlgetan, die Arnika innerlich zur Verhütung des Wundfiebers anzuwenden. Tritt dasselbe heftig auf, so sind einige Gaben Aconit. am hilfreichsten. Bei Personen, die eine süchtige Haut haben, bei denen oft unbedeutende Wunden zu eitern beginnen und langsam heilen, tun oft einige Gaben Hepar sulfuris gute Dienste. Bedeutende Wunden, namentlich wenn Haut- oder Fleischverlust dabei ist, heilen meist nur durch Eiterung; aber auch diese kann durch die neuere „antiseptische" Verbandmethode oft vermieden werden.

Da durch die bakteriologischen Untersuchungen erwiesen ist, daß die Ursache der Eiterung vieler Wunden in dem Hinzutreten von mikroskopisch kleinen Lebewesen, sogenannten Bazillen, die überall vorkommen, liegt, so ist es sehr wichtig, bei der Behandlung einer jeden Wunde, und sei es die kleinste, immer die größte Reinlichkeit zu beobachten und andererseits dafür zu sorgen, daß die Wunde durch einen gutsitzenden Verband von der Luft abgeschlossen wird. Die erste Bedingung wird erfüllt durch Reinigung der Hände mit warmem Wasser und Seife, ehe man sich an einer Wunde zu schaffen macht, ferner durch Reinigung der Wunde mit abgekochtem Wasser und durch Benutzung nur ganz reinen Verbandmaterials, die zweite Bedingung kann durch jeden kunstgerecht angelegten Verband erfüllt werden. Am besten eignen sich zur Wundbehandlung reine Verbandwatte, Verbandmull und Mullbinden, die in jeder Apotheke und Drogerie zu haben sind.

2. Rheumatismus

Diese sehr häufig vorkommende Krankheit befällt meist die Muskeln, seltener die Gelenke der Glieder, kommt aber auch zuweilen in den Muskeln des Rumpfes vor, namentlich in den Muskeln des Nackens, des Rückens und der Brust. Zuweilen ist der Rheumatismus mit Fieber verbunden, wobei dann gleichzeitig oder nacheinander mehrere Gelenke von Schmerz und Geschwulst befallen werden (akuter Rheumatismus, rheumatisches Fieber, hitziges Gliederweh); öfters noch äußert er sich nur durch einen anhaltenden stetigen oder häufig wiederkehrenden Schmerz in einem Muskel ohne weitere Erkrankung des Gesamtorganismus (chronischer Rheumatismus, Gliederreißen). Die gewöhnlichste Veranlassung ist Erkältung, weshalb das Leiden bei feuchter, unbeständiger Witterung nach Durchnässung, Zugluft, ununterbrochenem Schweiß usw. am häufigsten auftritt; doch scheint es auch durch andere Umstände, namentlich durch Mißbrauch von Arzneimitteln, wie China, Quecksilber, Blei, verursacht werden zu können. Neuerdings neigt man der Ansicht zu, daß spezifische Pilze die Erreger der Krankheit sind. Begünstigt wird die Entstehung jedenfalls durch feuchte Wohnräume.

Außer den Gelegenheitsursachen, für welche später einige bestimmte Anzeigen gegeben werden, sind bei der Behandlung stets der Sitz und die Art der Schmerzen, sowie die begleitenden Symptome genau zu berücksichtigen.

Ist bei akutem Rheumatismus das Fieber heftig, mit Unruhe, Herzklopfen, Angst verbunden, dabei der Schmerz heftig und stechend oder reißend, die Geschwulst rot und sehr empfindlich gegen Berührung, so ist Aconit. vor allem passend.

Ein ausgezeichnetes Heilmittel ist Bryonia, besonders wenn der hauptsächlich stechende Schmerz mehr in den Muskeln sitzt und durch Bewegung des leidenden Teiles hervorgebracht oder vermehrt wird, bei Steifheit oder geringer Geschwulst, Verschlimmerung in der Nacht, gastrischen Symptomen, trübem, dunkelrotem Urin, saurem Schweiße.

Bei ziehenden oder reißenden, mehr nervösen Schmerzen mit dem Gefühl von Taubheit oder Lähmung des ergriffenen Teiles, Verschlimmerung in der Nacht, unruhigem Herumwerfen, zeitweiliger Besserung durch Aufsetzen und Bewegen, Frostigkeit, Verdrießlichkeit und Angegriffenheit besonders morgens ist Chamomilla anzuwenden; auch sehr zu beachten bei Rheumatismus des Oberarms und Schultergelenks.

Bei Schmerzen, die besonders die Bettwärme nicht vertragen, bei teigiger Geschwulst an den Gelenken, reichlichem Schweiß, der keine Erleichterung bringt, Kältegefühl in den ergriffenen Teilen, Verschlimmerung nachts gegen Morgen und bei kalter, feuchter Luft hilft besonders Mercurius.

Ziehen die Schmerzen und die Geschwulst schnell von einem Gelenk ins andere, werden sie in der Bettwärme und nachts schlimmer, durch Entblößung besser, ist dabei blasses Gesicht, Frösteln, Gefühl von Taubheit oder Lähmung, oder Durstlosigkeit zugegen, so ist Pulsatilla zu geben; besonders auch zu beachten bei Kindern und Frauen, bei Blutleere, großer Empfindsamkeit und Neigung zum Weinen.

Bei reißenden, spannenden oder Verrenkungsschmerzen, welche gern nach Durchnässung bei schwitzendem Körper oder nach großer körperlicher Anstrengung aufzutreten pflegen, mit Gefühl von lähmiger Schwäche und Kriebeln, die besonders in der Ruhe oder nach dem Aufstehen vom Sitzen oder Liegen heftig sind, bei roter glänzender Geschwulst mit Stichen ist Rhus Toxicodendron das beste Mittel.

Bei sehr heftigen reißenden, stechend oder ruckend-ziehenden Schmerzen mit Lähmigkeit und Kriebeln, roter entzündlicher Geschwulst allgemeiner Schmerzhaftigkeit des Körpers, Verschlimmerung vom Abend bis zum Morgen, Hitze, spärlichem, rotem oder ganz dunklem Urin bringt oft Colchicum schnelle Hilfe.

Sind beinahe alle Gelenke der Ober- und Unterglieder von reißenden oder ziehenden Schmerzen befallen mit Lähmigkeit und Zittrigkeit, werden sie zumal durch jede Erhitzung und Bewegung verschlimmert, ist dabei ein besonderes Klammgefühl in den Gliedern oder Fippern und Zucken an verschiedenen Muskelteilen bemerklich mit Rucken des Körpers im Schlafe und öfterem Aufschrecken, so ist Zincum hilfreich.

Bei Verrenkungs- oder Quetschungsschmerzen oder harter, rotglänzender Geschwulst, bei Gefühl, als wenn der leidende Teil zu hart aufläge, ist Arnica passend.

Bei stechenden, brennenden Schmerzen, die nachts und durch Bewegung sich verschlimmern, bei sehr empfindlicher Geschwulst mit glänzender, weit verbreiteter Röte, bei Blutandrang zum Kopf, Röte des Gesichts und der Augen, Pulsieren der Halsarterien ist Belladonna angezeigt.

Hat der Rheumatismus, besonders durch große Anstrengung hervorgerufen, hauptsächlich die Muskeln des Rückens und der Unterglieder befallen; sind die Schmerzen heftig und mit Krämpfen in den affizierten Teilen verbunden, dann wird Tartarus stibiatus meist schnelle Hilfe bringen. Gute Erfolge sahen wir von dem längere Zeit fortgesetzten Gebrauch von Acidum benzoicum D 2. Verreibung, besonders wenn der Urin sehr trüb ist.

Tritt während des rheumatischen Schmerzes oder nach dessen schnellem Verschwinden Unruhe, Angst, Herzklopfen, Brustbeklemmung ein, so ist sogleich Spigelia anzuwenden; indessen ist es dann jedenfalls ratsam, einen Arzt herbeizuholen, weil eine Mitleidenschaft des Herzens zu befürchten steht.

Bei langwierigen chronischen Rheumatismen sind außerdem noch besonders Causticum, Ferrum, Lachesis und Sulfur von Wirksamkeit, und zwar Causticum vorzüglich gegen Schmerzen, die in freier Luft unerträglich, im Zimmer und Bett mäßiger sind, mit völliger Lähmung oder Krümmung des ergriffenen Teiles; Ferrum namentlich gegen Schmerzen oder rheumatische Lähmung in dem Schultergelenk; Lachesis bei veralteter Steifheit oder Krümmung, besonders auch nach Mercurmißbrauch; Sulfur bei hartnäckigen Nachwehen oder Rückfällen und sehr veralteten Fällen.

Bei Rheumatismus der Gelenke mit Geschwulst ist vorzugsweise zu berücksichtigen: Acon., Arnica, Bellad.. China, Nitrum, Pulsat., Rhus Tox., Zinc.; bei Rheumatismus mit Krümmung und Steifheit: Bryonia, Caust., Lachesis, Rhus Tox., Sulfur; bei rheumatischer Lähmung: Arnica, China, Ferrum, Rhus Toxicod., Ruta; bei herumziehenden Schmerzen: Bryonia, Pulsat., Zinc.; werden die Schmerzen besonders bei und nach Bewegung vermehrt: Bellad., Bryonia, China; sind sie in der Ruhe am heftigsten: Rhus Toxicod., Rhodod., Dulcamara, Nux mosch., Lycopod., Thuja; werden sie nachts oder in der Bettwärme verschlimmert: Acon., Cham., Mercur., Pulsat., Colch., Lycopod., Rhus, Thuja.

Entstand der Rheumatismus infolge einer Durchnässung, so ist besonders angezeigt: Rhus Tox., Calcarea, Nux mosch.; ward er durch Zug oder Wind veranlaßt: Calcarea, China, Belladonna; durch trockene Kälte: Arsen., Bryon., Nux vom.; zeigt er sich bei jedem Witterungswechsel: Bryonia, Calcarea, Colch., Dulcam., Merc., Nux mosch., Phosph., Rhodod., Rhus Toxic., Veratr. Ward er durch Mercurmißbrauch verursacht, so eignet sich am besten: China, Jod., Hep. sulf., Sulfur; durch Chinamißbrauch: Arsen., Bellad., Ferrum, Pulsat., Veratrum; durch Baldrianmißbrauch: Bellad., Mercur.; durch Bleivergiftung: Bell., Nux vom.; durch Tripper: Copaiva, Mercur., Tereb., Thuja.

3. Gicht, Podagra

Die Gicht ist eine von dem Rheumatismus verschiedene Krankheit, schon dadurch, daß sie nicht wie jene hauptsächlich die Muskeln oder Sehnen, sondern ausschließlich die Gelenke, und zwar deren Bänder und Knochenenden selbst befällt und daselbst bei öfteren Anfällen knorpel- und knochenartige Verdickungen und Verwachsungen (sogenannte Gichtknoten und Kontrakturen) verursacht. Sie ist überhaupt eine allgemeine Krankheit der Ernährung, eine eigentümliche, krankhafte Blutmischung mit Überschuß von Harnsäure in demselben, wobei der Organismus die Neigung zeigt, in den Gelenken harnsaure Kristalle abzusetzen, ähnlich wie es bei der Steinkrankheit in den Nieren und der Harnblase der Fall ist. Darum ist es die Aufgabe einer vernünftigen Therapie, nicht nur die einzelnen Gichtanfälle möglichst schnell zu beseitigen, sondern die allgemeine Krankheitsanlage und krankhafte Blutmischung möglichst zu heilen.

Was nun die einzelnen Gichtanfälle anlangt, so befallen sie meist den Fuß (Podagra), und zwar gewöhnlich den Ballen der großen Zehe, die Ferse oder das Knöchelgelenk; nur im späteren Verlauf der Krankheit werden dann auch andere Gelenke, namentlich die Knie- und die Fingergelenke, ergriffen. Bei Beginn des Gichtanfalles, besonders wenn heftiges Fieber zugegen ist, bringen einige Gaben Aconit. oft große Linderung; ist die Geschwulst hart und mäßig rot mit Schmerz, als wäre das Gelenk verrenkt und Gefühl, als läge das Glied zu hart auf, so ist Arnica angezeigt; bei starker Röte und rosenfarbiger Entzündung der Umgebung, Belladonna. Bei roter glänzender Geschwulst mit heftigen Schmerzen wie in den Knochen und völliger Unbeweglichkeit ist besonders Sabina hilfreich; werden die Schmerzen ganz vorzüglich nachts in der Bettwärme heftig, so ist Ferrum, Mercur. oder Rhus Toxicod. zu berücksichtigen; gehen die Schmerzen schnell aus einem Gelenk ins andere, Pulsatilla. In diesem Falle dürfte auch Manganum aceticum in Frage kommen, zumal wenn der Schmerz wühlend ist und des Nachts oder bei Berührung oder Wetterveränderung schlimmer wird. Ferner verdienen Beachtung: Aurum muriat. (ebenso wie Silicea) bei der sogenannten Knotengicht; Causticum bei atonischer Gicht und Verunstaltung der Glieder; Jod bei veralteter Gicht mit den heftigsten

Schmerzen in den nicht angeschwollenen Gelenken. Ledum palustre wird empfohlen bei periodischen Gichtschmerzen, die gern des Nachts in der Bettwärme eintreten; soll ein Hauptmittel sein bei Kniegicht und Verkrümmungen. Acidum phosporicum bei veralteter Gicht. Bei Personen, die viel Wein zu trinken und sehr nahrhafte Kost zu genießen pflegen, passen sehr oft Aconit., Calcarea, Nux vom. oder Sulfur.

Neuere Empfehlungen sind Eupatorium purpureum, ähnlich wie Bryonia wirkend; Natrium salicylicum, Lithium carbonicum. Ferner wäre wohl auch Paeonia officinalis (Gichtrose) nicht zu vergessen.

Tritt die Gicht mehr chronisch auf oder bilden sich gar Gichtknoten oder Kontrakturen aus, so sind die Hauptmittel Calcarea, Causticum, Colchicum, Ammon. phosphoricum, Kal. jodat., Ledum, Rhododendron und Sulfur, von denen überhaupt Calcarea und Sulfur noch das meiste zur radikalen Heilung der Gichtanlage zu leisten vermögen; doch hängt hier die Mittelwahl begreiflich von mannigfachen speziellen Umständen und der Erfolg von einer zweckmäßigen Diät und Lebensordnung hauptsächlich mit ab.

Hinsichtlich der Diät ist zu bemerken, daß Gichtkranke allzu reichliche Mahlzeiten meiden und den Genuß von Fleisch und Eier möglichst einschränken müssen. Auch schwere Biere, Weine und Liköre sind schädlich. Dagegen sind Milch und Buttermilch, Obst und Gemüse, auch Salat, mit Zitronensaft bereitet, reichlich zu genießen, besonders Apfelsinen sind zu empfehlen.

Was die Lebensweise betrifft, so muß eine vorwiegend sitzende Beschäftigung vermieden werden. Tägliche Körperbewegung, womöglich im Freien, ist wichtig zur Gesundung. Besonders ist körperliche Arbeit, z. B. Holzsägen, Graben im Garten, so lange bis der Schweiß ausbricht, von großem Nutzen. Kalte Waschungen und Bäder werden meistens nicht gut ertragen, dagegen sind Sonnenbäder von oft ausgezeichneter Wirkung. Auch Trinkkuren in Karlsbad, Neuenahr, Salzschlirf leisten in chronischen Fällen manchmal gute Dienste; letzterer Ort ist bekannt durch seine lithionhaltigen Quellen, die bei der Gicht einen guten Ruf haben.

4. Hexenschuß und Hüftweh

Mit dem ersteren Ausdruck pflegt man einen meist ganz plötzlich während des Bückens oder Hebens entstehenden außerordentlich heftigen Schmerz im Kreuz zu bezeichnen, der oft jede Bewegung unmöglich macht und bei ungeeigneter Hilfe gewöhnlich 6—12 Tage anhält. Obgleich dieser Zufall für gewöhnlich rheumatischer Natur ist, so kommen doch auch Fälle vor, wo durch eine körperliche Anstrengung eine Ausdehnung eines Gelenkbandes oder wohl auch durch eine Zerreißung einzelner Muskelfasern der Schmerz verursacht wird. In letzterem Falle ist Arnica das Hauptmittel und gewöhnlich allein imstande, das Übel in 2—3 Tagen völlig zu heben, in andern Ledum. Bei öfteren Rückfällen wird Rhus Toxicod. am besten die Krankheitsdispositionen tilgen. Sind Komplikationen mit Unterleibsbeschwerden, Stuhlverstopfung, Hämorrhoiden vorhanden, so müssen Nux vomica und Sulfur angewandt werden. Nach Dr. Schüßler soll Secale cornut. D 4. Vbg. das wirksamste Mittel sein.

Außerdem kommen noch Rücken-, Kreuz- und Lendenschmerzen vor, teils rheumatischer Art, teils im Gefolge von Hämorrhoiden, Rückenmarks- und Nierenleiden und sind demnach je nach ihrer Natur von sehr verschiedener Bedeutung. Bei rein rheumatischen Affektionen der Rücken- und Kreuzmuskeln werden auch die unter „Rheumatismus" gegebenen Indikationen maßgebend sein, als besonders Arnica, Bryonia, Ledum, Rhus Tox. passen; bei Hämorrhoidalaffektion besonders Nux vom. und Sulfur. Die Folgen von Rückenmarksleiden und Nierenentartung entziehen sich einer weiteren Besprechung für Nichtärzte.

Nicht selten kommt auch infolge von Erkältungen und Durchnässungen oder venösen Stauungen in den Beckenvenen (Hämorrhoiden) und habitueller Stuhlverstopfung ein eigentümliches Hüftweh vor, das seinen Sitz nicht im Gelenk, sondern in den Hüftmuskeln oder Schenkelnerven hat und danach auch Ischias genannt wird. Hier ist meist sehr heftiger Schmerz vorhanden, der sich zuweilen bis in das Knie, ja sogar bis in die Ferse erstreckt und das Gehen oft ganz unmöglich macht. Gegen dieses Leiden sind die Hauptmittel Belladonna, Chamomilla, Colocynthis, Merc. solub., Pulsatilla und Rhus Tox., bei

Darmstörungen Natrium mur.; indessen ist auch hier eine sachverständige Untersuchung höchst notwendig, weil unter ähnlichen Erscheinungen auch eine viel gefährlichere Krankheit, eine Entzündung und Eiterung der Lendenmuskeln, auftreten kann, die zu behandeln einem Nichtarzte nicht anzuraten sein dürfte.

5. Skorbut und Blutfleckenkrankheit

Mit Skorbut bezeichnet man eine Krankheit, die auf einer eigentümlichen, wie es scheint hauptsächlich wässerigen Zersetzung des Blutes beruht und oft Folge eines ausschließlich aus gepökelten und eingesalzenen Speisen bestehenden Kost ist, weshalb sie vorzüglich auf Schiffen und an der Seeküste vorzukommen pflegt; nicht ganz selten tritt sie jedoch auch in einzelnen Fällen ohne diese Ursache auf. Sie charakterisiert sich namentlich durch bläuliches, aufgetriebenes, blutendes Zahnfleisch, durch bläulichrote Flecken auf der Haut, die durch ausgetretenes Blut bedingt sind, und durch Blutungen aller Art. Hierzu gesellen sich meist noch Gliederschmerzen, allgemeine Mattigkeit und Schwäche, gestörte Verdauung und bei heftigen Fällen selbst Fiebererscheinungen. Es ist dies Leiden sehr eng mit der sogenannten Werlhoffschen Blutfleckenkrankheit verwandt; beide beruhen offenbar auf derselben krankhaften Blutbeschaffenheit, nur daß bei dieser das Leiden sich hauptsächlich auf der Haut und bei dem Skorbut auf dem Zahnfleisch konzentriert.

Das Hauptmittel in diesen Erkrankungen ist Phosphor.; es ist stets angezeigt, wo aufgetriebenes, blutendes Zahnfleisch, Blutauswurf aus dem Mund und der Brust, Nasenbluten, rote Flecken oder Striemen auf der Haut, besonders an Armen und Beinen usw. vorhanden sind. Bei erheblichen Blutungen wirkt jedoch Natrium nitricum D 2 Verreibung, noch besser. Wo das Zahnfleisch noch mehr entartet und geradezu geschwürig und stinkend ist und sich auch außerdem Zeichen einer fauligen Zersetzung des Blutes zeigen, sind Mercur., Kreosot, Acid. nitricum oder sulfuricum angezeigt. China ist vorzuziehen, wenn das Grundübel zum größten Teile gehoben, der Kranke aber durch die Blutverluste sehr heruntergekommen ist. Nicht unversucht wären zu lassen Bryonia (wo der ganze Körper mit Blutflecken überzogen erscheint), Rhus Toxicod. (linsengroße bläuliche Blutflecken über den ganzen Körper, große Mattigkeit, öftere Blutungen aus Mund und Nase). Einige Praktiker empfehlen Kali carbonicum, und als rein empirische Mittel sind Bierhefe (auch äußerlich zu Aufschlägen) und Zitronensäure (von englischen Seefahrern gelobt) zu nennen.

Im übrigen ist es doch gut, den Beistand eines Arztes herbeizurufen, um einer leicht möglichen schlimmen Wendung der Krankheit vorzubeugen.

6. Wechselfieber (Malaria)

Diese Krankheit, die fast nur an niedrig gelegenen, feuchten, sumpfigen Orten und besonders im Frühling und Herbst vorkommt, macht einzelne, in regelmäßigem Typus wiederkehrende Anfälle; jeder dieser Fieberanfälle besteht meist aus drei Stadien, dem des Frostes, der trokkenen Hitze und des Schweißes, worauf dann der fieberfreie Zeitraum folgt, in welchem sich die Patienten gewöhnlich, wenigstens scheinbar, bis auf Mattigkeit und Schwäche, wohl befinden. Diese Fieberanfälle (Paroxysmen) kehren entweder jeden Tag, oder jeden (Tertianfieber) oder 4. (Quartanfieber), meist zu derselben Stunde, zurück. So leicht nun auch die Erkennung (Diagnose) dieser Krankheit in den meisten Fällen selbst für den Nichtarzt ist, so bietet doch ihre Heilung wegen der Unzahl von Modifikationen und begleitenden Krankheitserscheinungen nicht selten große Schwierigkeiten dar, die oft nur von einem Arzte überwunden werden können. Es können demnach hier nur die gewöhnlichen Formen berücksichtigt werden, für die sich Heilanzeigen mit Bestimmtheit angeben lassen. Was den üblichen Gebrauch der China oder des Chinins gegen die Wechselfieber anlangt, so bemerke ich gleich im voraus, daß dasselbe keineswegs für alle Formen das passende Heilmittel ist, und daß überall, wo es unpassend angewandt wird, es zwar auf einige Zeit die einzelnen Anfälle unterdrücken kann, aber durchaus die Krankheit nicht heilt, indem es dann entweder weit heftigere Rückfälle oder neue, noch bedenklichere Krankheitszustände zur Folge hat. Überhaupt muß die Regel festgehalten werden, daß diese Krankheit durchaus noch nicht als geheilt betrachtet werden kann, sobald die einzelnen Fieberanfälle nicht mehr erscheinen; solange noch Anschwellungen der Milz oder Leber, Geschwulst der Füße, Verdauungsstörungen usw. vorhanden sind, währt auch die Krankheit noch fort und kann bei der geringfügigsten Ursache zu neuen Anfällen Veranlassung geben.

China oder Chinin, dieses demnach mit Unrecht als Universalspezifikum gegen Wechselfieber gerühmte Mittel, paßt besonders bei dem dreitägigen Wechselfieber und ist nur in den Fällen wirkliches Heilmittel, wo zuvörderst eine direkte Einwirkung eines Sumpfmiasmus wirklich stattgefunden hat und außerdem eine sehr bedeutende Abspannung und Mattigkeit bei und nach den Anfällen, unruhiger, gestörter Nachtschlaf, gelbliche, fahle Gesichtsfarbe, Schmerzhaftigkeit eines oder mehrerer Rückenwirbel bei Druck, Empfindlichkeit in der Milzgegend, Gliederzittern, aufgetriebener Unterleib und sparsamer, trüber Urin mit rotem, kristallartigem Bodensatz besonders hervortreten. Die einzelnen Fieberanfälle charakterisieren sich durch Übelkeit oder Durst, Heißhunger, Kopfweh, Ängstlichkeit, Herzklopfen vor dem Froste; durch Durst gewöhnlich zwischen Frost und Hitze, oder nach der Hitze und beim Schweiße; durch Frost nach Hitze wechselnd oder durch Hitze, die erst, nachdem der Frost lange vorüber ist, eintritt.

Arsenicum ist das Hauptmittel in allen den Fiebern, wo die vegetative Tätigkeit des Organismus sehr heruntergekommen, wo Leber und Milz bedeutend aufgetrieben, heftige Magenschmerzen, wassersüchtige Anschwellungen vorhanden sind und die ganze Lebenskraft, namentlich durch Mißbrauch von Chinin, beträchtlich geschwächt ist. Die einzelnen Anfälle zeichnen sich durch Heftigkeit und lange Dauer aus, durch besonders starkes und langdauerndes Hitzestadium mit brennendem, unlöschbarem Durst und großer Gefäßaufregung, durch heftigen, langen Schweiß, der meist erst mehrere Stunden nach der Hitze ausbricht und durch mancherlei periodisch auftretende Nebenbeschwerden, wie namentlich Angst, Krämpfen, Schmerzen, Delirien und Lähmungen, die in der fieberfreien Zeit völlig verschwinden.

Ipecacuanha ist ein vorzügliches Mittel in allen Fiebern, die erst vor kurzem (oft infolge von Diätfehlern) entstanden sind und keine bedeutenden Störungen in dem ganzen Organismus verursacht haben, besonders wenn damit Magen- und Brustbeschwerden verbunden sind, namentlich: Völle und Druck im Magen nach dem Essen, Ekel, Übelkeit, Erbrechen, Durchfall, Beengung und Druck der Brust, Zusammenschnürung, Atemmangel, krampfhafter Husten. Meist kommen die Symptome nur während des Fieberanfalles zum Vorschein, besonders kurz vor oder bei der Frostperiode; selten zeigen sie sich auch während der fieberfreien Zeit, und dann wenigstens nur schwach. Der Frost, der mehr innerlich als äußerlich auf dem ganzen Körper verbreitet ist, dauert dabei lange und wird oft vermehrt durch Anwendung äußerer Wärme; Durst ist gewöhnlich beim Frost gar nicht oder nur wenig, wohl aber bei der Hitze vorhanden.

Einen ähnlichen Wirkungskreis wie Ipecac. hat Nux vomica, nur daß sie schon mehr den länger bestehenden und heftigern Fiebern entspricht, wobei sich Abmagerung, Hinfälligkeit, gelblichgraue Hautfarbe und bedeutende Störungen der Verdauung geltend machen. In den einzelnen Anfällen ist meist das Froststadium nicht scharf von dem der Hitze geschieden, so daß Frost und Hitze entweder gemischt, oder die Hitze vor dem Froste, oder äußere Hitze bei innerem Froste oder umgekehrt auftritt. Charakteristisch ist noch besonders das Verlangen der Patienten, nicht nur bei der Kälte, sondern auch bei der Hitze und dem Schweiße zugedeckt zu sein, weil sie bei der geringsten Entblößung frieren. Während des Frostanfalles sind Haut, Hände und Füße, Gesicht oder Nägel kalt und bläulich, während der Hitze aber werden häufig Ohrensausen, Backenröte und Durst (oft auf Bier) beobachtet. Gewöhnlich besteht während der ganzen Krankheit harter, träger Stuhl.

Pulsatilla paßt vorzüglich bei phlegmatischen, gutmütigen, bleichen und blutarmen Personen, besonders des weiblichen Geschlechts, mit schwacher, unregelmäßiger Regel. In den Anfällen spielt der Frost die bedeutendste Rolle, nicht sowohl durch besondere Heftigkeit, sondern dadurch, daß er länger dauert als die Hitze und auch während dieser öfters wiederkehrt. Selbst in der fieberfreien Zeit zeigt sich große Neigung zum Frieren oder wenigstens oft Kälte der Füße und Hände. Durst ist fast gar nicht vorhanden oder nur in geringem Grade während der Hitze, dagegen gewöhnlich bitterer Geschmack, Erbrechen von Schleim, Galle und besonders von Säure, sowie Schwindel, Kopfschmerz, reichlicher, wasserheller Urin.

Veratrum ist das Hauptmittel für gewisse meist bösartige (asphyktische) Wechselfieber mit großem Schwäche- und Ergriffenheitsgefühl, wirklichem Sinken der Kräfte, langsamem und schwachem Herz- und Pulsschlage, reichlichen, wässerigen Entleerungen durch Erbrechen und

Durchfall, blasser, kühler Haut und kalten Schweißen, großem Verfall und Leichenblässe des Gesichts oder bläulicher Färbung desselben. Die Anfälle selbst sind ausgezeichnet durch vorherrschende Kälte und geringe, äußerlich fast gar nicht bemerkbare Hitze, durch Durst während des Frostes und dunklem, geringem Harn. Die aufgeführten Nebenbeschwerden stellen sich fast immer nur während des Froststadiums ein.

Ignatia paßt für Wechselfieber leichteren Grades, die nach Schreck, Ärger, Furcht bei sensiblen, reizbaren Personen entstanden sind. In den Anfällen wechseln bald Frost und Hitze sehr schnell miteinander ab, bestehen sogar zuweilen nebeneinander oder nehmen nur einen Teil des Körpers ein, so daß z. B. bei der Hitze kalte Füße zugegen sind; der Durst ist nur beim Froste bemerklich; die Kälte läßt sich leicht durch äußere Wärme mindern. Die fieberfreie Zeit ist bis auf etwas Mattigkeit ohne alle Beschwerden.

Ferrum ist angezeigt besonders nach Chininmißbrauch bei großer, lähmiger Schwäche, Geschwulst und Härte der Leber und Milz, Auftreibung des Unterleibes, Geschwulst der Füße, Blässe der Lippen, des Zahnfleisches und des Gaumens, Nonnengeräusch an den Halsvenen (einem Zeichen von Blutarmut). Dabei sind die Anfälle begleitet von Blutaufsteigen nach dem Kopfe, Schwindel, Kopfschmerz, aufgetriebenen Adern, Gedunsenheit um die Augen herum, Drücken im Magen und Unterleibe schon nach wenig Essen, oder Erbrechen der Speisen und Spannung im Leibe, die kurzatmig macht.

Natrium muriaticum paßt für veraltete Fieber oder öftere Rückfälle mit Knochenschmerzen, gelber Gesichtsfarbe, bitterem Mundgeschmack, Geschwürigkeit der Mundwinkel, großer Schwäche. Im Froste oder noch mehr in der Hitze unbesinnliches Daliegen, eine Art Schlaf und Verdunkelung des Gesichtssinnes.

Capsicum ist von entschiedener Wirkung bei Frost und Kälte mit spät, vielleicht 14 Stunden darauf folgendem Schweiße, ohne dazwischenfallende Hitze, oder wenn die Hitze dem Froste vorangeht. Dabei ist der Durst nur während des Frostes bedeutend und während der Hitze innen und außen heftiges Brennen, schleimig brennende Durchfälle, viel Beschwerden von Schleim im Mund, Hals und Magen und Unerträglichkeit jeden Geräusches.

Außer den vorgenannten Mitteln sind noch gegen die verschiedenen Wechselfieberformen in Gebrauch gezogen worden: Apis (bei vorwaltender Frostempfindung); Aranea diadema (bei Fiebern und Wechselfiebern mit beständigem und vorwaltendem Frost unter bedeutender Milzanschwellung); Carbo vegetabilis (besonders bei solchen Fiebern, die durch Mißbrauch der Chinarinde hartnäckig geworden sind; bei periodisch wiederkehrenden profusen Schweißen mit nachfolgendem Frost); Chelone glabra (bei Malariakachexie, wenn die Milz sehr vergrößert ist); Eucalyptus globulus (besonders in Tertianfiebern von Hale mit sehr guten Erfolgen angewandt); Gelsemium sempervirens (bei Trockenheit der Schleimhäute, nervöser gereizter Gemütsstimmung und Schlaflosigkeit); Rhus Toxicodendron (bei Erkältungen nach Durchnässung; bei Gliederschmerzen und Kopfweh mit Schwindel während des Frostes; bei Kribbeln und Lähmigkeitsgefühl in den Gliedern; bisweilen mit Nesselausschlag oder Gelbsucht).

7. Bleichsucht (Chlorose)

Obgleich die Blutarmut, das Grundleiden der Bleichsucht, gerade in der Jetztzeit sehr häufig als Neben- oder Folgesymptom ganz verschiedener Krankheiten erscheinen kann, so muß die Bleichsucht, wie sie namentlich bei jungen Mädchen in den Entwicklungsjahren sich sehr oft darstellt, doch als eine selbständige Krankheit betrachtet und hier behandelt werden. Ihre auffallendsten Erscheinungen sind: blasse, fast grünliche Hautfarbe, weißliche und blutleere Färbung der Lippen, des Zahnfleisches, des Gaumens und der inneren Augenlider; große Muskelschwäche und Kraftlosigkeit; kalte Extremitäten und Neigung zu frieren; Kurzatmigkeit und Herzklopfen nach jeder Körperbewegung; Verdauungsbeschwerden, namentlich Abneigung gegen Fleisch und Milch; Ausbleiben oder Unregelmäßigkeiten des Monatsflusses; Weißfluß; Kopfschmerzen; Energielosigkeit und Depression des Gemütes. Das sicherste Symptom ist das sogenannte „Nonnengeräusch", ein eigentümliches Sausen und Brausen, das an den großen Halsadern vermittelst des Hörrohrs sehr deutlich gehört wird.

Bei der Behandlung dieser Krankheit ist die Anordnung einer passenden Diät und Lebensweise mit eine Hauptsache. Da die Blutarmut eine Folge des mangelhaften Ersatzes und der ungenügenden Bereitung des

Blutes ist, so müssen vor allem, nachdem die Verdauungsorgane wieder in gehörige Tätigkeit gebracht worden sind, leicht verdauliche, aber kräftige und blutmachende Nahrungsmittel dem Körper zugeführt werden, also frische Gemüse, Haferpräparate, mäßig Hülsenfrüchte, Obst, Nüsse, Honig neben Fleisch, Eiern und Milch. Indessen ist es ein Irrtum oder eine Übertreibung der Jetztzeit, anzunehmen, daß die Bleichsucht und die Blutarmut immer nur die Folge von ungenügender Ernährung, also eine Art Darbekrankheit sei. Es ist sicher, daß sie viel öfter nicht infolge zu geringer Nahrungszufuhr, sondern infolge mangelhafter Verwertung und Assimilation des Zugeführten entsteht und besteht. Es ist deshalb verkehrt, wenn manche Ärzte ihren Patientinnen Massen von Eisen und Fleisch einpredigen, bevor deren Magen und Darmkanal imstande ist, nur ein kleines Bruchteil davon richtig zu verdauen und zu assimilieren, und die durch eine überreichliche Zufuhr von Eisen in den verschiedensten Gestalten das fehlende Blut zu ersetzen vermeinen. Vielmehr ist vor allen Dingen auf eine naturgemäße Lebensweise das Hauptgewicht zu legen. Die Entfernung aller beengenden Korsetts und Gürtel, welche die Blutzirkulation im Unterleibe stören, muß allen bleichsüchtigen Mädchen und Frauen zur Pflicht gemacht werden; für geregelte Stuhlentleerung muß gesorgt werden; Bohnenkaffee und saure und scharfgewürzte Speisen sind zu meiden; für gesunde Luft im Wohn- und Schlafzimmer bei Tag und bei Nacht, für Reinlichkeit, besonders der Geschlechtsteile, für geregelte tägliche Körperbewegung (Atemübungen) und Beschäftigung muß gesorgt, dagegen allen Gemütsbewegungen und Überreizungen möglichst vorgebeugt werden. Unter den Arzneimitteln sind vor allem die wichtigsten Pulsatilla, China, Calcarea und Ferrum. Pulsatilla besonders im Anfang der Behandlung, wenn die Verdauung sehr daniederliegt und nicht imstande ist, brauchbare Stoffe dem Blute und Körper zuzuführen; China bei wirklicher körperlicher Schwäche mit großer Reizbarkeit, besonders infolge schwerer Krankheiten und Säfteverluste; Calcarea bei großer Schwäche, nervöser Angegriffenheit, Blutwallungen, Herzklopfen, Rückenschwäche besonders im Sitzen, schwammiger Fettheit oder Gedunsenheit des Körpers, Ekel vor Fleisch und warmen Speisen, Verlangen nach Scharfem und Saurem, Magensäure, Migräne; Ferrum, wenn durch Pulsatilla die Organe des Körpers zum Ersatz der verloren gegangenen Blutbestandteile fähig gemacht worden sind. Jedenfalls muß aber das Eisen eine längere Zeit hindurch und in stärkerer Gabe (2—3 Tropfen der Tinktur oder 1. Dez.-Verdünnung) gegeben werden. Sehr zu warnen ist aber vor dem Gebrauch des Eisens in allen den Fällen von Bleichsucht, die auf Skrofulosis beruhen; unheilbare Lungentuberkulose ist hier nur zu häufig die sicherste Folge von Eisenmitteln.

In Fällen, wo die Bleichsucht nur durch große Blutverluste und andere Entziehungen verursacht ist, wird außer Ferrum besonders China sehr wohltätig wirken, und ebenso bei übergroßer Reizbarkeit und Schwäche der Nerven Ignatia.

Tatsache ist es, daß einzelne Fälle dieser Krankheit auch noch anderer Heilmittel bedürfen, wie Arsenicum, Natrium muriaticum, Phosphorus, Platina, Sulfur, Chamomilla; ferner Apis (bei aufgedunsenem, blassem Gesicht und ödematösen Anschwellungen), Plumbum (in den Fällen von Bleichsucht, die sich durch beschwerliche Kurzatmigkeit, Stuhlverstopfung, Ödem der Füße und große Muskelschwäche auszeichnen); indessen sind dann diese überhaupt nicht für Nichtärzte passend; weil wegen möglicher Kombinationen mit Herz- und anderen Krankheiten schon die Untersuchung tüchtige medizinische Kenntnisse erfordert und vollends die Behandlung oft sehr schwierig und mißlich wird.

8. Krämpfe

Man bezeichnet mit diesem Ausdruck, der im gewöhnlichen Leben sehr oft mißbräuchlich benutzt und mit anderen Erscheinungen verwechselt wird, einen krankhaften Zustand im Nervensystem, welcher sich durch unwillkürliche und unregelmäßige Bewegungen einzelner Muskeln oder ganzer Muskelgruppen und Glieder (Zuckungen, Konvulsionen, Zusammenziehungen) zu erkennen gibt. Es geht schon hieraus deutlich hervor, daß Krämpfe keine selbständige Krankheit, sondern nur ein Krankheitssymptom sind, und zwar ein Symptom, das bei verschiedenartigen Krankheiten auftreten kann, indem verschiedene Ursachen, wie übermäßige Reizbarkeit des Nervensystems, Ausschwitzung und Entzündung im Gehirn, mechanischer Druck oder Verletzung einzelner Nervenstämme, mangelhafte Ernährung der Nervenmasse durch entmischtes oder wässeriges Blut usw. diese eigentümlichen Erscheinungen hervorrufen. Deshalb ist auch die Bedeutung und Gefährlichkeit der Krämpfe je nach den Umständen sehr verschieden und ebenso auch natürlicherweise ihre Behandlung und Heilung, und es würde überhaupt ungerechtfertigt sein, ihnen hier ein besonderes Kapitel zu widmen, wenn nicht gerade einzelne bestimmtere und konstant bleibende Formen dieser Krankheit ziemlich häufig auftreten, deren Behandlung auch dem Nichtarzte möglich und wünschenswert sein muß.

Das Kindesalter überhaupt, namentlich aber das Säuglingsalter, ist wegen seiner besonderen Reizbarkeit des Nervensystems zu Krämpfen vorzüglich disponiert, und verhältnismäßig sehr geringe Umstände, wie Zahn- und Wurmreiz, Verdauungsbeschwerden, Erbrechen, Schreck und Furcht sind bei ihm imstande, Krampfanfälle hervorzurufen. Über diese wird später unter den Kinderkrankheiten besonders gesprochen werden.

Krämpfe bei Erwachsenen (abgesehen von Epilepsie, Veitstanz und Starrkrampf) sind meist, zumal bei sensiblen und hysterischen Frauen, ungefährlich und bedürfen kaum während des Anfalles selbst einer arzneilichen Hilfe. Namentlich gilt dies von den Lach- und Weinkrämpfen Hysterischer, da es hauptsächlich hier nur auf Heilung oder Minderung der übermäßigen allgemeinen Reizbarkeit und Empfindlichkeit ankommt; in sehr heftigen oder anhaltenden Anfällen indessen ist es oft zweckmäßig, Hyoscyamus, Platina oder Stramonium anzuwenden. Gegen die Krampfanfälle infolge von Schreck oder Furcht ist auch bei Erwachsenen Opium und zuweilen Ignatia das hilfreichste Mittel.

Die Wadenkrämpfe sind, abgesehen von den bei der Cholera vorkommenden, ganz ungefährlicher und leichter Natur, nur daß sie zuweilen, zumal nachts im Bett, höchst lästig und schmerzhaft sind; ganz gleicher Art sind die in den Sohlen und andern Muskelpartien der Extremitäten vorkommenden Krämpfe. Sie werden am schnellsten beseitigt durch starkes Ausstrecken oder Anstemmen des Beines oder durch Streichen der zusammengezogenen Muskeln mit einem eisernen Schlüssel. Als Verhütungs- und Heilmittel dient bei häufigem Erscheinen am besten Ferrum, Sulfur, Secale corn. oder Veratrum. Außerdem sind Einreibungen mit Kampferspiritus oder Arnikaöl zu empfehlen. Da die Kälte der Leinwand den Krampf vermehrt, müssen besonders alte Leute, die an Wadenkrampf leiden, für Erwärmung des Bettes durch einen Wärmstein Sorge tragen.

9. Epilepsie

Obgleich die Behandlung dieser Krankheit gerade oft eine der schwierigsten ist und der Arzt nicht selten die größte Sorgfalt und Aufmerksamkeit anwenden muß, um teils die höchst mannigfaltigen Dispositionen und Ursachen der Krankheit auffinden zu können, teils auch in scheinbaren Nebenerscheinungen und Kleinigkeiten einen Anhaltspunkt für die Mittelwahl zu entdecken, so bietet doch die Homöopathie für einige Arten dieser Krämpfe, namentlich bei Kindern, so bestimmte Heilanzeigen und so sichere Erfolge, daß auch der Nichtarzt über dieselben unterrichtet sein sollte, um im passenden Falle erfolgreich einschreiten zu können.

Zuvörderst diene als Hauptregel, daß für gewöhnlich im Anfalle selbst kein Arzneimittel angewandt werden darf, weder innerlich noch äußerlich, und daß man dafür zu sorgen hat, daß der Patient zweckmäßig gelagert ist, sich durch Herabfallen oder Anschlagen nicht verletzen kann und durch Kleidungsstücke irgendwie nicht beengt oder gedrückt wird. Erst wenn der Anfall vorüber, ist es Zeit, das passende Arzneimittel zu geben; denn die homöopathische Behandlung bezweckt nicht nur den einzelnen Anfall abzukürzen oder zu mildern, sondern möglichst die Wiederkehr desselben zu verhüten, also die Krankheit radikal zu heben.

Für nicht lange bestehende Epilepsie, zumal bei jungen Personen, wenn sie infolge von Schreck entstanden ist oder wenn durch heftige Gemütsbewegung ein Anfall leicht hervorgerufen wird, ist **Ignatia** das Hauptmittel. Besonders paßt sie für sensible, überreizte, ängstliche, schreckhafte Individuen mit schnell veränderlicher Gemütsstimmung und Ausgelassenheit in Freude und Schmerz, ebenso im reiferen Alter für Ehelose und geschlechtlich Unbefriedigte.

Wenn die Gesichtsfarbe öfters wechselt, der Kopf nach rückwärts gebeugt ist, dabei Schlundkrämpfe, Gähnen, Seufzen, Zuckungen einzelner Körperteile, Lach- und Weinkrämpfe vorkommen, da ist Ignatia an ihrem Platze.

In Fällen, durch ähnliche Ursachen veranlaßt, paßt auch zuweilen **Opium**, besonders wenn sie von langanhaltendem betäubtem Schlaf begleitet sind, mit dunkelrotem, gedunsenem Gesicht, langsamem, schnarchendem Atem, langsamem, oft aussetzendem Pulse und Zuckungen im Gesicht.

Das dritte Hauptmittel für frische Fälle ist Belladonna; sie ist besonders geeignet für vollsaftige, zu Gehirnkongestionen geneigte Personen bei bewußtlosem Daliegen oder plötzlichem Auffahren aus dem Schlaf mit Geschrei und Furcht, Erneuerung der Zufälle bei Berührung, bei Schlund- und Schlingkrämpfen, bei verdrehten, stieren Augen mit erweiterter Pupille, bei vollem, hartem, schnellem Pulse.

Cuprum ist zu empfehlen, wenn die Zuckungen allmählich an den Fingern oder Zehen beginnen, mit Zusammenziehen der Daumen, Speichelfluß, häufigem Harnabgang und Wiederkehr der Anfälle des Nachts in bestimmten (monatlichen) Pausen und nach der Regel.

Lachesis ist angezeigt bei Anfällen, denen Gedankenlosigkeit, Schwindel, ein eigentümliches Gefühl, Kälte der Füße, Herzklopfen, Aufstoßen, Aufblähung vorangeht und Schleimanhäufung im Mund und Hals, Harndrang und unwillkürlicher Harnabgang und sehr tiefer Schlaf nachfolgt. Erwähnenswert wäre noch Cina infolge von Wurmreiz (ebenso wie Silicea), Hyoscyamus (ähnlich wie Belladonna und Opium), Stramonium (ein sehr wichtiges Mittel, namentlich auch bei dem kleinen und großen Veitstanz), Zincum metall. und besonders Zinc. cyanat. (bei Kinderkrämpfen, die vom Gehirn ausgehen), und von neueren Mitteln besonders Rana bufo, Oenanthe crocata und Cicuta virosa.

Bei chronischer, veralteter Epilepsie sind Sulfur und Calcarea die vorzüglichsten Mittel; Sulfur besonders, wenn dem Anfall die Empfindung vorausgeht, als liefe eine Maus durch die Muskeln von unten nach oben; Calcarea besonders bei Anfällen, die nachts auftreten (ebenso wie Opium). Übrigens wird hier in den meisten Fällen eine erfolgreiche Behandlung nur von einem sachverständigen Arzte erzielt werden können.

Bei Kindern sind nicht selten Würmer die Ursachen der Epilepsie und dann natürlich die hierauf bezüglichen Heilmittel besonders anzuwenden; überhaupt ist bei Kindern fast immer mehr Aussicht auf radikale Heilung als bei Erwachsenen.

Von großer Wichtigkeit sind Diät und Lebensweise. Bereits Hippokrates warnte gegen eine sitzende Lebensweise und empfahl fortwährenden Aufenthalt im Freien als Heilmittel gegen Fallsucht. Ungeregeltes Leben, Gemütserregungen, Aufregungen aller Art, zu große Geistesanstrengungen müssen vermieden werden. Der Genuß von Kaffee, Tee, alkoholischen Getränken und von Tabak ist streng verboten, während der Fleischgenuß möglichst einzuschränken ist. Wenn möglich, halte der Kranke ein bis zwei Jahre eine streng vegetarische Diät ein, wobei jedoch Milch und Eier erlaubt sind. Kinder, die an Fallsucht leiden, dürfen sich beim Lernen nicht überanstrengen, ein langdauernder Aufenthalt auf dem Lande oder am Meere ist ihnen fast immer von großem Nutzen.

10. Starrkrampf und Kinnbackenkrampf

Der Starrkrampf ist stets nur ein Symptom oder Folge einer anderen Krankheit, meist einer Verwundung oder Vergiftung, seine Behandlung deshalb auch keinesfalls eine solche, daß sie von einem Nichtarzte unternommen werden könnte. Die Hauptmittel für diese höchst gefährliche Erscheinung sind: Angustura, Belladonna, Camphora, Cicuta virosa, Hypericum, Ipecacuanha, Moschus, Opium, Platina, Secale und Stramonium.

Ganz dasselbe gilt auch von dem Kinnbackenkrampf, der ebenfalls nur als ein neues, und zwar sehr gefahrdrohendes Symptom zu einer schon bestehenden Krankheit hinzutritt. Hier sind meist Belladonna, Camphora, Hyoscyamus, Hypericum, Ignatia oder Veratrum angezeigt.

11. Ohnmacht

Gewöhnlich sind Ohnmachten, zumal bei Frauen und sensiblen und schwächlichen Personen, ohne alle weitere Gefahr. Man löse nur vor allem alle beengenden Kleider und bringe den Betreffenden in eine bequeme Lage. Ist die Ohnmacht sehr tief oder dauert sie lange, so sprenge man kaltes Wasser in feinen Tropfen ins Gesicht, reibe Hände und Fußsohlen mit einer Bürste und lasse an etwas Kölnischem Wasser oder Kampferspiritus riechen. Übergroße Massen von sehr stark und scharf riechenden Substanzen, wie Hirschhorn- und Salmiakgeist, sind ganz überflüssig, mitunter sogar schädlich.

In einzelnen Fällen, namentlich aber bei großer Neigung zu Ohnmachten oder bei zurückbleibenden Beschwerden ist auch arzneiliche Hilfe notwendig. War Schreck oder Furcht die Ursache der Ohnmacht, so wende man Opium oder Coffea an; bei großer Schwäche und Hinfälligkeit nach Blutungen, Eiterungen, Stillen, Durchfällen und Krankheiten: China; bei hysterischen und bleichsüchtigen Mädchen: Pulsatilla und Ferrum; bei Ohnmacht infolge heftiger Schmerzen: Aconit. oder Veratrum; bei Ohnmacht infolge von Ekel oder Anblick von Blut und Wunden: Ipecacuanha; Moschus und Nux moschata bei hysterischen Personen; bei Schwangeren (infolge von Blutandrang nach der Brust), ebenso bei Stubensitzern und solchen Personen, welche viel Spirituosen genießen: Nux vomica. Beruht die Neigung zu Ohnmachten auf organischen Herz- und Lungenkrankheiten, so wird in vielen Fällen Belladonna nützlich, jedoch meist nur ein Arzt imstande sein, wesentliche Hilfe zu leisten. Während einer tiefen Ohnmacht kann man diese Heilmittel auch durch Riechen anwenden, wenn das Öffnen des Mundes nicht gelingt.

Stellt sich nach oder während der Ohnmacht Erbrechen ein, so störe man dasselbe nicht, ebensowenig wie den Schlaf, der häufig nachfolgt und dann das beste Erquickungs- und Stärkungsmittel ist.

12. Schlagfluß und Lähmung

Der Schlagfluß, Apoplexie, ist eine viel zu gefährliche Krankheit, als daß ein Nichtarzt sie allein zu behandeln unternehmen könnte; es können deshalb hier auch nur einige Vorschriften gegeben werden für die erste Hilfe, da oft im Verzuge die größte Gefahr liegt.

Es gibt ja verschiedene Arten von Schlagfluß, denen ebenso viele und verschiedene Ursachen zugrunde liegen können; hier aber haben wir es vorzugsweise mit dem sog. Hirnschlag (Apoplexia cerebralis) zu tun, hervorgerufen durch Bluterguß in die Gehirnhöhle infolge von Zerreißung von brüchig gewordenen Kapillargefäßen oder auch größerer Adern. Auch andere Erkrankungen der Hirnsubstanz (Geschwülste, Erweichung u. a. m.), Blutandrang nach den Hirngefäßen und Druck auf dieselben infolge von Kreislaufstörungen (z. B. Herzkrankheiten) können eine Ursache abgeben.

Nach zweckmäßiger Lagerung des Patienten, wobei der Kopf etwas erhöht und mit einer kalten nassen Kompresse bedeckt wird, und sorgfältigster Entfernung aller beengenden Kleidungsstücke wird es in den meisten Fällen am zweckmäßigsten sein, schnell einige Gaben Arnica anzuwenden. Nur bei sehr bejahrten Personen, zumal wenn rasselnder Atem, Schnärcheln und Gefahr von Lungenlähmung vorhanden ist, ist Baryta passender; bei völliger Bewußtlosigkeit, Erweiterung der Pupillen, hochrotem und aufgetriebenem Gesicht, Unmöglichkeit zu schlingen, ist Belladonna oder Opium vorzuziehen.

Über die Notwendigkeit anderer innerlicher und äußerlicher Heilmittel kann nur ein Arzt entscheiden.

Die infolge von Schlagfluß zurückbleibenden oder aus anderen Leiden entstehenden Lähmungen einzelner Teile oder ganzer Körperhälften bedürfen ebenfalls fast immer einer genauen ärztlichen Untersuchung und Behandlung; nur in weniger bedeutenden und in chronischen Fällen kann auch ein Laie Versuche mit den hier anzugebenden homöopathischen Heilmitteln machen. In den nach Schlagfluß zurückgebliebenen allgemeinen Lähmungen ist, wenn die gegen den Schlagfluß angewandten Mittel, wie Arnica, Belladonna usw., keinen oder nur unvollständigen Erfolg gehabt haben, gewöhnlich das Hauptmittel Rhus Toxicodendron in starken und lange fortgesetzten Gaben; nächst diesem besonders noch Cocculus und Causticum. Bei älteren Personen Baryta carbonica.

Hinsichtlich der verschiedenen, von der Lähmung betroffenen Körperteile können folgende Anzeigen gelten:

Bei Lähmung der Gesichtsmuskeln sind besonders zu berücksichtigen: Bellad., Causticum, Graphites, Zincum.

Bei Lähmung der Augenlider: Bell., Plumb., Sepia, Spigelia.

Bei Lähmung der Zunge: Belladonna, Causticum, Lachesis, Phosphorus.

Bei Lähmung der Oberglieder: Cocc., Ferr., Nux vom., Rhus Tox., Agent. nitr.

Bei Lähmung der Unterglieder: Bryonia, Plumb., Secale corn., Veratrum, Zincum cyanatum.

Bei Lähmung der Blase: Bellad., Camphora, Cantharis, Nux vom., Pulsatilla.

13. Schlaflosigkeit und Schlafbeschwerden

Die Schlaflosigkeit und der unruhige Schlaf sind fast immer erst Folgen anderer Leiden, weshalb vor allem bei der Behandlung diese zu berücksichtigen sind; aber auch in den seltenen Fällen, in denen die Schlaflosigkeit das einzig erkennbare Symptom sein sollte, wird sich wenigstens die Ursache in der Lebensweise oder in einer üblen Angewohnheit auffinden lassen. Die gewöhnlichen Ursachen sind: übermäßige Kopfarbeiten, langes Wachbleiben, häufiger Genuß starken Kaffees oder Tees, spätes Abendessen, Magenüberladung, Aufregung durch Gemütsbewegungen und Leidenschaften usw. Stets ist die größtmögliche Beseitigung dieser Schädlichkeiten die Hauptsache bei der Kur der Schlafbeschwerden, ebenso wie eine angemessene körperliche Bewegung und Ermüdung, und vor allem eine gewisse Regelmäßigkeit im Schlafengehen und Schlafen ein wesentliches Heilmittel ist, denn gerade hier ist die Gewohnheit von mächtigem Einfluß und kann bei richtiger Anwendung zum besten Heilmittel werden.

Ist die Schlaflosigkeit infolge häufiger und heftiger Gemütsbewegungen entstanden, so ist eine Gabe Aconit. oder Opium, eine Stunde vor dem Niederlegen genommen, das Zweckmäßigste; hat sich schon eine fortwährende und allgemeine Überreizung und Nervenaufregung ausgebildet, so ist Coffea noch zweckdienlicher. Bei Kummer, nagenden Sorgen und beängstigenden Gedanken ist Ignatia und bei übermäßigen Geistesanstrengungen und Kaffeemißbrauch Nux vomica anzuwenden.

Gegen die Schlaflosigkeit der Greise hilft meist Opium oder Conium am besten, während bei Säuglingen und Kindern Aconit. und Coffea, oder für den Fall, daß Blähungen und Verdauungsbeschwerden, wie sehr häufig, die Unruhe verursachen, Chamomilla und Jalapa Hauptmittel sind.

Bei Schlaflosigkeit infolge zu spät oder zu reichlich genossener Mahlzeiten ist besonders Pulsatilla dienlich, ebenso Arsenicum, besonders wenn dabei Angst, Herzklopfen und eine innerliche Hitze, als flösse heißes Wasser in den Adern, zugegen ist.

Belladonna ist angezeigt bei großer Schläfrigkeit, vergeblichem Haschen nach Schlaf, schreckhaftem Zusammenfahren beim Einschlafen, schreckhaften Bildern mit Stöhnen, Herumwerfen und trockener Hitze.

Sulfur bei großer Tagesschläfrigkeit, besonders nachmittags und gegen Abend, Schlaflosigkeit nachts im Bett wegen Unruhe und Kribbeln in den Gliedern, Unmöglichkeit, anders als auf dem Rücken oder halbsitzend zu schlafen.

Auch die Folge eines chronischen Leidens kann die Schlaflosigkeit sein, z. B. von Nierenleiden (mit großer Unruhe in den Beinen). Hier wird man natürlich nur mit sogenannten Nierenmitteln (Hepar sulf., Zincum u. a. m.) etwas ausrichten können. Ein sehr gutes Mittel aus der Hausmittelpraxis, besonders wo die Füße sehr heiß sind, geben „Fußwickelungen" ab. Ein Paar baumwollene Socken werden bis an die Knöchel naß gemacht, angezogen und dann ein Paar wollene Socken darüber.

Gegen die hauptsächlichsten Schlafbeschwerden eignen sich vorzüglich folgende Mittel:

Bei zu tiefem, betäubtem Schlaf mit duseligem Erwachen: Belladonna, Opium, Stramonium, Tartarus emeticus.

Bei zu leisem Schlaf: Chamomilla, Lachesis, Mercur., Ranunc. sceleratus.

Bei ängstlichem Schlaf: Aconit., Arsen., Belladonna, Phosphor., Rhus Toxicod.

Bei unruhigem Schlaf mit vielem Herumwerfen: Aconit., Arsen., Belladonna, Chamomilla, China, Phosphor., Rhus Toxicod.

Bei traumvollem Schlaf: Bellad., Bryonia, China, Nux vom., Phosphor., Pulsatilla, Sulfur.

Bei unerquicklichem, ermattendem Schlaf: Alum., China, Lycopod., Sulfur, Zincum.

Bei oft unterbrochenem Schlaf: Arsen., Belladonna, Digit., Lachesis, Mercur., Nux vom., Pulsatilla.

Bei häufigem Zusammenfahren, Erschrecken: Bellad., Bryonia. Cuprum, Hyoscyamus, Ipecacuanha, Opium, Pulsat., Sulfur.

Bei Sprechen und Schreien im Schlaf: Arsen., Bellad., Cham., Jalapa, Ignatia, Nux vom., Pulsat., Zincum.

Bei Zucken der Gesichtszüge und Verdrehen der Augen im Schlafe: Bellad., Cham., Cocculus, Hyosc., Ignatia, Ipecac., Veratrum.

Bei Alpdrücken: Aconit., Nitrum, Nux vom., Opium, Pulsat., Sepia, Sulfur.

Bei Wadenkrampf: Cuprum, Secale cornutum, Sulfur, Veratrum.

Bei Zähneknirschen: Arsen., Bellad., China, Helleborus, Hyoscyamus.

Bei Schnarchen: China, Ignatia, Nux vomica, Opium, Stramonium.

Bei Nachtwandeln: Bryonia, Opium, Phosph., Silicea.

Bei Bohren mit dem Kopfe in die Kissen: Bellad., Helleborus.

Zum Schluß möchten wir noch warnen vor allen starkwirkenden allopathischen Schlafmitteln, wie Sulfonal, Chloral usw., da solche bei fortgesetztem Gebrauch äußerst schädlich auf das Zentralnervensystem einwirken. In der letzten Zeit sind von dem neuesten Schlafmittel Veronal mehrere schlimme Vergiftungsfälle, durch unvorsichtige Anwendung hervorgerufen, bekannt geworden; jedenfalls nehme man nie dergleichen stark wirkende Mittel ohne vorherige Rücksprache mit seinem Arzte. In Fällen von Schlaflosigkeit, die auf nervöser Grundlage beruht, können wir als ungefährliches, vielfach wirksames Mittel die Verreibung von Zincum valerianicum D 4 empfehlen, wovon man abends vor dem Zubettgehen eine gute Messerspitze in etwas Zuckerwasser einnimmt und dieses, wenn nötig, in der Nacht wiederholt.

14. Beschwerden und Krankheiten bei der Schwangerschaft, der Entbindung und dem Wochenbette

Es ist leicht begreiflich, daß ein so bedeutender Vorgang, als es die Empfängnis, Entwicklung und Geburt der Leibesfrucht für den weiblichen Körper ist, nur selten ohne mancherlei Beeinträchtigungen und Unregelmäßigkeiten verlaufen, sowie auch namentlich häufig Veranlassung zu verschiedenen eigentümlichen Erkrankungen geringeren oder schwächeren Grades geben wird. Obwohl es nun hier nicht die Aufgabe sein kann, eine vollständige Diätetik für Schwangere und Wöchnerinnen oder gar eine ausführliche Abhandlung über alle in dieser Zeit auftretenden Leiden und Krankheiten zu geben, so sollen doch einige der gewöhnlichsten Zustände und Unregelmäßigkeiten hier besprochen und die geeigneten Mittel zu ihrer Abhilfe und Linderung angegeben werden, was um so mehr nötig erscheint, als gerade in dieser Beziehung ziemlich allgemein eine Menge der irrigsten Ansichten verbreitet sind und Unvernunft und Quacksalberei eine Unzahl unnützer und schädlicher Gewohnheiten und Arzneimittel in Gebrauch gesetzt hat.

Vor allem muß jede Schwangere bedenken, daß ohne verschiedene Unbequemlichkeiten und Beschwerden auch der günstigste Verlauf nicht abgehen kann und daß dergleichen bei weitem nicht immer Abnormitäten und krankhafte Zustände, gegen welche sogleich Hilfs- und Arzneimittel angewandt werden müßten, sondern häufig natürliche, der Sachlage nach notwendige Vorgänge sind. Die Kraft, diese, sowie die mancherlei Entbehrungen mit Geduld und Freudigkeit zu ertragen und zugleich fortwährend der größten Sorgfalt in bezug auf vernünftige Kleidung, Diät, Körper- und Gemütsruhe eingedenk zu sein, wird jede Frau am besten in dem Bewußtsein finden, daß das Wohl und Wehe ihres künftigen Kindes so gut wie ihr eigenes davon abhängig sei und sie die beste Gewähr für den glücklichen Ausgang eben darin zu suchen habe.

Neuerdings hat der Arzt Prochownik eine Schwangerschaftsdiät zur Erzielung kleiner Leibesfrüchte angegeben, die wert ist, in weiteren Kreisen bekannt zu werden. Diese Diät besteht nach ihrem Erfinder in folgendem: Morgens eine kleine Tasse Kaffee (Malz- oder Gesundheitskaffee ist jedenfalls noch besser) und 25 Gramm Zwieback. Mittags alle Sorten Fleisch, Ei und Fisch und ganz wenig Soße, etwas fett zubereitetes Gemüse, Salat, Käse. Abends dasselbe unter Zugabe von 40—50 Gramm Brot und beliebig Butter. Gänzlich verboten sind: Wasser, Suppe, Kartoffeln, Mehlspeisen, Zucker, Birnen. Als Getränk wird gestattet: 300—400 Gramm Mosel- oder Rotwein.[1] Diese Diätkur eignet sich am besten während der letzten 8—10 Wochen der Schwangerschaft. Sie ist besonders wichtig für Frauen mit verengtem Becken, die schon schwere Geburten durchgemacht haben, paßt

[1] Nach den neueren Forschungen über die Wirkung des Alkohols wäre der Wein unbedingt fortzulassen und ein anderes Getränk, Milch, Wasser, allenfalls Malzbier zu wählen.

aber auch bei älteren Erstgebärenden mit normalem Becken, bei welchen sonst erfahrungsgemäß eine schwierige Entbindung in Aussicht steht.

Eine der häufigsten Beschwerden nun, die meist schon in den ersten Monaten der Schwangerschaft auftritt, ist die Übelkeit und das Erbrechen; finden sich dabei noch andere Verdauungsstörungen, wie Appetitlosigkeit, Sodbrennen, Magenkrampf usw., so sind Ipecacuanha, Sepia und Nux vomica gewöhnlich die passenden Mittel, das letztere namentlich, wenn es mit Hartleibigkeit verbunden ist oder früh nüchtern auftritt. Zuweilen kommt das Erbrechen aber auch ohne alle Nebenbeschwerden und bei bestem Appetit vor; dann ist am meisten Kreosot zu empfehlen. Ein sehr beachtenswertes Mittel noch soll das Natrium muriaticum (Kochsalz) sein, bei fast beständigem Zusammenlaufen von Wasser und Speichel im Munde und Stuhlverstopfung. Von neueren Mitteln ist in ähnlichem Falle Aletris farinosa empfohlen, ferner Cerium oxalicum (besonders bei Erbrechen), Eupatorium perfol. und Euphorbia coroll., wenn sich die Magenbeschwerden bis zu Magenkrämpfen steigern, und Iris versicolor bei gleichzeitigem säuerlichem Aufstoßen.

Gegen die ebenfalls häufige Stuhlverstopfung und Hartleibigkeit werden sich meistens Bryonia, Collinsonia canad., Nux vom. und Sepia bewähren, letzteres Mittel von den amerikanischen Ärzten als spezifisch empfohlen; jedoch ist gleichzeitig dieser Beschwerde auch durch eine passende Kost und Diät entgegenzuarbeiten. Eine Schwangere nämlich sollte nie sehr feste und schwerverdauliche Speisen genießen, am wenigstens in großen Mengen; ebenso sind alle blähenden Gerichte, namentlich Kraut- und Kohlarten nur in geringen Mengen zu erlauben. Ferner sollte es sich eine Schwangere stets zum Gesetz machen, alle Speisen sehr sorgfältig zu kauen, klein zu zermalmen und ohne Hast zu schlucken, sowie überhaupt nie sehr viel auf einmal, sondern lieber öfter zu essen. Läßt sich trotz aller dieser Vorkehrungen das Übel nicht beseitigen, so ist es am zweckmäßigsten, durch einfache Wasserklistiere von Zeit zu Zeit nachzuhelfen.

Gegen den Durchfall dient am häufigsten Acidum phosphoricum und Veratrum, nach Erkältungen Dulcamara, sowie gegen Kolik und Leibschneiden Pulsatilla, Colocynthis, Chamomilla und Rheum.

Stellen sich Harnbeschwerden, namentlich öfterer Drang oder Verhaltung ein, so helfen Conium und Pulsatilla; erreicht die Harnverhaltung einen sehr hohen Grad, so gebe man Cantharis und lasse nebenbei warme Umschläge von Leinsamenmehl auf die Blasengegend brauchen; auch Ferrum phosphor. wird empfohlen, wenn der Harn beim Husten unwillkürlich abgeht. Hier auch Veratr. album.

Ein sehr lästiges und häufiges Leiden sind ferner die Zahnschmerzen. Die wirksamsten Mittel sind dagegen Belladonna und Pulsatilla; bei sehr häufiger Rückkehr der Schmerzen oder bei völliger Unwirksamkeit dieser beiden Mittel wende man Sepia und Calcarea carbonica im Wechsel an, aber alle Arzneien nur in selteneren und in nicht zu starken Gaben.

Gegen Kopfweh, Schwindel und Blutandrang nach dem Kopfe hilft am besten Belladonna, Nux vomica und Acid. sulf., und gegen die gelben und braunen Hautflecken im Gesicht Sepia.

Gegen die Anschwellungen der Blutadern an den Unterschenkeln, Krampf- oder Wehadern genannt, ist, solange sie nicht sehr bebedeutend werden, gar nichts zu brauchen, da sie meist nur durch eine mechanische Ursache bedingt und gefahrlos sind; nur wenn sie eine übermäßige Ausdehnung erreichen, allgemeine Fußgeschwulst erregen und zu platzen drohen, sind innerlich Pulsatilla, Carb. veg., Lycopodium oder Sulfur anzuwenden; äußerlich lege man Leinwandläppchen auf, welche mit verdünnter (1:3) Arnica oder Hamamelis-Tinktur befeuchtet sind und wickle den Fuß von den Zehen an etwas straff mit einer gewöhnlichen Binde ein. Häufig werden auch Gummibinden benutzt, besser sind jedoch Gummistrümpfe. Auch muß langes Sitzen, Stehen und Hängenlassen der Füße möglichst vermieden und die Füße so oft als möglich horizontal gelagert werden. Gegen die große Schmerzhaftigkeit der Aderknoten ist mehrfach Colocynthis mit gutem Erfolg benutzt worden.

Treten eigentümlich Gelüste und Verlangen auf, so müssen dieselben, wenn sie irgendwie nachteilig oder bedenklich erscheinen, durch eigene Entsagung überwunden werden, der ja dem Menschen im Gegensatz zu den Tieren hinlängliche Vernunft und Willenskraft zum Widerstand gegen körperliche Triebe gegeben ward; häufig wird auch durch einige Gaben Platina die Heftigkeit dieser verkehrten Geschmacksrichtungen gemindert und ihre Wiederkehr verhindert werden.

Blutflüsse sind bei Schwangeren stets bedenklich, weil sie fast immer die Vorläufer oder Begleiter der Frühgeburt (Abortus) sind, weshalb auch hier beide Zustände zusammen abgehandelt werden. Zeigt sich bei einer Schwangeren infolge eines Falles, Stoßes oder einer Erschütterung Blutabgang oder selbst nur ein ungewöhnlicher, wehenartiger oder pressender Schmerz im Unterleib, so ist sogleich Arnica in öfteren Gaben oder Hamamelis virgin. sowie horizontale Lage und größte Körper- und Geistesruhe anzuempfehlen; war hingegen eine heftige Gemütsbewegung, wie Schreck oder Zorn, die veranlassende Ursache, so kann man, wenn es unmittelbar oder wenigstens bald darauf geschehen kann, Aconit. und Coffea anwenden. Dauert trotzdem der Blutfluß fort oder tritt er gleich sehr heftig auf mit Schneiden um den Nabel, Pressen nach unten oder Stößen und Krämpfen im ganzen Körper, so ist meist Ipecacuanha das wirksamste Mittel, oder Chamomilla, wenn das heftige Schneiden periodenweise mit Stuhl- und Harnandrang, Frost und großer Unruhe auftritt. Entstehen wirkliche Wehen mit sehr bedeutendem Blutverlust in großen Klumpen geronnenen Blutes, Stuhldrang, Durchfall, Übelkeit oder Erbrechen, so paßt Sabina, welches Mittel zuweilen auch dann noch den Abortus verhüten kann und auch, wenn selbiger erfolgt ist, bei fortdauernder Blutung und bedenklicher Schwäche sehr vorteilhaft wirkt. Dauert der Blutfluß nach dem Abortus im heftigen Grade fort, ist namentlich das Blut schwarz, klebrig, mit Klumpen untermischt, bei großer Schwäche und gelblicher, erdfahler Gesichtsfarbe, so paßt Crocus, während in den gefährlichsten Fällen, wo Verblutung bevorsteht mit Ohnmachten, Schwindel, Betäubung, Blässe und Kälte des Gesichts und der Glieder, oft China sich noch wirksam zeigt. Gegen die nachteiligen Folgen eines starken Blutverlustes dienen am besten China und Ferrum. Übrigens ist noch zu vergleichen, was schon S. 161/62 über die Gebärmutter gesagt worden ist und beachte man besonders, was über das Zuziehen eines Arztes dort gesagt ist.

Gegen die Anlage zu Abortus, der bei schwächlichen und reizbaren Frauen in den ersten Schwangerschaftsmonaten ziemlich häufig vorkommt und durchaus nicht stets allein von äußeren mechanischen Ursachen abhängig ist, sind Sepia und Platina die besten Mittel. Da dieser Unfall gewöhnlich zu derselben Zeit der Schwangerschaft wiederkehrt, wo er das erstemal stattfand, und überhaupt die Disposition immer größer wird, je öfter schon Abortus eintrat, so muß schon einige Wochen vor dieser Zeit eines von diesen Mitteln alle 2—4 Tage gegeben werden und zwar Sepia besonders dann, wenn sich große Vollblütigkeit, Unterleibsstockungen und Leberleiden als Ursache vermuten lassen, während Platina in den selteneren Fällen von übergroßer Reizbarkeit, hysterischer Aufregung und nervöser Schwäche paßt. Weitere Mittel gegen Anlage zu Abortus oder schon drohenden Abortus werden sein: Apis in den ersten Schwangerschaftsmonaten, bei heftigem Brennen und Stechen in den Brüsten; Arnica, wenn eine äußere mechanische Verletzung, wie Stoß, Fall, Erschütterung vorausgegangen ist, bei großer Aufregung und Zerschlagenheitsgefühl; Caulophyllum bei öfter wiederkehrendem Abortus von Schwäche der Gebärmutter, bei schwachen Wehen und nur geringem Blutabgang; Kalium carbonicum, wenn Abortus im 2.—3. Monat droht, mit Schmerzen vom Rücken nach den Gesäßmuskeln und Schenkeln; Sabina bei Neigung zu Abortus, besonders im 3.—4. Monat, Verschlimmerung der Blutung bei jeder Bewegung und Schmerz vom Heiligenbein nach den Schambeinen; Thuja bei Neigung zum Abortus im 3. Monat, mit schwachen Wehen, dafür aber heftigem Wühlen im Leibe, Schneiden in der Blase und Harnandrang; Kal. jodat., wenn Syphilis die Ursache von wiederholt auftretendem Abortus ist. Von neueren Mitteln sind versucht worden: Aletris farinosa, bei häufigem Abortus infolge von Gebärmutterschwäche; Cimicifuga, bei Anlage im 2.—3. Monat zu abortieren; Ustilago Mayidis, bei Blutungen während der Schwangerschaft mit Neigung zu Abortus. Aus dieser gewissen Disposition der Schwangeren zu Blutungen und Abortus ergibt sich schon von selbst, daß eine jede schon vom ersten Schwangerschaftsmonate an alle heftigen körperlichen Bewegungen und Erschütterungen, namentlich auch alles Tanzen, festes Schnüren und Beischlaf streng vermeiden muß. Ja selbst in Fällen, wo diese Schädlichkeiten ohne die hier angegebenen Nachteile bleiben sollten, werden sie doch nur zu oft nicht ohne hemmenden Einfluß auf die allgemeine normale Entwicklung der Leibesfrucht bleiben. Im übrigen wiederholen wir, daß es wohl selbstverständlich ist, daß der Laie bei einer ebenso wichtigen als gefährlichen Erkrankung baldmöglichst einen tüchtigen Arzt herbeirufen soll.

Während des Geburtsaktes selbst sind es vorzüglich die Wehen, welche öfters eine arzneiliche Hilfe erfordern. Zur Erleichterung derselben und Verkürzung der Geburtsarbeit gibt man einige Zeit vor dem Eintritt der Geburtsperiode als vorbereitendes Mittel dreimal täglich 5 Tropfen Cimicifuga-Tinktur. Obgleich Wehen immer schmerzhaft sind und deshalb der Schmerz keineswegs als eine krankhafte und ungehörige Erscheinung dabei betrachtet werden darf, so ist doch zuweilen derselbe so übermäßig oder die Empfindlichkeit und Reizbarkeit gegen denselben so heftig, daß es, um gar zu große Aufregung, Fieber oder Krämpfe zu vermeiden, zweckmäßig ist, denselben zu lindern. Das wirksamste Mittel dafür ist Coffea oder, wenn bedeutende Gefäßaufregung, Herzklopfen und Kopfkongestion stattfindet, Aconit. in einigen schnell aufeinander folgenden Gaben. Schreitet die Geburt nicht vorwärts wegen zu schwachen Wehen, so sind Nux vomica oder Pulsatilla angezeigt; sind die Wehen zu stark und schmerzhaft, aber wegen zu langen Pausen erfolglos, so nützt Belladonna; noch bessere Erfolge haben wir wiederholt gesehen von Gelsemium D 4 in öfteren Gaben. Hören die Wehen ganz auf wegen allgemeiner Schwäche oder wegen Untätigkeit der Gebärmutter, wobei gewöhnlich auch bedeutende Blutungen zu fürchten sind, so muß Coffea oder Secale cornutum aller ½—¼ Stunden angewendet werden; treten aber Ohnmachten, Zittern, Betäubung oder Krämpfe unter Nachlaß der Wehen ein, Opium. Sind die Wehen mit schneidenden Schmerzen in der Nabelgegend, mit Übelkeit und Ohnmachtsgefühl verbunden, dann wird Ipecacuanha am Platze sein; wenn aber die Wehen unzureichend sind, wenn sie in die Hüften und Hinterbacken zu gehen scheinen und es mit der Geburt nicht vorwärts will, dann gebe man Kalium carbonicum, während Chamomilla beruhigend wirken wird in dem Falle, wo die Gebärende aufgeregt, ängstlich und verzweifelt ist. Läßt nach der Geburt die Blutung nicht nach wegen Schlaffheit der Gebärmutter, die zu schwach ist, sich wieder allmählich zusammenzuziehen, so paßt wiederum Pulsatilla oder, wenn die Blutung sehr heftig wird und Verblutung droht, Sabina. Alle anderen Unregelmäßigkeiten des Geburtsaktes, namentlich diejenigen, welche auf falscher Lage des Kindes oder auf ungünstiger Beschaffenheit des Beckens beruhen, können hier nicht berücksichtigt werden, da sie mechanische und manuelle Abhilfe erfordern und natürlich dem so schnell als möglich herbeizurufenden Geburtshelfer überlassen bleiben müssen. Nur hinsichtlich des Abganges der Nachgeburt soll noch bemerkt werden, daß deren vorzeitige oder gewaltsame Wegnahme unter allen Umständen nachteilig und schädlich ist und nur bei bedenklicher Blutung durch den Geburtshelfer geschehen darf. Die häufigsten Folgen dieses leider nur zu gewöhnlichen unzeitigen Eingriffs von seiten der Hebammen sind Nachwehen, Gebärmuttervorfall oder Einstülpung, Entzündung usw. In den meisten Fällen kann die Nachgeburt ohne großen Nachteil selbst 6—12 Stunden liegenbleiben.

Im Wochenbette, d. h. in dem Zeitraume, der sogleich nach Ausstoßung der Leibesfrucht beginnt und bis zum Aufhören des Ausflusses der Gebärmutter dauert, ist vor allem für körperliche und geistige Ruhe zu sorgen. Deshalb verschone man die Wöchnerin mit allen schweißtreibenden und stuhlmachenden Mitteln und suche auch nicht die von selbst erscheinende Transpiration durch zu warmes Verhalten und massenhaftes Teetrinken übermäßig zu steigern; die gesteigerte Hautausdünstung erhält sich von selbst bei Vermeidung jeder Erkältung, die Leibesöffnung aber bleibt am besten in den ersten 3—4 Tagen ganz aus und kann dann erst durch ein einfaches Ölklistier hervorgerufen werden. Ist die Wöchnerin imstande, ihr Kind selbst zu säugen, was eine gesunde und vernünftige Mutter nie unterlassen sollte, so darf sie schon am zweiten Tage nahrhafte, aber leicht verdauliche Kost erhalten, geschieht dies nicht, so muß wenigstens vier Tage lang sogenannte Krankenkost (Wassersuppen und Weißbrot, Obstsäfte), mit Entziehung von Milch und Bier, beibehalten werden.

Sind durch eine schwere Geburt oder durch ungeschicktes Verfahren der Hebamme oder des Geburtshelfers die Geburtsteile sehr bedeutend ausgedehnt oder gequetscht, so werden sie am zweckmäßigsten mit verdünnter Arnikatinktur (8 Teile Wasser auf 1 Teil Tinktur) einige Male des Tages gewaschen. Einrisse und bedeutende Verwundungen, die leicht zu langwierigen Eiterungen Veranlassung geben, müssen meist dem Arzte zur Behandlung überlassen bleiben.

Treten Nachwehen auf, so ist meistens ebenfalls Arnica zum innern Gebrauch das Hauptmittel, namentlich nach schwierigen künstlichen Entbindungen, gewaltsamer Wegnahme der Nachgeburt, oder nach langen und schwierigen Geburten, besonders bei reißenden, lähmungsartigen Schmerzen vom Kreuz und den Weichen aus an der innern Seite der Schenkel bis in die Zehen mit fortwährender Unruhe in den Beinen und Gefühl, als ob das Fleisch von den Knochen gelöst wäre. Erscheinen die Nachwehen nach sehr leichten und schnellen Geburten und bei zögernder Zusammenziehung der Gebärmutter, so passen Pulsatilla und Secale cornutum. Sind die Wöchnerinnen dabei nervös sehr aufgeregt, so werden einige Gaben Coffea gute Dienste tun, bei fieberhafter Gefäßaufregung Aconit.; Nux vom. aber, wenn gleichzeitig Harn- und Stuhldrang damit verbunden ist. Ein weiteres Mittel bei schmerzhaften Nachwehen ist Viburnum Opulus D 1 aller halben Stunden 5 Tropfen in einem Löffel Wasser.

Eine andere, ziemlich häufig geklagte Beschwerde ist das sogenannte Milchfieber. Nur in seltenen Fällen wird in der Tat der Eintritt der Milch mit irgend bedeutenden Erscheinungen, wie Frostschauder, Hitze und Fieber, verbunden sein und dann Belladonna in einigen Gaben sehr bald alle Beschwerden heben. Viel öfter ist das sogenannte Milchfieber nichts als eine Art Wundfieber oder die Folge der überstandenen Schmerzen, Ängste, Quetschungen oder Verwundungen, und Aconit. mit darauf folgender Arnica ist dann das wirksamste Heilmittel. Zögert die Milch einzutreten oder wird sie nur spärlich abgesondert, ohne daß allgemeine Körperschwäche, Bildungsfehler der Brüste und Warzen u. dgl. die Schuld hätten, so unterstütze man die Milchbereitung, außer durch reichliche und nahrhafte Kost, durch einige Gaben Agnus castus oder Pulsatilla. Tritt plötzlich die Milch zurück, nachdem sie schon reichlich floß, so paßt am besten ebenfalls Pulsatilla, geschah dies aber infolge einer Gemütsbewegung, Bryonia. Gegen das Ausfließen der Milch außer der Zeit des Stillens, was vielmehr eine Folge von Schwäche der Milchgänge und Ausführungskanäle als von Milchüberfluß ist, dient am besten Calcarea. Entstehen endlich beim Entwöhnen Beschwerden an den Brüsten, wie übermäßige Geschwulst, Härte, Röte und Schmerz, so sind die Hauptmittel Bryonia und Belladonna; notwendig ist dabei auch eine mehrtägige Enthaltung aller nahrhaften Kost, sowie ein zweckmäßiges Binden und Einhüllen der Brüste in Werg oder Baumwolle. Dagegen ist der beliebte Gebrauch von Abführmitteln ganz überflüssig und oftmals sogar nachteilig. Über das Wundwerden der Warzen und die Entzündung der Brüste ist schon S. 112/114 das Nötige gesagt worden. Ist die Milch sehr fehlerhaft, zu dünn, dann gebe man Borax oder Conium oder Lachesis. Ist sie zu fett und wird deshalb von dem Kinde wieder weggebrochen, so gebe man, der Mutter wie dem Kinde, Pulsatilla. Bei gelblicher und bitterer Milch Rheum. Will das Kind die Milch nicht trinken, obschon dieselbe gut ist, dann soll Mercur. solub. helfen.

Nicht selten tritt im Wochenbette infolge einer nervösen Aufregung und Überreiztheit Schlaflosigkeit ein oder wenigstens ein höchst unruhiger, durch schreckhafte und ängstigende Träume gestörter Schlaf; im ersteren Falle bringt Coffea und im letzteren Belladonna Linderung und Hilfe. Steigert sich diese Aufregung mehr, so daß sie fortwährend vorhanden und namentlich mit Weinerlichkeit, Verzweiflung und Todesgedanken verbunden ist, so sind Platina und Sepia von großer Wirkung. Zeigt sich eine unverhältnismäßige Angegriffenheit und Schwäche des Körpers, die sich länger als bis zum vierten Tage nach der Geburt hinauszieht oder wohl gar erst später beginnt, so passen Calcarea und China. Erscheinen gar Krämpfe und Konvulsionen, so muß so schnell als möglich ein Arzt herbeigerufen und bis zu dessen Ankunft eine Gabe Belladonna gegeben werden.

Gegen weiße Schenkelgeschwulst, eine eigentümliche, höchst schmerzhafte, weißglänzende oder rot gestriemte elastische Anschwellung eines Oberschenkels, welche meistens auf Venen- und Lymphgefäßentzündung, selten nur auf Zellgewebsentzündung beruht, sind die Hauptmittel Belladonna und Arsen. Indessen ist dieses Leiden oft wegen gleichzeitigen Auftretens von Gebärmutterentzündung und Kindbettfieber oder wegen nachfolgender eitriger und jauchiger Zerstörung des Zellgewebes am Oberschenkel so bedeutend und lebensgefährlich, daß seine Behandlung einem Nichtarzte kaum überlassen bleiben kann.

Die Stuhlverstopfung, welche zuweilen nach der ersten Stuhlentleerung (am dritten oder vierten Tage) sich einstellt, hebt am besten

Nux vomica oder Bryonia, und die Neigung zu Weichleibigkeit, sowie leichtem Durchfall Acidum phosphoricum.

Eine sehr häufige und sehr gefahrvolle Krankheit endlich, an der sehr viele Wöchnerinnen zugrunde gehen, ist das Kindbett- oder Puerperalfieber. Es tritt selten vor dem dritten und nach dem zehnten Tage nach der Geburt auf und wird zuweilen durch Erkältung, Unterdrückung der Milchabsonderung und Wochenreinigung veranlaßt, entsteht aber in den allermeisten Fällen durch Infektion der Geburtswege, während oder nach der Geburt mit Bazillen, weshalb bei jeder Geburt stets die peinlichste Reinlichkeit zu beobachten ist. Die ersten Symptome sind Fiebererscheinungen, Schmerz und Schmerzhaftigkeit des Unterleibes mit Neigung zu Durchfall und Störung oder völliger Unterdrückung des Wochenflusses (der Lochien) und der Milchabsonderung. Sowohl wegen ihrer großen Gefährlichkeit als wegen der Mannigfaltigkeit ihrer Symptome ist diese Krankheit zwar nicht geeignet zur Behandlung für Laien; dennoch gibt es aber zwei Mittel, durch deren rechtzeitige Anwendung es auch dem Nichtarzte zuweilen gelingen wird, den drohenden Ausbruch ganz zu verhüten oder wenigstens die volle Entwicklung abzuschneiden. Es sind dies Aconit. und Belladonna. Aconit. wende man sogleich da an, wo sich Schauder oder starker Frost mit nachfolgender Hitze, Kopfbenommenheit, Empfindlichkeit des Unterleibes, Durst und Trockenheit der bisher schwitzenden Haut zeigt; wird der Schmerz im Unterleibe heftiger, auf eine bestimmte Stelle beschränkt, verträgt diese nicht die leiseste Berührung, hören die Lochien oder die Milch auf zu fließen, wird die Fieberhitze und die Kopfbenommenheit immer heftiger, so muß Belladonna nach einigen Dosen Aconit. gegeben werden. Beide Mittel müssen aber in häufigen und starken Gaben gereicht werden, aller 2—3 Stunden 1—2 Tropfen der zweiten oder dritten Verdünnung. Daneben ist die Anwendung von Prießnitzschen Umschlägen auf den Unterleib und von desinfizierenden Scheideausspülungen, die jedoch dem Arzt überlassen werden müssen, angezeigt. Auf diese Weise gelingt es nicht selten, die Krankheit noch im Keime zu ersticken oder in ihrem ersten Stadium zu heilen. Ist der heftigste Sturm der Krankheit vorüber, so ist meist Pulsatilla am besten geeignet, die unterdrückten Lochien wieder hervorzurufen.

Gegen das Ausfallen der Haare nach dem Wochenbette sind Calcarea und China die wirksamsten Mittel; das letztere kann auch in Form einer Pomade äußerlich angewandt werden.

15. Vergiftungen

Obgleich gerade zur sachgemäßen Behandlung einer Vergiftung meist nicht nur ärztliche, sondern auch umfassende chemische und botanische Kenntnisse gehören, wie sie einem Nichtarzte allerdings wohl kaum zu Gebote stehen, so sollen dennoch hier wenigstens für die ersten Hilfeleistungen und Rettungsversuche einige Anleitungen und bestimmte Regeln gegeben werden, da bei Vergiftungen, mehr wie bei allen anderen Krankheiten, schnelle Hilfe not tut und sehr oft durch das untätige Warten auf den herbeigerufenen Arzt die Zeit verstreicht, in welcher noch Rettung möglich ist.

Die erste und notwendigste Aufgabe bei allen nur einigermaßen bedeutenden Vergiftungen ist, so schnell als möglich das Gift aus dem Körper zu entfernen, und zwar geschieht dies, wenn, wie in den meisten Fällen, das Gift in den Magen gekommen ist, durch Erregung von starkem und öfterem Erbrechen. Man bedient sich hierzu am zweckmäßigsten lauwarmen Wassers, das man in großen Portionen trinken läßt; zögert das Erbrechen hierbei, so setzt man dem Wasser etwas Seife oder Butter zu, oder kitzelt mit einer Federfahne den Gaumen und läßt dann mittelst Stecken des Fingers in den Hals das begonnene Erbrechen sich öfter wiederholen. Hierdurch wird nicht nur der Hauptzweck, die Entfernung des Giftes, erreicht, sondern auch zugleich durch die große Menge von Wasser der Mageninhalt sehr verdünnt, was wenigstens bei scharfen ätzenden Stoffen von großem Belang sein muß. Treten demnach, wie sehr häufig, Erbrechen und Durchfall von selbst als Vergiftungssymptome auf, so muß man diese Entleerungen, wenigstens im Anfang, durchaus nicht unterdrücken, sondern sogar unterstützen. Ist das Gift, welches die Erkrankung verursacht, nicht bekannt und läßt es sich auch nicht aus den Umständen mit einiger Sicherheit vermuten, so ist freilich der Laie nicht imstande außerdem noch viel zu tun, wenigstens darf er durchaus nicht auf gutes Glück von den später zu erwähnenden chemischen Gegengiften Gebrauch machen, weil durch deren unpassende Anwendung leicht größerer Nachteil entstehen kann; er muß sich damit begnügen, nach reichlich erfolgtem Erbrechen den Patienten viel Eiweißwasser oder Milch trinken zu lassen und durch warme Umschläge auf den Unterleib bei heftiger Kolik oder durch kalte Umschläge auf den Kopf bei großem Kopfschmerz oder Betäubung die Beschwerden zu lindern. Zugleich muß aber dafür gesorgt werden, daß eine Portion von dem Erbrochenen, möglichst aus der ersten Zeit, aufgehoben werde, damit der herbeigerufene Arzt oder Apotheker daraus das Gift noch zu erkennen vermöge.

Ist aber die Substanz, die die Vergiftung hervorbrachte, bekannt, so wende man so schnell als möglich das betreffende Gegengift an und zwar, da es sich hier nicht um eine hömöopathische Heilwirkung, sondern nur um eine rein chemische Neutralisierung handelt, in großen und oft wiederholten Dosen. Die bewährtesten Gegengifte sind nun folgende:

Gegen Alaun: Seifenwasser, Essigwasser.

Gegen Alkalien (Pottasche, Soda, Ammoniak, Kalk, Lauge): Essig oder reichlich verdünnter Zitronensaft.

Gegen Alkohol (Weingeist, Spiritus): schleimige Getränke und verdünnter Ätzammoniak (8 Tropfen in einem Glase Zuckerwasser), starker Kaffee.

Gegen Antimonium (Brechweinstein): Galläpfelabkochung, Eiweiß, starker Tee.

Gegen Arsen: Eisenoxydhydrat (Eisenrost) oder Magnesia, Milch, Öl.

Gegen Baryt (Schwererde): Glaubersalz.

Gegen Belladonna (Tollkirsche): Kaffee, kalte Begießungen.

Gegen Bilsenkraut (Hyoscyamus): Kaffee, kalte Begießungen.

Gegen Bitterkleesalz (oxalsaures Kali): Magnesia oder Kreide.

Gegen Blausäure (bitteres Mandelöl): verdünnter Ätzammoniak, später Kaffee.

Gegen Blei: Bittersalz, Milch, Eiweiß.

Gegen Brechnuß (Nux vomica, Strychnin): Milch, Galläpfelabkochung, Tanninsäure, starker Kaffee.

Gegen Fischgifte: Holzkohlenpulver, später Kaffee.

Gegen Höllenstein (Silbersalpeter): Kochsalz.

Gegen Jod: Stärkemehl, Weizenmehlkleister.

Gegen Kampfer: Kaffee, kalte Begießungen.

Gegen Kupfer (Grünspan): Eiweiß- und Zuckerwasser, kein Fett oder Öl.

Gegen Opium: (Laudanum, Mohnsamen): Kaffee und Essig, kalte Begießungen.

Gegen Phosphor (Rattengift): schleimige Getränke (kein Öl), Magnesia.

Gegen Pilze: Holzkohle, verdünnter Ätzammoniak, starker Tee, Wein.

Gegen Quecksilber (Sublimat): Eiweiß- und Zuckerwasser, Milch.

Gegen Schwefelsäure (Vitriolöl): Magnesia, Kreidepulver, Soda, viel schleimiges Getränk.

Gegen Spanische Fliegen (Kanthariden): Kampfer, schleimiges Getränk.

Gegen Stechapfel (Stramonium): Kaffee, Essig, kalte Begießungen.

Gegen Wurstgift (Fett-, Käsegift): Essig, Zitronensaft, Alkalien.

Gegen Zinn: Eiweiß- und Zuckerwasser, Milch.

Wenn nun auf solche Weise das Gift möglichst aus dem Körper geschafft und der zurückgebliebene Rest durch die angegebenen chemischen Gegengifte (Antidota) neutralisiert worden ist, so bleiben doch immer und auch in dem günstigsten Falle, daß die Lebensgefahr völlig beseitigt ist, Beschwerden von geringerer oder höherer Bedeutung zurück, weil bis zur Anwendung der Brech- und Gegenmittel ein Teil des Giftes bereits aufgesogen, in die Säfte des Körpers aufgenommen worden ist und somit Zeit gefunden hat, seine eigentümlichen spezifischen Wirkungen auf den Organismus zu äußern. Diese Nachwirkungen der verschiedenen Gifte nun zu heilen und ihre chronischen und nachhaltigen Folgen abzuwenden, sind vor allem die homöopathischen Arzneimittel geeignet, weil deren genaue und spezielle Symptomenkenntnis sehr leicht zur Auffindung des passenden Heilmittels für den einzelnen Fall befähigt. Obwohl es nun bei der Menge von giftigen Substanzen und bei der Mannigfaltigkeit der durch sie erregten Krankheitssymptome hier nicht möglich ist, für jeden einzelnen Fall das passende homöopathische Heilmittel anzugeben, so lassen sich doch wenigstens mehrere allgemeine Bestimmungen und Anzeigen aufstellen, welche für einige der gewöhnlichsten Folgen zur baldigen Heilung und für andere zum sicheren Anhaltspunkt hinreichen werden.

Die Beschwerden, welche hauptsächlich im Magen und Darmkanal, sowie überhaupt der Verdauung zurückbleiben, erfordern zumeist Arsen. und Ipecacuanha, und zwar das letztere bei fortwährender oder zeitweiliger Anwesenheit von Übelkeit, Aufstoßen, Erbrechen, Appetitlosigkeit und Beengung in der Herzgrube, Arsen. aber bei brennenden und schneidenden Kolikschmerzen, Weichlichkeit, schwächenden Durchfällen, Durst, Sodbrennen, Hitzegefühl im Schlund, Magen und Unterleib. Zeigt sich besonders Auftreibung und Schmerzhaftigkeit des Magens und der Lebergegend, so paßt Belladonna, stellen sich aber Durchfälle besonders nach Kalttrinken ein und sind sie mit Ängstlichkeit, Übelkeit, kaltem Schweiß und Gesichtsblässe verbunden, Veratrum. Bleibt nach Beseitigung der anderen Beschwerden Appetitlosigkeit, schlechter Mundgeschmack, Unerträglichkeit der meisten Genüsse, namentlich alles Fetten und Süßen, zurück, so hilft Pulsatilla.

Beschränken sich die Folgen hauptsächlich auf den Kopf, zeigt sich Kopfschmerz, Schwindel, Ohrenbrausen, Augenschwäche, Flimmern vor den Augen, Empfindlichkeit gegen Geräusch, so muß Belladonna angewandt werden, vorausgesetzt, daß die Vergiftung nicht durch diese selbst verursacht wurde; im letzteren Falle würde Hyoscyamus passend sein. Gegen die Folgen von Opium wird meist Ipecacuanha helfen, vom Stechapfel (Stramonium): Nux vomica, von Nux vom.: Cocculus. Bleibt eine übergroße Reizbarkeit im ganzen Nervensystem, Schlaflosigkeit, Herzklopfen, Ängstlichkeit, Furchtsamkeit zurück, so passen am meisten Aconit., Coffea und Nux vomica.

Gegen die Folgen von Metallvergiftungen sind meist Sulfur und Hepar sulf. das Hauptmittel, nur bei Bleivergiftung sind Opium und Nux vomica vorzuziehen; gegen alkalische Gifte zeigt sich besonders Carbo veget. wirksam und gegen die blausäurehaltigen Camphora.

Entstehen infolge von scharfen ätzenden Giften im Mund und Schlunde wunde, schmerzhafte Stellen und Schleimhautgeschwüre, so paßt vorzüglich Hepar sulf. und Mercur.; gegen die übrigen Übel nach Vergiftung von Schwefelsäure aber hilft meist Pulsatilla.

Den chronischen Krankheitssymptomen von Arsenicum entspricht am besten Ipecacuanha oder Ferrum, von Jod: Belladonna und Arsen., von Phosphor.: Nux vom., von Mercur.: Hep. sulf. und Jod., von Alkohol: Nux vom., von Kampfer: Opium.

Bei Vergiftung durch schädliche Luft- und Gasarten, wie Kohlendunst, Kohlensäure, Stickstoff, Chloroformdünste usw., muß vor allem der Betreffende in reine, frische Luft gebracht werden, dann soll das Gesicht mit kaltem Wasser oder Essig besprengt, Chlorkalk vor die Nase gehalten und der ganze Körper stark mit Tüchern und Bürsten gerieben werden. Ist gar keine Atembewegung mehr zu bemerken, dann suche man durch abwechselndes Zusammendrücken und Erheben des Brustkastens ein künstliches Atmen herzustellen. Diese Belebungsversuche müssen oft lange Zeit fortgesetzt werden. Gegen die zurückbleibenden Beschwerden hilft am besten Coffea und später Opium oder Belladonna.

Bei Verwundungen durch giftige Insekten, Ottern, kranke und tolle Hunde suche man augenblicklich das Gift zu zersetzen und dessen Aufsaugung zu verhüten. Das geschieht entweder durch sofortiges Auswaschen der Wunde mit Ätzammoniak oder Ausätzen mit Höllenstein oder Ätzkali oder, wenn diese Substanzen nicht gleich zur Hand sein sollten, durch trockene Glühhitze im Abstande. Zu diesem Zwecke hält man ein glühendes Eisen oder eine glühende Kohle so nahe als möglich an die Wunde, ohne jedoch die Haut zu verbrennen oder in der Wunde einen Brandschorf zu machen; um die umliegende Haut vor Hitze zu schützen, bestreiche man sie mit Öl oder Fett. Dieses Verfahren muß aber unausgesetzt und energisch, etwa eine Stunde lang, fortgesetzt werden. Zugleich drücke man die Wunde öfters stark aus und wische alles Herausfließende sorgsam ab. Der gute Erfolg dieser Behandlung hängt aber immer zum größten Teil davon ab, daß sie sobald als möglich vorgenommen wird.

Bei Stichen von Mücken, Bienen, Wespen und dergleichen weniger giftigen Tieren reichen häufige Waschungen mit Essig, Branntwein, Arnikatinktur oder Ledumtinktur hin. Innerlich Ledum besonders bei Mückenstichen, auch kann man Apis mellif. versuchen.

Übrigens ist es unerläßlich, daß bei dem Bisse eines tollen oder nur verdächtigen Hundes so schnell als möglich ein Arzt herbeigerufen wird, da die weitere Behandlung, namentlich auch die innere, nur von einem solchen unternommen werden kann. Gegen die Folgen derartiger Verletzungen von seiten weniger giftiger Tiere aber, namentlich auch gegen den Stich von giftigen und milzbrandigen Fliegen, kann auch der Nichtarzt mit einiger Sicherheit Arsen., Echinacea-Urtinktur innerlich und äußerlich und Apis anwenden. Ebenso sind diese Arzneien die besten Heilmittel der Wunden, welche durch faulende tierische Stoffe oder durch Eiter aus den Geschwüren kranker Menschen oder Tiere entstanden sind, den sogenannten „bösartigen“ oder „Vergiftungspusteln“. In letzteren Fällen kommt noch Pyrogenium in Betracht.

Anhang

Die Kinderkrankheiten

Die Krankheiten, welche die Neugeborenen, die Säuglinge und die Kinder befallen, sind zum Teil solche, welche bei Erwachsenen überhaupt wenig oder gar nicht vorkommen, also dem Kindesalter ganz eigentümliche, zum Teil aber wenigstens durch gewisse in diesem Lebensalter vorwaltende Bedingungen wesentlich verändert und modifiziert. Aus diesem Grunde muß es zweckmäßig erscheinen, wenn einigermaßen eine Vollständigkeit erreicht werden soll, die wesentlichsten und häufigsten dieser Krankheiten zusammenzufassen und getrennt von den Krankheiten der Erwachsenen zu behandeln.

Es liegt nun in der eigenen Hilflosigkeit des Kindesalters und in dessen großer Abhängigkeit und Reizempfänglichkeit gegen äußere Einflüsse, daß die Abwartung, Pflege und Auferziehung der Kinder von seiten ihrer Eltern oder Pfleger auf Vermeidung oder Milderung von Krankheiten einen außerordentlichen Einfluß ausübt und hierdurch noch weit öfter als bei Erwachsenen die Möglichkeit gegeben ist, mehr durch Vermeidung und Abhaltung von Schädlichkeiten als durch arzneiliche Eingriffe zu wirken. Leider ist es aber ebenso sicher, daß gerade in dieser Beziehung eine große Menge von Irrtümern und Mißbräuchen verbreitet sind und selbst bei Vernünftigen und Gebildeten Ansichten und Gewohnheiten herrschen, die dringend der Belehrung und Aufklärung bedürfen. Ich kann hier nicht versuchen, eine ausführliche Kinderdiätetik zu schreiben, sondern muß mich begnügen, auf die trefflichen Bücher von Jörg, Ammon, Bednar, Hartmann usw. dringend zu verweisen. Nur einige wenige allgemeine Bemerkungen und Winke bin ich genötigt vorauszuschicken, die weniger in das Bereich der Diätetik gehören, als vielmehr geeignet sind, allgemeine Regeln für die Untersuchung und für eine richtige Auffassung und Erkenntnis gewisser Zustände zu erzielen und dadurch überhaupt die Beurteilung der krankhaften Erscheinungen zu ermöglichen. Denn es darf nicht aus den Augen gelassen werden, daß bei Kindern sehr häufig Erkrankungen sich ganz anders äußern, als bei

Erwachsenen und daß manche Erscheinungen dort zu den abnormen gehören, die hier normal sind, und ebenso umgekehrt.

Zuvörderst muß bemerkt werden, daß zur Untersuchung kranker Kinder in mancher Beziehung der Zustand ihrer Ruhe und ihres Schlafes geeigneter ist als der ihres Wachseins, weil durch die unvermeidliche Agitation und durch das dieselbe begleitende Geschrei gewisse Beobachtungen geradezu unmöglich gemacht werden. Hierzu gehören vor allem die Untersuchungen der Gesichtszüge, der Stellungen und unwillkürlichen Bewegungen des Rumpfes und der Extremitäten, des Pulses, der Respiration und der Auskalkulation. Diese müssen also während des Schlafes vorgenommen werden.

Was den Ausdruck der Gesichtszüge anlangt, so ist hervorzuheben, daß, während gesunde Säuglinge vollkommen ausdruckslose Physiognomien haben, kranke Kinder einen bestimmten Ausdruck bekommen, der größtenteils vom Schwund des Fettes im Unterhautzellgewebe, zum Teil aber auch von eigentümlichen Zusammenziehungen sonst erschlaffter Gesichtsmuskeln abhängt. Bei Durchfällen nun, besonders bei choleraartigen, verändern sich die Gesichtszüge eines bisher vollen, runden Kindes außerordentlich rasch; die Augäpfel sinken zurück, die Nase wird spitz und die Lippen werden scharfrandig. Bei chronischen Durchfällen (Atrophie) wird das Gesicht noch hagerer und scheinbar kleiner und erhält geradezu ein greisenhaftes Ansehen. Außerdem gibt es nur noch ein einziges charakteristisches Zeichen für eine bestimmte Krankheit im Gesicht des Säuglings, nämlich das Heben der Nasenfügel während einer jeden Respiration, woraus mit Bestimmtheit auf eine entzündliche Affektion der Lunge geschlossen werden kann.

Hinsichtlich der Stellungen und Bewegungen des Kindes ist zu bemerken, daß das neugeborene Kind ungefähr dieselbe Lage anzunehmen pflegt, die es in der Gebärmutter hatte: der Rücken ist nach außen gekrümmt, der Kopf senkt sich auf die Brust und die Glieder sind an den Rumpf gezogen. Liegt das Kind ruhig, hat es anhaltenden und festen Schlaf, bewegt es sich im wachen Zustande mit gehöriger Kraft und Luft, so kann man ein entschiedenes Wohlsein annehmen. Hiervon unterscheidet sich wesentlich der Zustand von Kraftlosigkeit und Betäubung. In jenem hört die Beweglichkeit des Kindes auf, es liegt teilnahmslos da; im letzteren hingegen sind die Augen starr und verfolgen nicht mehr die Augen der Mutter, was schon ganz kleine, kaum vier Wochen alte, gesunde Säuglinge zu tun pflegen, die Augenlider bedecken die halbe Hornhaut, schließen sich aber auch im Schlaf nicht vollständig. Werfen sich aber die Kinder unaufhörlich herum und finden in keiner Lage Ruhe, so deutet dies bestimmt auf Fieber. Bei Ausschwitzung im Gehirn beugen sie häufig den Kopf nach rückwärts, bei Gehirnatrophie infolge von allgemeiner Atrophie reiben sie mit dem Hinterhaupt fortwährend am Kopfkissen oder bohren in dasselbe hinein und reißen sich mit den Händchen an den Haaren und Ohren. Gesunde Kinder schlafen, wenn sie müde sind, in jeder Position ein und ruhig fort, bei Lungenentzündungen aber wählen die Kinder meist die Rückenlage oder die Lage auf der erkrankten Seite und legen sich, wenn man sie auf die gesunde Seite lagert, gleich wieder auf die andere hinüber. Auf dem Gesichte liegen die Kinder mit skrofulösen Augenentzündungen. Nach dem Trinken lege man übrigens nie die Kinder auf die linke Seite, weil sie dann meist infolge des Druckes der Leber auf den vollen Magen unruhig werden und leicht Erbrechen bekommen. Nicht ganz selten zeigen auch die Kinder direkt den Sitz des Schmerzes an. Während des Zahnens greifen sie sich in den Mund, bei Wasserkopf und Gehirnreiz zupfen sie an den Haaren, bei Krupp drücken und reiben sie sich am Halse, bei Kolik auf dem Unterleibe, bei Blasenschmerzen an der Blase; bei Würmern bohren sie sich in der Nase oder im After; atrophische Kinder haben die Daumen eingeschlagen und machen eine feste Faust; stoßweises Anziehen und Strecken der Füße mit Geschrei ist das gewöhnliche Zeichen von Blähungen und hört sofort bei Abgang solcher auf.

Für die meisten Fälle bleibt aber immer bis in das 2. und 3. Lebensjahr das Schreien das erste und einzige direkte Anzeichen von einer krankhaften Störung: dasselbe ersetzt demnach die deutlicheren und beredteren Schmerzensklagen des späteren Lebensalters und fordert mithin stets zu einer sorgfältigeren Beobachtung und Untersuchung dringend auf. Schon die Art des Schreiens ist bei Säuglingen nicht ganz selten charakteristisch und bezeichnend für eine Art des Leidens, welche es verursacht. So deutet ein sogenanntes ersticktes Geschrei, wobei kein Laut hörbar ist außer ein mehr oder weniger scharfer Ton, der sich zuweilen einmischt, auf entzündliche Leiden der Lungen und der Luftröhrenäste (Bronchien); ein dumpfes, heiseres Geschrei auf katarrhalische Affektion der Luftwege; ein unvollkommenes Geschrei, wobei nur beim Einziehen der Luft die Stimme laut wird, auf Abnormitäten des Kehlkopfes und der Luftröhre; ein starkes, helltönendes Geschrei auf Schmerzen im Unterleibe. Zu berücksichtigen ist ferner, ob dies Geschrei andauernd oder aussetzend, freiwillig oder nur durch die Bewegung oder Untersuchung hervorgerufen ist. Ein Kind, das z. B. Schmerz im Ohre oder Munde leidet, kann stundenlang schreien; ein Kind mit einem Schmerz im Innern der Brust stößt nur einen kurzen, zugleich gedrückten Angstschrei aus; das Geschrei bei Kopfschmerz gleicht mehr einem Aufkreischen, einem kurzen, scharfen, plötzlichen Aufschrei; bei Schmerz im Unterleibe ist das Schreien meist laut und anhaltend mit häufigen Ruhepausen, wobei der Mund weit offen steht, gleichsam um die möglichst lautesten Töne hervorzubringen; ein Kind, das in einem der großen Gelenke einen Schmerz hat, stößt nur dann und wann ein Geschrei aus, wenn das Gelenk zufällig oder absichtlich eine Bewegung erleidet.

Zu bemerken ist dabei noch, daß sehr kleine Kinder beim Schreien und Weinen niemals oder doch nur sehr selten Tränen vergießen, denn die Tränensekretion beginnt erst mit dem 3. und 4. Monat und versiecht häufig bei schweren Krankheiten. Ebenso tritt die Speichelsekretion erst gegen den 2. oder 3. Monat ein und das Speicheln und Geifern wird erst gegen den 5. oder 6. Monat vor dem Beginne des Zahndurchbruchs beobachtet, hört aber meist mit dem 1. Jahre wieder auf. Die vermehrte Speichelabsonderung rührt von dem Reiz des Saugens her. Auch das Schwitzen der Haut kommt bei Neugeborenen und jüngeren Säuglingen nur ausnahmsweise vor; in späteren Monaten schwitzen die Kinder hauptsächlich am Kopf während des Schlafes.

Wichtiger für die Beobachtung sind die Exkretionen des Stuhls und des Harns. Die Darmausleerungen der Säuglinge sollen eine gleiche, gelbliche, musige Masse bilden (abgesehen von den ersten Tagen, an denen eine schwärzliche Masse, das sogenannte Kindespech, abgeht), ähnlich hellgelbem Quarke, und täglich 2—4mal entleert werden. Bleiben sie eine Zeitlang der Luft ausgesetzt, so riechen sie säuerlich und werden auch nicht selten grünlich. Kurz nach der Entleerung sollen sie weder sauer riechen, noch grün aussehen. Bei älteren Kindern, die außer Milch noch andere, namentlich auch feste Nahrungsmittel erhalten, wird der

Stuhl bräunlich und fester, ähnlich den Ausleerungen Erwachsener, wenn auch nie ganz so fest und geformt; auch beschränkt sich dann die Zahl der Ausleerungen täglich auf 1 bis 2. Die Harnsekretion ist bei dem Säugling verhältnismäßig sehr bedeutend wegen der ausschließlichen Ernährung mit Flüssigkeit; in den ersten Monaten soll ein Kind täglich 12 bis 24 Windeln naß machen. Der Harn bekommt erst vom 5. Monat an einen spezifischen, urinösen Geruch, bis dahin ist er geruchlos und ziemlich farblos.

Höchst wichtig ist bei Kindern die Entscheidung, ob ein fieberhafter Zustand vorhanden ist; die objektiven Erscheinungen des Fiebers bestehen zwar, wie bei Erwachsenen, in erhöhter Hautwärme, in Beschleunigung des Pulses und der Atembewegung, allein dieselben äußern sich doch in mancher Beziehung, namentlich bei Säuglingen, anders und treten modifiziert auf.

Der erhöhten Wärme des Körpers bei Säuglingen geht sehr selten Kälte voran; die Stelle derselben nimmt zuweilen ein bleiches Gesicht, Entfärbung der Lippen, Bläue um diese und unter den Nägeln und Erschlaffung der Muskeln ein. Die normale Wärme im kindlichen Alter beträgt vom 4. Monat bis zum 14. Jahre 37 Grad Celsius. Man untersucht die Temperatur am besten mit einem Thermometer in der Achselhöhle oder im After. Übrigens erzeugen Neugeborene weniger Wärme als sie bedürfen, weshalb man sie künstlich erwärmen muß. Die erhöhte Wärme (über 38—40 Grad) ist am deutlichsten am Rumpfe zu unterscheiden, selten an den Gliedern und dem Kopfe; dieselbe wird sehr selten von Schweiß begleitet. In der Nähe des leidenden Teils ist oft die Wärme größer als an entfernten Stellen. Auch ist die Wärme selten unausgesetzt, sondern sie läßt nach oder setzt auch ganz aus zu verschiedenen Tageszeiten und in verschiedener Dauer.

Der Puls, der mit Erfolg nur bei einem schlafenden Kinde untersucht werden kann, ist wegen verschiedener Umstände bei weitem kein so wichtiges und sicheres Zeichen für die Erkennung eines fieberhaften Zustandes bei Kindern als bei Erwachsenen. Vor allem muß dabei berücksichtigt werden, daß eben je nach dem geringeren oder vorgerückteren Alter des Kindes die Zirkulation im normalen Zustande schon große Verschiedenheiten darbietet. Zur Beurteilung dieses Umstandes diene folgende Angabe über die Zahl der Pulsschläge im gesunden Zustande:

Wenige Minuten nach der Geburt ist die Norm
200—140 Schläge in der Minute.
Vom 8. Tage bis zum 2. Monat ist die Norm
140—120 Schläge in der Minute.
Vom 2. Monat bis zum 21. Monat ist die Norm
120—100 Schläge in der Minute.
Vom 2. Jahre bis zum 5. Jahre ist die Norm
100—95 Schläge in der Minute.
Vom 5. Jahre bis zum 8. Jahre ist die Norm
95—90 Schläge in der Minute.
Vom 8. Jahre bis zum 12. Jahre ist die Norm
90—80 Schläge in der Minute.

Außerdem ist noch zu berücksichtigen, daß die Pulsfrequenz bei kleinen Kindern eine viel geringere Bedeutung hat als bei Erwachsenen, denn sie sind schon durch die geringsten Momente erzeugt, so durch erhöhte Wärme, durch den Verdauungsakt (deshalb ist der Puls nach dem Saugen schneller, als vor demselben), durch Bewegung, Ungeduld, Furcht, Geschrei, Husten. Diese Beschleunigung kann bei Säuglingen auf 15 bis 30 Pulsschläge in der Minute steigen.

Gegen Abend wird der Puls im gesunden Zustande meist langsamer und kehrt am Morgen zur normalen Schnelligkeit zurück; im Schlafe sinkt der Puls um 15—20 Schläge herab.

Im allgemeinen kann man annehmen, daß, wenn bei einem Kinde während des Schlafes der Puls über 130—140 Schläge in der Minute zählt, gewiß Fieber vorhanden ist.

Zuweilen haben Kinder, die sich sonst in einem ganz gesunden Zustande befinden, einen der Stärke und Schnelligkeit nach unregelmäßigen Puls; diese Abnormität ist oft von keiner besonderen Krankheit abhängig; dagegen deutet ein entschieden unrhythmischer oder aussetzender Puls auf Herzfehler oder Gehirnerkrankungen.

Mit dem Puls ist im fieberhaften Zustande auch meist die Zahl der Respirationen beschleunigt; dieselbe verhält sich zu der der Pulsschläge bei Säuglingen wie 1 zu 4, im zweiten Lebensjahre wie 1 zu 5—6. Im ersten halben Jahre variiert die Zahl der Respirationen im gesunden Zustande von 20—40 in der Minute, vom 7. Monat bis zum 2. Jahre von 20—36, vom 2.—5. Jahre von 20—32, vom 6.—10. Jahre von 20—28, in den folgenden Jahren von 16—28. Die Ursachen, welche im gesunden Zustande einen beschleunigenden Einfluß auf den Puls ausüben, üben denselben, nur in geringerem Maße, auch auf die Respiration. Übrigens ist die Respirationsbewegung bei Neugeborenen und Säuglingen häufig unregelmäßig, indem sie bald schneller, bald langsamer vor sich geht und häufig aussetzt; nur im Schlafe geht dieselbe vollkommen rhythmisch vonstatten, weshalb jede Untersuchung betreffs der Respiration während desselben anzustellen ist. Am häufigsten werden bedeutende Beschleunigungen der Respiration (bis zu 50—80 in der Minute) von Lungenerkrankungen verursacht, während in den späteren Jahren (bis zur 2. Dentition oder 2. Zahnung, d. i. Eintritt der bleibenden Zähne, ungefähr vom 5. Lebensjahre an) unrhythmische Respiration auf Gehirnerkrankungen mit erheblichem Druck auf die Gehirnsubstanz schließen läßt.

Übrigens ist bei Kindern unter einem Jahre die Respiration vorherrschend abdominell, d. h. die Bauchmuskeln und das Zwerchfell sind bei derselben am tätigsten, während der obere Teil des Brustkastens sich nur weniger dabei hebt und erweitert.

Die natürliche Lage eines Neugeborenen ist die der Beugung. Nach 1½—2 Monat fängt das Kind auch an den Kopf aufrecht zu halten und willkürlich besonders nach dem Lichte zu drehen. Erst im 7.—8. Monat lernen die Kinder sitzen und noch später, im 10.—12. Monat, entwickeln sich die Bewegungen der Unterglieder kräftig, so daß sie stehen und gehen lernen.

Die beste Nahrung der Neugeborenen ist die Muttermilch, wenn diese die nötigen Eigenschaften besitzt, in gehöriger Menge abgesondert wird und wenn dabei die Brustdrüsen nicht mißbildet sind. Deshalb müßte unter diesen Bedingungen eine jede Mutter, die kräftig und frei von einer erheblichen Krankheitsdisposition oder -anlage ist, ihr Kind selbst nähren.

Man soll gewöhnlich bald, nachdem die Mutter von dem ersten Schlafe nach der Entbindung erquickt worden ist, das Neugeborene anlegen. Während des Tages soll aber dasselbe nicht unter 2 Stunden und während der Nacht nicht unter 4 Stunden zu trinken bekommen; mit dem Alter eines gut genährten Kindes sollen aber die Pausen länger und namentlich die nächtliche Ruhe auf 6—7 Stunden ausgedehnt werden; denn ein solches trinkt mehr auf einmal und kann sich auf längere Zeit sättigen. Jedesmal nach dem Trinken soll der Mund des Kindes und die Brustwarze mit Wasser gewaschen und getrocknet werden; ein sogenannter Zulp oder Lutschbeutel ist natürlich ganz unzulässig.

Tritt bei einer Stillenden die Menstruation ein, so ist dies noch kein Grund, mit dem Stillen aufzuhören, denn die größere Zahl der Kinder wird dadurch in ihrem Wohlbefinden gar nicht gestört. Nur wenn heftige Koliken oder profuse Durchfälle eintreten, soll man wechseln. Durch die Menstruation wird die Milch sparsamer aber dichter, d. i. vermindert an Wasser- und Zuckergehalt, aber reicher an festen Bestandteilen. Deshalb soll man während der Periode das Kind seltener an die Brust legen und zum Ersatze ihm Zuckerwasser nebenbei reichen. Bei eintretender Schwangerschaft aber muß das Stillen stets aufhören. Wird eine Stillende krank, so braucht man nicht ohne weiteres zu entwöhnen; man muß erst die Natur der Krankheit und ihren Einfluß auf die Milch abwarten. Erst wenn die Krankheit sich als schwer oder langwierig erweist, die Milch sich verändert und das Kind heftige gastrische Zufälle zeigt, ist ein Wechsel unvermeidlich, der an und für sich keinen Nachteil bedingt.

Die Nahrung der Stillenden sei einfach, aber reichlich, aus viel Milch, Fleisch, Mehlspeisen und Vegetabilien bestehend; zu meiden sind sehr gewürzhafte und saure Speisen, blähende Gemüse und frisches Gebäck. Zum Getränk kann schwaches ausgegorenes Bier, aber nie Wein und Spirituosen dienen. Reinlichkeit und Bewegung in freier Luft dürfen auch nicht vernächlässigt werden.

Kann die Mutter aus einem der angeführten Gründe ihr Kind nicht selbst stillen, so soll man, wenn es die Umstände irgend erlauben, eine Amme nehmen. Eine Amme soll gesund, im Alter von 20—30 Jahren sein, gut entwickelte, aber keine zu vollen (sog. Fleisch-) Brüste haben und ungefähr um dieselbe Zeit entbunden sein wie die betreffende Mutter, doch ist der Unterschied von einigen Wochen unerheblich, namentlich wenn das Ammenkind um diese älter ist. Ob die Milch der Amme in Quantität und Qualität gehörig ist, erkennt man am besten daran, ob ihr eigenes, von ihr gesäugtes Kind gut genährt, kräftig und gesund ist. Nicht immer ist es, namentlich bei Ammen, ganz leicht zu erkennen, ob die Milch der Stillenden an Quantität und Qualität ausreichend für den betreffenden Säugling ist. Für die Menge der genossenen Milch ist der beste und sicherste Maßstab die Quantität des ausgesonderten Urins, und über die Nährkraft der genossenen Milch kann am besten die Ab- oder Zunahme des betreffenden Kindes Aufschluß geben. Hier ist zu bemerken, daß die Innenfläche der Schenkel den besten Anhaltspunkt für die Beurteilung einer mangelhaften Ernährung abgibt; oft macht schon eine unzureichende Ernährung von wenigen Tagen, oder ein Unwohlsein, namentlich eine Diarrhöe von wenigen Stunden hier die vorher feste und gespannte Haut weich und locker, bald entstehen kleine Fältchen und allmählich bilden sich an Stelle der mächtigen Fettpolster großfaltige, schlotternde Säcke, die sich aber bei besserer Ernährung ebenso schnell wieder füllen und fest werden.

Wo weder die Mutter stillen kann, noch eine Amme zu haben ist, da tritt die Notwendigkeit einer künstlichen Ernährung (sog. Auffütterung) ein. Obwohl die Eselinnenmilch der Frauenmilch am ähnlichsten ist, so wählt man doch gewöhnlich Kuhmilch, da diese am leichtesten zu haben ist. Eine Vergleichung der Kuh- mit der Frauenmilch zeigt aber, daß die Kuhmilch mehr Käsestoff (überhaupt feste Bestandteile), aber weniger Zucker enthält; deshalb muß man die Kuhmilch mit Wasser und Zucker versetzen. Man kocht deshalb Wasser mit Zucker (am besten mit Milchzucker, da dieser am wenigsten säuert, 30 Gramm auf einen halben Liter) und mischt es vor dem Gebrauch mit abgekochter, aber nicht abgeschöpfter, butterreicher Kuhmilch so, daß die Mischung 2 Teile Wasser und 1 Teil Milch enthält. Die Milch soll von einer gesunden, mit gutem Futter genährten Kuh, welche, wenn irgend möglich, nicht der Bewegung im Freien entbehrt, herstammen. Überall, wo es schwer oder unmöglich ist, derartige gute Kuhmilch regelmäßig frisch zu erhalten, greife man zur kondensierten Schweizermilch, die jetzt in fast jeder Apotheke vorrätig gehalten wird. Stets muß die zu reichende Mischung warm sein, nicht heiß, aber noch weniger kalt. Am besten bedient man sich zur Darreichung eines Saugglases. Zur ungefähren Richtschnur für die Menge und Häufigkeit der Portionen diene der Umstand, daß eines Neugeborenen Magen beinahe 60 Gramm gewässerte Milch faßt, ohne besonders ausgedehnt zu werden, und daß es über 2 Stunden zur Verdauung seines Inhaltes nötig hat. Ein gesundes Kind bedarf in 24 Stunden ungefähr 1—1½ Liter Milch zu seiner Ernährung, sobald mehr Appetit vorhanden ist, reiche man zwischendurch schleimige Suppen. Auch in den späteren

Wochen bedarf ein Säugling keiner größeren Quantität, wohl aber soll dann die Kuhmilch weniger mit Wasser verdünnt werden, so daß man also gleiche Teile Kuhmilch mit Wasser nimmt.

Mag nun aber das Kind mit Frauen- oder mit Kuhmilch genährt werden, stets genügt für dasselbe die Milch bis zum Alter von 6 Monaten, und es soll deshalb bis dahin mit jeder anderen Nahrung verschont bleiben. (Käme wirklich der Fall vor, daß ein Kind durchaus keine Milch verträgt, so muß freilich zu einer anderen Methode, etwa zu Malzextrakt oder Hafermehl gegriffen werden; jedoch wird hierüber stets nur ein Arzt gehörig entscheiden können.) In neuerer Zeit werden die sogenannten Kindermehle viel gebraucht. Die bekanntesten sind Nestles, Kufekes, Timpes Kindermehl, Horlicks Malzmilch usw. Welches Mehl vorzuziehen ist, ist schwer zu sagen, da das eine Kind gut verträgt, was dem andern schlecht zusagt, deshalb hat auch jedes Kindermehl seine Fürsprecher und Anhänger. Jedenfalls ist es verkehrt, dem Kinde während den ersten drei Monaten Kindermehl zu reichen, da der Säuglingsmagen dann noch nicht imstande ist, diese Nahrung zu verdauen. Auch ist der ausschließliche Gebrauch von Kindermehl nicht zu empfehlen, in jedem Falle ist ein Zusatz von Milch erwünscht; älteren Säuglingen können auch ohne Schaden, ja sogar zum großen Vorteil Obstsäfte gereicht werden, welche die zum Aufbau des Körpers so notwendigen Nährsalze in reichem Maße enthalten. Das Erscheinen der zwei unteren Schneidezähne ist ein Zeichen, daß man dem Kind außer der Milch noch eine andere als flüssige Nahrung reichen kann, als Zwieback, Semmel oder Grieß, einmal in 24 Stunden. Nach Erscheinen der vier oberen Schneidezähne kann man diese Portion zweimal täglich geben und nach Erscheinen der zwei unteren seitlichen Schneidezähne und der vier ersten Backzähne verträgt das Kind schon gut gekochten Reis und Suppe mit fein gewiegtem Fleisch. Sobald die vier Eckzähne sichtbar geworden, kann man den Magen an weiches Geflügel, Kartoffelbrei und leichte Gemüse gewöhnen, und die Gegenwart der vier letzten Backzähne gestattet dem Kinde die gewöhnliche Nahrung der Erwachsenen, mit Ausnahme von Saurem, Scharfem, Wein, Kaffee, Tee. Auch bei älteren Kindern müssen die Mahlzeiten stets nach einer bestimmten Regel geordnet sein. Kinder über zwei Jahre z. B. sollen etwa früh nach dem Aufstehen Milch und Weißbrot, aber auch einen dicken

Brei aus Hafergrütze mit Milch und Zucker bekommen, gegen 10 Uhr entweder ein weiches Ei oder Brot mit Obst, mittags Gemüse oder Kompotts, nachmittags 4 Uhr Semmel oder Brot mit Obst, abends 7 Uhr Milch oder Suppe. Als Getränk gegen Durst dient am besten Wasser.

Der Zahnprozeß spielt in den Kinderkrankheiten eine so große, allerdings zum größten Teile angedichtete oder wenigstens übertriebene Rolle, daß es nötig erscheint, einige Angaben über den normalen Verlauf und Hergang desselben zu machen.

Die erste Zahnung begreift das Hervorbrechen von 20 sogenannten Milchzähnen, nämlich in jedem Kiefer vier Schneide-, zwei Eck- und vier Backzähnen. Bei Neugeborenen ist das Zahnfleisch von fester Beschaffenheit und bildet einen scharfen Rand über den Kieferknochen, bisweilen von Erhabenheiten und Vertiefungen von einer mehr weißlichen Färbung. Allmählich wird nun das Zahnfleisch weich, breiter und verliert seinen scharfen Rand, bis es durch die wachsenden Zahnkronen in die Höhe gehoben, gespannt und endlich durchbohrt wird.

Die 20 Milchzähne brechen gewöhnlich in folgenden 5 Gruppen hervor, die durch verschiedene lange Ruhepausen voneinander getrennt sind.

1. Zwischen dem 4. und 8. Monat erscheinen die zwei mittleren Schneidezähne unten, worauf gewöhnlich eine Pause von 3 bis 9 Wochen eintritt.
2. Zwischen dem 8. und 11. Monat erscheinen die vier Schneidezähne oben, erst die mittleren, dann die seitlichen; darauf Pause von 6 bis 12 Wochen.
3. Zwischen dem 12. und 15. Monat erscheinen die vier ersten Backzähne und die zwei seitlichen Schneidezähne unten.
4. Zwischen dem 18. und 24. Monat erscheinen die vier Eckzähne oben und unten.
5. Zwischen dem 30. und 36. Monat erscheinen die vier zweiten Backzähne oben und unten.

Natürlich treten die Milchzähne nicht stets in dieser Ordnung und Zeitfolge ein und mäßige Ausnahmen davon berechtigen auch durchaus nicht zur Annahme eines krankhaften Zustandes.

Gegen Ende des 4. Jahres oder erst zwischen dem 5. und 6. Jahre kommen zwei neue Backzähne in jedem Kiefer, die schon zu den bleibenden gehören. Im 7. Jahre tritt der Zahnwechsel ein.

Die bleibenden Zähne erscheinen im Durchschnitt in folgender Ordnung:

Zwischen	dem	6. und 7.	Jahre	die	dritten Backzähne,
„	„	7. und 8.	„	„	mittleren Schneidezähne,
„	„	8. und 9.	„	„	seitlichen Schneidezähne,
„	„	9. und 10.	„	„	ersten Backzähne,
„	„	10. und 11.	„	„	Eckzähne,
„	„	11. und 12.	„	„	zweiten Backzähne,
„	„	12. und 13.	„	„	vierten Backzähne,
„	„	16. und 24.	„	„	Weisheitszähne.

Erst mit diesen vier Weisheitszähnen, die zuweilen teilweise auch ausbleiben, hat der Mensch seine vollen 32 Zähne.

Ein sehr verfrühter Ausbruch der Zähne kommt zuweilen vor ebenso bei kräftigen als schwächlichen Kindern und ist durchaus kein besonderes Anzeichen; verspäteter Ausbruch deutet auf langsame Entwicklung oder krankhafte Richtung der Ernährung, ist aber ebenfalls nicht immer ein bedenkliches Zeichen. Sehr verspäteter Ausbruch wird meist als Symptom der Rachitis gelten müssen.

Was nun den Zahnungsprozeß als Disposition und Ursache zu Erkrankungen anlangt, so ist sicher sein Einfluß außerordentlich übertrieben worden. Zweifellose und direkte Beschwerden desselben sind eigentlich nur Anschwellung, Röte, Hitze und Schmerzhaftigkeit des Zahnfleisches und infolgedessen Unruhe, Schreien, erschwertes Saugen, vermehrte Speichelabsonderung. Leugnen läßt sich indessen durchaus nicht, daß während des Zahnens und infolge dieser direkten Beschwerden häufig genug eine allgemeine erhöhte Reizbarkeit und Neigung zu fieberhaften, krampfhaften und gastrischen Erscheinungen, sowie Hautausschläge auftreten. Über diese Zufälle wird noch besonders an einer späteren Stelle gehandelt werden.

Über das normale Wachstum im Kindesalter lassen sich etwa folgende Angaben aufstellen. Die Länge eines neugeborenen Kindes beträgt im Durchschnitt ungefähr 50 Zentimeter und sein Gewicht 7 bis 8 Pfund. Das schnellste Wachstum nun findet in der ersten Lebenszeit statt: das Kind wächst im Verlaufe des ersten Jahres etwa 16—20 Zentimeter. Von da an nimmt das Wachstum in dem Maße ab, als das Alter zunimmt, beinahe bis zum 4. oder 5. Lebensjahre; während des 2. Lebensjahres nämlich beträgt das Wachstum nur die Hälfte von dem des 1. Jahres und während des 3. beinahe das Drittel. Vom 4. oder 5. Jahre an bis gegen das 16. wird das Wachstum regelmäßig und beträgt jährlich 5—6 Zentimeter. Vom 16.—17. Jahre nimmt der Körper um 4 Zentimeter, in den folgenden 2 Jahren nur 2½ Zentimeter zu. Mit dem 19.—25. Jahre ist das Wachsen beendet. Kümmerliche Nahrung und chronische Krankheiten, namentlich Skrofulosis und Rachitis verhindern das Wachstum; dagegen befördern es meist fieberhafte Krankheiten, wie Brustentzündung, Masern, Scharlach, besonders am ersten Krankheitstage durch Schwellung der Gelenk- und Zwischenwirbelknochen. Daß das Wachstum Gelenkschmerzen, Schwäche der Beine usw. verursacht, ist irrig; allerdings aber werden Kinder, welche zu schnell wachsen, mager und muskelschwach, auch bedürfen sie mehr Ruhe und Schlaf; auch bleibt dann nicht selten die Brust schmal und lang. Zu empfehlen sind dann besonders reichliche Nahrung, kalte Waschungen und Bäder und körperliche Übungen. Bei gar zu trägem Wachstum ist der Verdacht auf beginnende Rachitis begründet. Fontanellen hat das Neugeborene vier am Kopf, die kleinste am Hinterkopf, zwei seitliche und die größte vorn über der Stirn. Sie sollen weder eingefallen noch gewölbt sein. Von diesen schließt sich die vordere zuletzt, vollständig erst mit dem 15. Monat.

Diese Angaben und Belehrungen werden für den angegebenen Zweck ausreichen und wenigstens in den meisten Fällen die Mütter oder Pflegerinnen in den Stand setzen, den Gesundheitszustand ihrer Pfleglinge ziemlich richtig zu beurteilen und manchen weitverbreiteten Irrtum zu berichtigen.

A. Krankheiten der Neugeborenen

Gerade in der Behandlung der Neugeborenen hat sich zum Teil eine große Menge der abscheulichsten Gewohnheiten und Quacksalbereien von alters her festgesetzt; und doch sollen eben in diesem zarten Alter ungeeignete Eingriffe mehr wie irgendwo vermieden werden, weil sie hier bei der vorhandenen Zartheit und Reizempfänglichkeit doppelt nachteilig und bleibend wirken müssen. Zugleich gelingt es gerade hier durch die passenden homöopathischen Heilmittel häufig so leicht und schnell Beschwerden und beginnende Krankheiten im Keime zu heben und bedeutenderen Übeln dadurch vorzubeugen, daß es ganz besonders notwendig erscheinen muß, eine faßliche Anweisung zur homöopathischen Behandlung dieser Fälle zu geben.

Der Scheintod Neugeborener tritt meist infolge sehr lang dauernder oder unregelmäßiger Geburten auf, zuweilen auch bei Frühgeburten, starken Blutungen während der Geburt oder Einschnürung des Halses durch die Nabelschnur. Die gewöhnlichsten Symptome sind: hochrotes oder bläuliches Gesicht, vorgetriebene Augen, rote oder an einzelnen Stellen blaufleckige Haut, schwacher und unfühlbarer Puls, Fehlen jeder Atembewegung; nach starken Blutungen ist auch der ganze Körper blaß, welk, zusammengefallen, kühl, die Lippen bläulich, der Unterkiefer herabhängend und der Puls sowie der Nabelstrang nicht klopfend. Im allgemeinen muß man überall nur Scheintod, nicht wirklichen Tod annehmen und deshalb Belebungsversuche anstellen, wo nicht untrügliche Zeichen eines schon länger eingetretenen Todes, als beginnende Fäulnis oder lebensgefährliche Verletzungen und Verstümmelungen, vorhanden sind. Gelingt es durch Einwickeln in warme Tücher, durch Reiben und Frottieren nicht bald das Atemholen, das man durch vorsichtiges Reinigen des Mundes von Schleim und Blut vorher erleichtert hat, hervorzurufen, so bringe man das Kind alsbald, nachdem die Nabelschnur gehörig unterbunden und durchschnitten worden ist, in ein warmes Bad, und setze hier das Reiben und Bürsten fort, versuche auch namentlich künstliche Atmunng hervorzurufen, durch langsame regelmäßige Drükkungen des Brustkastens. Zugleich flöße man einige Tropfen Wasser, in denen Tartarus emeticus aufgelöst ist, in den Mund. Zeigen sich hierauf Atembewegungen, so setze man das Reiben noch einige Zeit fort, bis sich der Atem kräftiger hebt und das Kind zu schreien anfängt. Bleibt das Gesicht sehr rot oder bläulich, so gebe man eine Gabe Opium und ein Klistier von lauem Wasser und Öl. Oft ist es nötig, die Belebungsversuche stundenlang fortzusetzen.

Zuweilen entsteht an dem abgebundenen Stück des Nabelstranges, der in 3—4 Tagen trocknen, einschrumpfen und sich allmählich vom Nabel durch Eiterung von selbst ablösen muß, übermäßige Eiterung und Entzündung, die sich selbst dem Nabel und der Bauchhaut mitteilen und in Rotlauf ausarten kann. Dann bestreiche man die wunde Stelle mehrmals des Tages mit einer schwachen Auflösung von Arnikatinktur (5 Tropfen auf eine Obertasse Wasser) und sorge für einen passenden Verband durch eine sehr weiche Bauchbinde. Das Abbinden und Abschneiden des Nabelstranges seitens der Hebamme soll übrigens für gewöhnlich nie eher geschehen, als bis derselbe aufgehört hat zu pulsieren; nur wenn das Neugeborene sehr rot aussieht und vom Blute zu trotzen scheint, wie vom Schlage getroffen, muß es sogleich geschehen. Diese Operation wird am zweckmäßigsten so verrichtet, daß man zwei Querfinger vom Nabel entfernt ein breites Bändchen nicht gar zu fest um den Strang bindet und diesen dann mit einer etwas stumpfen Schere (weil diese mehr quetscht und durch Quetschung die durchschnittenen Gefäße sich leichter verschließen) ungefähr zwei Querfinger vom Bändchen entfernt durchschneidet; sicherer ist es noch, auch das andere Endteil, welches noch mit der Mutter oder dem Mutterkuchen in Verbindung steht, vorher zu unterbinden, weil bei Zwillingen nicht immer zwei eigene Mutterkuchen vorhanden sind, es dann also geschehen könnte, daß sich das zweite Kind durch die klaffenden Adern, noch bevor es geboren wird, verblutet. Nach der Durchschneidung und der gehörigen Reinigung des Kindes im Bade wird das herabhängende Stück des Nabelstranges in ein feines, mit Öl (Mandel- oder Mohnöl) getränktes Leinwandläppchen eingeschlagen, welches bis gegen die Mitte eingeschnitten ist, auf die rechte Seite des Bauches gelegt und in dieser Lage mit einer Bauchbinde befestigt. Jedes Zerren am Nabelreste und gewaltsame Entfernen desselben muß streng vermieden werden, weil dadurch leicht hartnäckige Blutungen oder auch durch gestörte Verwachsung des Nabels Brüche herbeigeführt werden. Entstehen trotzdem Nabelblutungen, die sich durch Auflegen von Wundschwamm oder Aufstreuen von Gummiarabikum nicht ganz stillen lassen, so versäume man nicht einen Arzt sogleich herbeizuholen, der durch chirurgische Mittel die Blutung schnell zu heben wissen wird.

Nicht selten bildet sich unmittelbar nach der Geburt infolge eines heftigen Druckes (zumal auch bei künstlichen Geburten durch die Zange) am Kopfe des Neugeborenen eine Geschwulst (sogenannte Kopfgeschwulst oder Vorkopf). Man kann sie meistens der Natur überlassen, die sie in den geringeren Graden in wenigen Tagen vollständig beseitigt; namentlich ist alles Drücken und Pressen des durch diese Geschwulst oft schief oder spitz erscheinenden Schädels streng zu vermeiden. Nur bei wirklicher Kopfblutgeschwulst, die sich erst 24 Stunden nach der Geburt zeigt, von Tag zu Tag wächst, bis sie nach 8 Tagen ihre größte Ausdehnung erreicht hat und sich mit einem Knochenringe umgibt, wende man eine Kompresse an, die mit verdünnter Arnikatinktur (10 Tropfen auf eine Obertasse Wasser) befeuchtet ist. Dasselbe Verfahren ist anzuwenden bei Geschwulst und Quetschungen an anderen Teilen des Körpers. Wird die Kopfgeschwulst höher und weich und zeigt sich bei dem Anfühlen derselben deutlich eine Flüssigkeit darin (Blut oder Eiter), so sind einige Gaben Silicea (früh und abends) anzuwenden; verkleinert sie sich binnen drei Tagen nicht, sondern wird sie immer weicher und gefärbter, so muß der Arzt sie durch einen Einstich öffnen und den Inhalt durch leisen Druck entfernen, wobei es von Vorteil ist, Silicea auch noch einige Tage fortzugeben. Nur wenn dabei die Kräfte des Kindes sehr verfallen, Appetitlosigkeit und Durchfall eintreten, ist statt der Silicea China in einigen Gaben anzuwenden.

Die Anschwellung und Verhärtung der Brustwarzen bei Neugeborenen entsteht gewöhnlich nur infolge unvernünftigen Ausdrückens und Quetschens derselben; nur selten ist eine solche Entzündung nicht mechanischen Ursprungs und allein durch innere Ursachen veranlaßt. Im ersten Falle ist immer Arnica das Heilmittel, äußerlich angewandt (10 Tropfen auf eine Obertasse Wasser); im zweiten Belladonna, zumal wenn die Rötung bedeutend ist und sich über einen Teil der Brust mit verbreitet. Wird die Geschwulst groß und weich und enthält sie Eiter, so muß Hepar sulf. in einigen Gaben angewandt werden. Nebenbei muß natürlich jeder äußere Druck streng vermieden und für eine recht weiche Bedeckung gesorgt werden.

Das Wundsein ist in den meisten Fällen keine Krankheit, sondern eine natürliche Folge von Reizung der bei den Neugeborenen außerordentlich empfindlichen Haut, von Reibung, Druck und Feuchtigkeit; deshalb kommt es besonders bei fetten und wohlgenährten Kindern vor, und zwar besonders unter den Achseln, zwischen den Schenkeln, am Halse, am After und in den Weichen. Oft freilich ist es auch nur durch Vernachlässigung und Unreinlichkeit verursacht, wenn Schweiß, Urin und Schmutz durch sorgsames Abwaschen und Abtrocknen nicht gehörig entfernt werden. Das beste Verhütungs- und Heilmittel in diesen Fällen ist demnach größte Reinlichkeit und Pflege der Haut; bei fetten Kindern ist es auch zweckmäßig, die betreffenden Stellen einzupudern; hierbei darf aber nur feines Kartoffelmehl oder höchstens Rosenblätterpulver genommen werden, keineswegs aber Bärlappsamen, Dialon und andere arzneiliche Pulver. Dieses Einpudern ist aber, wohlverstanden, nur ein Verhütungsmittel gegen das Wundwerden, nicht etwa ein Heilmittel gegen dasselbe. Im Gegenteil hüte man sich, es noch da anzuwenden, wo die Oberhaut bereits verloren gegangen und Absonderung eingetreten ist; denn die abgesonderte Feuchtigkeit verbindet sich mit dem Pulver zu harten, großen Krusten und vermehrt die Hautentzündung beträchtlich. Überhaupt ist das Einstauben nur bei fettleibigen Kindern nötig und auch dann nur mit gehöriger Vorsicht und Aufmerksamkeit, denn werden die betreffenden Hautstellen vorher nicht sorgfältig gereinigt, ist das Pulver nicht fein genug oder dringt es in die äußeren Geschlechtsteile, so wird die Haut gereizt und gerade dadurch das Wundwerden verursacht. Bei mageren Kindern ist es aber, wie schon gesagt, ganz überflüssig und eine sorgsame Hautpflege schon allein imstande, das Wundwerden zu verhüten. Wo aber trotz der gehörigen Reinlichkeit derartige wunde und nässende Stellen entstehen, oder wo das durch Vernachlässigung der Hautpflege entstandene Leiden nicht bald nach Wegfall der schädlichen Einwirkung sich bessert oder gar schon einen hohen Grad erreicht hat, da muß zur Anwendung von direkten Arzneimitteln geschritten werden. Es findet dies hauptsächlich bei kränklichen, atrophischen Kindern statt, meist nur infolge von Durchfällen, und beschränkt sich deshalb auch gewöhnlich nur auf After, Geschlechtsteile und Oberschenkel. Das wirksamste Heilmittel ist gewöhnlich Chamomilla, 3—4 Tage hintereinander in einer Gabe. Nur wo bereits mit derselben als Bad oder Tee Mißbrauch getrieben oder wo nach vier Tagen sich keine wesentliche Besserung zeigt, da ist Lycopodium zweckmäßiger. Gehen die wunden Stellen gar in Geschwüre über oder vertiefen sich die Wundflächen und sondern sie eine eitrige Feuchtigkeit in bedeutender Menge ab, die unangenehm riecht und die Kräfte des Kindes aufzehrt, so muß Mercur. 1—2mal täglich angewandt werden. Zugleich muß dabei gewissenhaft gesorgt werden, daß die Mutter oder die Amme des Kindes alle scharfen, stark gesalzenen, sauren und fetten Speisen und Getränke sorgfältig meidet, und außerdem die größte Reinlichkeit und Hautpflege, namentlich auch durch tägliche Bäder, beobachtet werden. Äußerlich tut man in solchen Fällen gut, die nässenden Stellen mit einer Auflösung von 2 Gramm Borsäure in je 50 Gramm Wasser und Glyzerin zu betupfen und nachher mit ganz wenig frischem Rindstalg oder frischem, eingeschabtem Hammeltalg einzureiben. Tritt nach 4—5 Tagen bei zwei Gaben Mercur. täglich keine Besserung ein, so gebe man eine Gabe Hepar sulf. dazwischen und fahre dann mit Mercur. wieder fort. In sehr hartnäckigen und bösartigen Fällen liegt auch zuweilen diesem Übel, besonders wenn es am After und an den Geschlechtsteilen vorzüglich oder ausschließlich sich ausbildet, eine syphilitische Ansteckung zugrunde; auch dann ist die Anwendung der letzteren Mittel zweckmäßig, obschon es ratsamer ist, die Entscheidung und Behandlung hier einem Arzte zu überlassen.

Nicht selten treten bei einem Säuglinge Harnbeschwerden auf, und zwar gewöhnlich Harnverhaltung, der sogenannte Blasenkrampf. Entweder besteht dieses Leiden nur darin, daß das Kind stets vor dem Wasserlassen große Unruhe mit Schreien und Heranziehen der Beine an den Leib zeigt, oder der Urin wird wirklich in der Blase so lange zurückgehalten, daß bei der Untersuchung dieselbe sich sehr ausdehnt und schmerzhaft bei Druck zeigt. Im ersten Falle wird häufig das ganze Übel nur durch wunde Stellen an dem Ausgange der Harnröhre verursacht, die durch den abgehenden Urin gereizt werden und dem Kinde heftigen Schmerz bereiten, so daß dasselbe freiwillig den Urin möglichst lange zurückhält oder ihn wenigstens nur unter Schreien laufen läßt. In diesem Falle ist demnach keine Krankheit der Blase und des Blasenhalses vorhanden und mithin auch nur für Schutz und baldige Heilung der wunden Stellen zu sorgen. Nötigenfalls gibt man eine oder ein paar Gaben von Acid. nitric. D 6, um die Heilung baldigst herbeizuführen. Wird aber wirklich durch Krampf des Blasenschließmuskels der Urin in der Blase zurückgehalten und übermäßig angehäuft, was meist nur durch Blähungen oder Kolik veranlaßt wird, so mache man alsbald einen warmen Umschlag von Leinsamenmehl oder Hafergrütze auf die Blasengegend und gebe einige Gaben Chamomilla oder Pulsatilla. Auch Camphora (am besten in Streukügelchenform) wird hier sehr zweckdienlich sein. Sollten sich infolge der heftigen Ausdehnung übermäßige Empfindlichkeit und Schmerz der Blasengegend mit Fieber oder gar mit Zuckungen und Krämpfen einstellen oder gar entzündliche Symptome sich entwickeln, so müssen vorher einige Gaben Aconit. oder Belladonna gegeben werden. Nicht selten entsteht auch infolge eines Spanisch-Fliegen-Pflasters, dessen Anwendung freilich bei einem Säuglinge im höchsten Grade unvernünftig ist, eine sehr heftige Harnverhaltung und Harnstrenge; diese findet ihr schnelles Heilmittel in einigen Gaben Camphora. Geht der Harn schwierig und nur unter Schmerzen ab oder ist gänzliche Harnverhaltung da, wird der gelassene Harn bald weißtrübe, zeigt er einen rötlichen, sandigen Bodensatz, so ist die Bildung von Harngrieß anzunehmen und Lycopodium anzuwenden.

Ein Kind unter einem Jahre soll täglich zweimal und vom 1. bis 3. Jahre täglich wenigstens einmal Stuhlentleerung haben; ist dies nicht der Fall, so wird die Konsistenz des Kotes zu hart und es tritt Stuhlverstopfung ein. Die Ursachen derselben sind entweder mangelhafter oder zu zäher Darmschleim, wie bei den meisten fieberhaften Krankheiten oder bei vermehrter Schweiß- und Urinsekretion, oder zu feste, meist zuviel Stärkemehl enthaltende Nahrungsmittel. In seltenen Fällen können auch zu geringe peristaltische Bewegungen des Darmrohres infolge anderer Organerkrankungen, namentlich des Gehirns, oder noch seltener mechanische Hindernisse, wie Darmverdrehungen, Darmbrüche, Verschließung des Afters die Schuld daran tragen.

Bei Neugeborenen läßt sich die Stuhlverstopfung meist am zweckmäßigsten durch ein Klistier von lauwarmem Wasser mit einem Löffel Öl beseitigen, das, wenn es nötig sein sollte, nach 24 Stunden wiederholt wird; zugleich aber muß dann für den Fall, daß das Kind künstlich aufgezogen wird, die Kost dünner und leichter eingerichtet werden. Zweckmäßig ist es oft jeder Flasche Milch 1 Teelöffelchen Rahm zuzusetzen. Älteren Kindern kann man auch ein Stückchen Süßrahmbutter, jedoch nicht in Milch aufgelöst, geben. Bei mehrwöchentlichen Säuglingen tritt die Hartleibigkeit nicht selten schon hartnäckiger auf und ist meist mit anderen Verdauungsbeschwerden verbunden; dann ist das Übel selten allein durch Klistier zu heben, sondern es bedarf der arzneilichen Hilfe. Namentlich sind hier Nux vomica, Bryonia und Opium von guter Wirkung, deren spezielle Anzeigen bereits S. 141 flg.

angegeben sind. In Fällen einer sehr hartnäckigen und habituellen Hartleibigkeit leistet auch Lycopodium sehr gute Dienste.

Gegen die Blähungsbeschwerden und die Leibschmerzen ist meistens Chamomilla das hilfreichste Mittel; nur wo bereits Kamillentee mißbräuchlich angewandt worden ist, muß Coffea oder bei gleichzeitiger Stuhlverstopfung Nux vomica vorgezogen werden. Bei großer Unruhe des Kindes, fortwährendem Winden und Schreien, Anziehen der Schenkel, wässerigen Ausleerungen ist Jalapa das geeignetste Mittel. Zu berücksichtigen ist übrigens hierbei stets das Befinden der Mutter oder Amme, indem dem Säuglinge sehr häufig bei gastrischen Beschwerden der Mutter durch die Milch Blähungsbeschwerden und Kolik verursacht werden; auch Gemütsbewegungen, vorzüglich Ärger und Schreck, haben nicht selten auf die Milch einen nachteiligen Einfluß. Deshalb ist es nötig, daß eine Stillende sehr blähende und schwerverdauliche Speisen, sowie jede Unmäßigkeit und Unregelmäßigkeit streng vermeidet, vor allem aber sich selbst zu beherrschen und ihre Leidenschaftlichkeit zu dämpfen sucht; ist aber dennoch eine Gemütsaufregung nicht zu vermeiden gewesen, so reiche sie wenigstens dem Säugling nicht sogleich die Brust und lasse sich, bevor sie es tut, mittels eines Ziehglases die erste Milch abziehen. Derartige Veranlassungen durch Milcheinflüsse sind so wichtig, daß sie auch auf die Behandlung einen wesentlichen Einfluß haben; so lassen sich zuweilen die Folgen von Ärger und Zorn schnell durch Chamomilla oder Coffea, die von Schreck und Aufregung durch Aconitum oder Opium, die von Kummer und Gram durch Ignatia heben. Bei längerer Fortdauer und öfterer Wiederkehr dieser schädlichen Einflüsse auf die Muttermilch ist es zweckmäßig, nicht nur dem Säugling, sondern auch der Stillenden diese Heilmittel zu reichen.

Sehr häufig tritt bei Säuglingen Erbrechen ein. Ganz unbedenklich und gefahrlos bleibt dasselbe, solange nur ein Teil der hastig und reichlich genossenen Milch bald nach dem Trinken entleert und dies namentlich auch veranlaßt wird durch heftige Bewegung, ungeschicktes Tragen und Halten des Kindes, wobei der Magen gedrückt wird. Stellt sich das Brechen unmittelbar nach dem Trinken ein, so wird die Milch fast ganz unverändert sein, ist sie aber eine halbe Stunde und länger im Magen geblieben, so erscheint sie gehackt und geronnen. Nachteilig für die Ernährung des Kindes und eine offenbar krankhafte Erscheinung ist hingegen das häufige und regelmäßige Milchbrechen, das nicht infolge einer Überladung des Magens oder eines mechanischen Drucks auf den Magen entsteht, sondern durch schwache Verdauung und krankhafte Reizbarkeit des Magens verursacht wird. Dieses tritt dann meist nicht unmittelbar nach dem Trinken, sondern erst eine längere Zeit nach demselben ein; auch gehen ihm Aufstoßen, Schlucksen, Unruhe, Schreien und Zeichen der Übelkeit und des Unbehagens, wie Gesichtsblässe, kalter Schweiß, kleiner Puls, unregelmäßige Respiration, voraus. Das Gebrochene ist oft säuerlich riechend, mehr oder weniger gehackt oder mit Schleim gemischt; fast immer stellen sich auch zugleich Unregelmäßigkeiten in den Stuhlausleerungen ein, das Kind läßt weniger, meist stärker gefärbten Urin und wird welk und schwach. In den meisten Fällen reichen einige Gaben Ipecacuanha hin, das Erbrechen zu heben, zumal wenn wässerige Durchfallstühle dabei sind; fehlen diese und auch andere bedeutende Folgesymptome, so hilft oft noch schneller Aethusa Cynapium. In sehr hartnäckigen Fällen mit großer Abmagerung und Schwäche sind Kreosot. und Arsenicum noch wirksam. Entsteht das Erbrechen nach Husten durch die Erschütterung des Magens, so passen am besten einige Gaben Tartarus emeticus oder Ferrum, zumal wenn viel schleimige Stoffe herausgebrochen werden. Ferner wären noch zu berücksichtigen: Calcarea carbon., wenn die ausgebrochene Milch geronnen ist und wie käsige Stücke aussieht und wenn saures Wasser ausgebrochen wird; Lycopodium bei Blähsucht, Neigung zu Verstopfung und Säurebildung; Nux vom., wenn die Milch längere Zeit nach dem Trinken erbrochen wird bei gleichzeitiger Stuhlverstopfung; Pulsatilla, wenn die Milch zu fett war und infolge davon Aufstoßen, Aufschwulken des Genossenen, Widerwillen gegen die gewohnte Milch oder gegen Nahrung überhaupt, wenn Übelkeit mit Brechneigung und schleimiger Durchfall vorhanden sind. Natürlich ist sehr oft, zumal bei Kindern, die ohne Mutterbrust aufgezogen werden, das Erbrechen allein verursacht durch unpassende Nahrungsmittel, zu fette und schwere oder verfälschte Milch, übermäßiges oder vorzeitiges Füttern, säuernde Zulpe u. dgl.; oft bedarf es daher zur Heilung des Erbrechens nichts als einer Regulierung der Diät. Hierbei ist noch zu bemerken, daß bei Säuglingen der Zungenbelag lange nicht so wichtig und charakteristisch ist als bei älteren Kindern und Erwachsenen. Sehr häufig kommt bei Säuglingen weißer Belag vor, ohne daß sich dabei die geringste Verdauungsstörung erkennen läßt. Allerdings wird auch bei den meisten Magen- und Darmaffektionen kleiner Kinder die Zunge weiß belegt, was noch lange fortbestehen kann, nachdem der Appetit schon längst wieder zurückgekehrt ist. Wirklich dicke Belage kommen fast nie vor. Dessenungeachtet verlangt die Zunge und die Mundhöhle eine fortwährende sorgfältige Überwachung, damit nicht die Bildung von Schwämmchen und anderen Anomalien übersehen wird.

Eine leichtere und meist ganz unbedenkliche Erscheinung ist das Schlucksen, das oft nach dem Trinken in heftigem und anhaltendem Grade auftritt. Gewöhnlich werden einige Tropfen Zuckerwasser oder etwas trockener Zucker dasselbe bald beseitigen; geschähe dies aber nicht, oder käme es oft und unregelmäßig nach dem Trinken zurück, so gebrauche man eine oder einige Gaben Ignatia, Carbo veg. oder Calcarea carbon.; Nux vom. bei bestehender Magensäure.

Gegen den Durchfall, dieses häufigste Leiden der Säuglinge, sind die wirksamsten Heilmittel Chamomilla, Colchicum, Ipecacuanha, Mercur., Rheum, Secale corn., Sulfur, Calcarea acetica u. a. m., deren spezielle Anzeigen später angegeben werden sollen.

Schnupfen und Husten befällt durchschnittlich nicht sehr häufig die Neugeborenen; nur eine Art Stockschnupfen oder völlige Verstopfung der Nase wird zuweilen beim Säugen sehr hinderlich. Einige Gaben Nux vomica und mehrmaliges Bestreichen der Nase äußerlich und innerlich mit etwas Mandelöl hebt diese Beschwerde meist schnell. Ist dabei die Nase mit dickem, zähem Schleim verstopft bei plötzlichem Auffahren aus dem Schlafe, als sollten sie ersticken, so hilft Sambucus. Gegen den Husten sind am hilfreichsten einige Gaben Aconit.; zugleich muß aber dabei jede Erkältung streng vermieden werden und sogar, wenn der Husten irgend bedeutend ist, das Baden ausgesetzt werden.

Von Hautkrankheiten kommen bei Neugeborenen und Säuglingen folgende besonders vor. Die sogenannten Mitesser sind sehr häufig, vorzüglich im Gesicht in der Nähe der Ohren, aber auch am übrigen Körper; sie entstehen durch Verstopfung der Ausführungskanäle der Hauttalgdrüsen und können zuweilen bedeutend anschwellen und in Entzündung und Eiterung übergehen. Durch gehörige Reinigung der Haut, namentlich durch öfteres Baden und gelindes Streichen und Reiben mit Seife oder Weizenkleie werden sie allmählich völlig entfernt und verlangen somit gar keine arzneiliche Hilfe. Ebensowenig bedarf der Gneis, der schuppenartige Belag auf dem Scheitel, innerer und äußerer Medikamente, da er nur die Folge des Anklebens des Hauttalgs und anderen Schmutzes ist und nach und nach durch Waschen mit Seifenwasser oder Einreiben mit Öl oder Butter sich leicht entfernen läßt. Jedes gewaltsame Abkratzen oder Abkämmen desselben ist aber ganz zu unterlassen, schon wegen des leicht möglichen Drucks auf das Gehirn, das gerade an jener Stelle noch nicht durch eine Knochendecke geschützt, sondern im ersten Jahre nur mit einer Hautschicht bedeckt ist. Eine schon bedeutendere und wirklich krankhafte Erscheinung sind die sogenannten Schälbläschen; es sind mit heller Flüssigkeit gefüllte Blasen von der Größe einer Erbse bis zu der einer Haselnuß, die entweder vertrocknen oder platzen und dann eine kleine wunde Stelle oder einen Schorf bilden. Sie kommen ohne bestimmte Ordnung am ganzen Körper, besonders an den Händen und Füßen hervor, bald in geringerer, bald in größerer Anzahl. Durch das Jucken und Brennen, sowie durch das Ankleben an die Wäsche, verursachen sie leicht Unruhe und Schlaflosigkeit und können bei großer Menge selbst Fieber und Abmagerung veranlassen. Sorgfältige Reinigung durch fleißiges Baden und Bestreuen der nässenden Stellen mit Kartoffelmehl, sowie einige Gaben Rhus Toxicod. bringen in wenigen Tagen fast stets völlige Abheilung hervor; sollten sich dennoch einige Stellen in eiternde Geschwüre umwandeln, so sind einige Gaben Merc. sol. notwendig oder Hepar sulf. Die Frieselbläschen und Hitzblüten sind nur eine Folge übermäßigen Warmhaltens und Schwitzens und vergehen ohne weitere Beschwerde bei besserer Hautpflege und fleißigem Baden; sollte dadurch große Unruhe und Aufregung verursacht werden, so nützen einige Gaben Aconit. bald. Über den Milchschorf und den Kopfgrind wird noch besonders gesprochen werden.

Die Rose oder der Rotlauf entwickelt sich bei Neugeborenen häufig, wie schon erwähnt wurde, aus einer Entzündung und Eiterung des Nabels oder aus Wundheit der Schamteile und verbreitet sich dann nicht selten über den Bauch und die Brust, überzieht sogar zuweilen allmählich auch einen Teil des Rückens und der Extremitäten. Aber auch ohne solche Veranlassung durch den Nabel entsteht zuweilen diese Krankheit, vielleicht verursacht durch Reizung der Haut, durch Unreinlichkeit u. dgl., wahrscheinlich aber auch durch Ansteckung, wenigstens hat man sie in Findelhäusern mehrmals epidemisch auftreten sehen. Die Haut ist dabei glänzend rot, trocken, härtlich, angeschwollen, schmerzhaft bei Berührung; in schweren Fällen wird die Haut bläulich und brettartig, das Gesicht entstellt, die Extremitäten kalt, die Patienten schlafen und trinken nicht mehr und sterben langsam an Schwäche, oder die Rose wird auch brandig, zuweilen schon nach wenigen Tagen, und verursacht dann ebenfalls den sicheren Tod. Solange nun nur eine rosenartige Entzündung des Nabels und dessen nächster Umgebung vorhanden ist, versuche man durch Verbinden desselben mit Arnikalösung (5 Tropfen Tinktur auf eine Obertasse Wasser) die Entzündung und Eiterung schnell zu heilen; sobald aber sich wirkliche Rose ausbreitet, vermeide man streng jede Feuchtigkeit und gebe innerlich Aconit. und Belladonna alle 2—3 Stunden im Wechsel. Äußerlich bedecke man die Stellen nur leicht mit Watte oder bestreue sie bei heftigem Jucken mit Weizen- oder Kartoffelmehl. Breitet sich die Rose trotzdem aus oder wird gar die Haut bläulich und hart, dann gebe man Lachesis oder bei schnellem Verfall der Kräfte Arsen. Wenn aber irgend möglich, so versäume man gleich anfangs nicht, einen Arzt herbeizurufen.

Die Gelbsucht der Neugeborenen unterscheidet sich dadurch von der der Erwachsenen, daß hier der Urin ganz hell, die Stuhlausleerungen hingegen dunkel, gallig gefärbt sind. Aconit. ist hier gewöhnlich das zweckmäßigste Mittel; nur wenn schleimige, gehackte Durchfallstühle dabei sein sollten, würde ebenfalls Mercur- und Chamomilla anzuwenden sein, Bryonia aber, wenn der Stuhl trocken ist oder ganz fehlt, und Lycopodium in einem späteren Stadium der Krankheit, wenn bereits Schlafsucht und Mattigkeit eingetreten sind.

Eine überaus häufige und namentlich für die Mütter und Wärterinnen höchst lästige Beschwerde ist endlich die Schlaflosigkeit der Kinder und deren nächtliche Unruhe und Schreisucht. Fast immer ist oder wird dieselbe eine wirkliche krankhafte Erscheinung, denn jedes Kind bedarf zu seiner gehörigen Entwicklung sehr viel Schlaf und zwar je jünger es ist, desto mehr, so daß z. B. ein Kind von wenigen

Tagen und selbst Wochen fast immer schlafen, außer zur Zeit des Trinkens oder Badens, und selbst ein Kind von 6 Monaten täglich noch 14 bis 18 Stunden Schlaf genießen soll. Deshalb und nicht etwa allein zur Erleichterung der Umgebung muß jeder Schlafverkürzung des Kindes möglichst abgeholfen und mit Sorgfalt jede Veranlassung und Ursache derselben aufgesucht und entfernt werden. Am häufigsten ist unzweckmäßige oder übermäßige Nahrung und daraus entstehende Verdauungsnot die Ursache des gestörten Schlafes. Kinder, welche viel Kamillen-, Baldrian- und anderen Tee, oder schlechte Milch, oder zu viel Brei bekommen, oder deren Mutter und Ammen viel Kaffee, Wein und andere ungehörige Kost genießen, werden meist bald an Schlafbeschwerden leiden. Ferner haben leicht einen schädlichen Einfluß darauf: zu festes Einwickeln, Hochliegen mit dem Kopfe, übermäßige Federbetten, unreine Luft im Zimmer, Unreinlichkeit, wunde und juckende Hautstellen, Ungeziefer usw. Erst wenn allen diesen äußeren Umständen abgeholfen ist, darf man zur Anwendung von Arzneimitteln schreiten, weil dann bei fortdauernder Schlaflosigkeit eine innere krankhafte Ursache angenommen werden muß. Sind Verdauungsstörungen, namentlich Blähungsbeschwerden, Kneipen und durchfällige Stühle zugegen, so sind fast immer Chamomilla und die schon oben angeführten Heilmittel von schneller Wirkung. Wo diese Nebenbeschwerden gar nicht oder nur in geringem Grade sich zeigen, also mehr eine krankhafte Aufregung und Überreizung vorhanden zu sein scheint, da ist Coffea ein ausgezeichnetes Mittel; hat das Kind aber zugleich Hitze und Röte des Gesichts, oder erwacht es nachts öfters plötzlich und unter Schreien aus kurzem Schlaf, dann ist Belladonna anzuwenden, oder Aconit., wenn die Unruhe und Schlaflosigkeit auch am Tage bleibt. Ist dabei nachts eine ungewöhnliche Neigung und Hast zum Trinken zu bemerken mit Trockenheit der Lippen und des Mundes, so ist Bryonia vorzuziehen; stellt sich aber die Schlaflosigkeit ohne alle bemerkbaren Nebenbeschwerden ein, als unzeitige Munterkeit, wobei die Kinder ruhig, wohl gar zum Spielen und Lachen geneigt sind, so hilft Hyoscyamus oder Ranunculus bulbosus. Ein abscheuliches Mittel ist das nur zu beliebte Wiegen und Schütteln der unruhigen Kinder und offenbar eine arge und gefährliche Versündigung, wenn man bedenkt, daß die Ruhe, welche damit erreicht werden kann, nichts als eine Art Schwindel und Betäubung ist, verursacht durch eine systematische Gehirnerschütterung. Noch unverzeihlicher ist es freilich, den Kindern Opium oder Mohnsamenabkochung gegen die Unruhe zu geben, oder die Amme bedeutende Portionen von Wein oder anderen Spirituosen trinken zu lassen, um eine gewaltsame Ruhe, d. h. Berauschung und Gehirnbetäubung zu erreichen. Nicht genug zu warnen ist vor dem zu zeitigen Hochtragen des Kindes oder auch vor dem zu frühen Hochlegen des Kopfes. Man sollte immer bedenken, daß das Kind bei regelrechter Lage im Mutterleibe mit dem Kopfe nach unten lag.

Alles hier Gesagte gilt ebenso von dem übermäßigen Schreien der Kinder bei Tag und Nacht. Es kommt hierbei ebenso vor allem darauf an, die Ursache des Schreiens zu entdecken, denn ein unterjähriges Kind schreit niemals ohne begründete Ursache, aus sogenannter Bosheit. Und wäre es wirklich nicht möglich eine solche aufzufinden und zu entfernen, oder das Kind durch die angegebenen Heilmittel zu beruhigen, so ist es immer noch weit besser es schreien zu lassen, als jene schändlichen Gewaltmittel anzuwenden; denn nicht das Schreien an und für sich, und währte es viele Stunden lang, wohl aber die betäubenden Palliative bringen unmittelbar und sicher Gefahr.

B. Krankheiten der Säuglinge und Kinder

Es ist allerdings sicher, daß mehrere von den eben besprochenen Krankheitszuständen der Neugeborenen auch in späteren Wochen und Monaten, ja selbst Jahren auftreten können und ebenso von den hier zu behandelnden Krankheiten einzelne in den ersten Lebenstagen oder Wochen beobachtet werden; allein im ganzen muß dies doch als eine Ausnahme betrachtet werden, und es läßt sich ohne Zwang die Regel aufstellen, daß mehr oder weniger eine jede Lebensperiode gewisse eigentümliche Erkrankungen darbietet oder wenigstens dem Vorkommen derselben besonders günstige und häufige Veranlassung gibt.

1. Gehirnentzündung

Wenn diese Krankheit hier Erwähnung findet, so geschieht dies weit mehr, um über Vorkommen, Wesen und Erkenntnis derselben einige Anleitung, als um ihre Behandlung völlig in die Hände der Laien zu geben; denn es ist nur zu sicher, daß gerade über diese höchst gefährliche Krankheit viele Irrtümer verbreitet sind, und sie ebenso häufig fälschlich da angenommen wird, wo eine Lungenentzündung, Masern, Typhus usw. vorhanden sind, als umgekehrt sie übersehen und verkannt wird. Zum Glück kommt die Gehirnentzündung bei Kindern nicht häufig vor, wenigstens nicht häufiger als bei Erwachsenen und lassen sich ihre Ursachen meist mit großer Bestimmtheit ermitteln.

Meist ist es die sogenannte weiche Hirnhaut (Meningea), welche der Sitz der Entzündung und Ausschwitzung ist, obgleich auch die anderen Hirnhäute und die Hirnmasse selbst zuweilen ursprünglich erkrankt sind. Veranlassung sind entweder Skrofulose, Tuberkulose oder äußere Ursachen, wie ein Fall, Stoß, Verletzung des Schädels, Sonnenstich, oder die Krankheit entwickelt sich auch durch Übergreifen der Entzündung von Nachbarorganen, also infolge namentlich von Ohrenentzündung und -auslaufen, von Scharlach, Kopfrose, sowie auch durch unvorsichtiges Vertreiben von Kopf- und Gesichtsausschlägen, Eitervergiftungen usw.

Die wesentlichsten Symptome sind folgende: Die vordere Fontanelle, wenn sie überhaupt noch nicht verwachsen ist, ist gespannt, gewölbt und pulsiert verstärkt; heftiger Hirnkopfschmerz im Anfange der Krankheit, bis Störung des Bewußtseins und Schlafsucht eintritt; Störungen der Geistesfunktionen, zuerst Angst und Aufregung, dann Delirien, zuletzt Schlafsüchtigkeit (Sopor) und Unbesinnlichkeit; das Angesicht im Anfang rot und belebt, dann blaß, eingefallen, stumpf; Augen oft stier; Empfindlichkeit gegen Geräusch und Berührung; Fieberhitze gleich vom Anfang an sehr bedeutend ohne Unterbrechungen, Puls sehr schnell, fast unzählbar; Schweiß selten, höchstens an der Stirn; Appetitlosigkeit und Durst; Erbrechen und Stuhlverstopfung und trotz dieser Stuhlverstopfung auffällig eingezogener, kahnförmiger Unterleib, der bei Druck empfindlich ist; Krämpfe, besonders im Gesicht, treten bei Säuglingen nicht selten gleich im ersten Anfang der Krankheit auf, bei älteren Kindern meist erst später; auch Schielen, Kinnbacken- und Starrkrampf und Lähmungen zeigen sich zuweilen bei ungünstigem Verlauf.

Die Krankheit kommt im 1. und zwischen dem 5. und 10. Lebensjahre am häufigsten vor; sie tritt meist plötzlich auf; bei Neugeborenen tötet sie zuweilen in 1—2 Tagen, gewöhnlich ist jedoch ihre Dauer 9 Tage, nur selten länger. Bei günstigem Ausgang der Krankheit mildern sich die

Symptome ganz allmählich; es tritt dann meist eine enorme Abmagerung ein und zuweilen bleibt eine lebenslängliche Geistesschwäche zurück.

Aus dem Gesagten geht schon hervor, daß die Krankheit wenig geeignet ist für die Behandlung durch einen Nichtarzt. Wo ein Arzt nicht bald oder gar nicht zu erlangen ist, da sorge man vor allem für absolute Ruhe, Fernhalten grellen Lichtes und Geräusches und für strengste Diät. Zu Anfang der Krankheit, wenn Fieber mit Hitze, Durst, Unruhe usw. vorhanden ist, werden einige vorausgeschickte Gaben von Aconit. nichts schaden; sobald aber einige Stunden danach gar keine Besserung eingetreten sein sollte, dann gebe man Belladonna und Apis im Wechsel, stündlich 5 Tropfen in einem Löffel Wasser, außerdem wende man das Bettdampfbad an und mache kalte Aufschläge auf den Kopf. Das Bettdampfbad bezweckt reichliches Schwitzen und wirkt meistens sehr wohltätig; es wird in folgender Weise angewandt: Man füllt drei steinerne Krüge mit heißem Wasser, wickele jeden in ein in heißem Wasser ausgerungenes Handtuch und lege je einen Krug zu beiden Seiten des Körpers in der Oberschenkelgegend und den dritten unten an die Füße, wobei man Sorge tragen muß, die Haut nicht zu verbrennen. Darauf wird der Kranke gut zugedeckt und muß so lange ruhig liegen bleiben, bis der Schweiß ausbricht, was gewöhnlich innerhalb einer Stunde der Fall ist. Dann werden die Krüge entfernt, der Kranke wird abgetrocknet und bleibt weiter im Bett. Je nach dem Verlauf der Krankheit und dem Kräftezustand des Kranken kann das Bettdampfbad an mehreren aufeinanderfolgenden Tagen angewandt werden. Weitere homöopathische Mittel bei dieser Krankheit sind: Hyoscyamus bei Delirien mit Singen, Flockenlesen und Daliegen wie in Betäubung; Stramonium, wenn große Unruhe, Atemstörungen, Gliederzucken usw. vorhanden sind; Bryonia und Pulsatilla bei entzündlichen Gehirnleiden nach zurückgetretenem Ohrenflusse; Phosphor. bei unwillkürlichen Ausleerungen, und Zincum cyanatum bei zu befürchtender Gehirnlähmung, wenn krampfhafte Zuckungen auftreten, wenn das Bewußtsein geschwunden ist, die Pupillen unbeweglich und die Extremitäten kalt sind.

Treten nach einem Falle oder Stoß auf den Kopf mehrere von den genannten Symptomen, namentlich Schwindel, Erbrechen oder Schielen auf, so ist es sehr wahrscheinlich, daß eine Gehirnerschütterung vorhanden ist und eine Gehirnentzündung eintritt; hier ist es am ratsamsten, bevor der Arzt zu erlangen ist, sogleich einige Gaben Arnica innerlich zu reichen und äußerlich auf den Kopf Umschläge von verdünnter Arnikatinktur zu machen.

2. Wasserkopf (Hydrocephalus)

Man bezeichnet damit eine enorme Ansammlung von Wasser in den Gehirnhöhlen. Dieselbe kann entweder angeboren oder erworben sein, chronisch oder akut verlaufen. Die hauptsächlichsten Symptome bei chronischem Wasserkopf sind folgende:

Übermäßige Größe des Schädels, besonders im Verhältnis zu dem kleinen Gesicht mit Alterszügen; verhinderte Verknöcherung der Fontanellen, die oft gespannt und hervorragend, bei allgemeiner Abmagerung doch noch prall bleiben und kein Heben und Senken bei Atmen bemerken lassen, aber deutlich den Pulsschlag durch Erhebung erkennen lassen; Kopfschmerz, wenigstens im Anfang; Schwindel oder wenigstens große Furcht vor Fallen und vor jeder Bewegung; Schlafsucht abwechselnd mit Unruhe und schreckhaftem Erwachen; erst Empfindlichkeit, dann Stumpfheit der Sinne; Intelligenz lange Zeit ungestört; im weiteren Verlauf stiere, unempfindliche Augen mit Herabhängen des oberen Lides, Schielen und schleimigem Überzug; unsichere Bewegungen, automatisches Greifen mit den Händen nach dem Kopf und Kauen und Schlingen; Krämpfe, Lähmungen; wenig Fieber und Hitze, nicht schneller Puls, eher verminderte Wärme; Unterleib meist eingezogen oder flach; Erbrechen, Stuhlverstopfung, oft aber auch unwillkürliche Ausleerungen.

Die Krankheit kann mehrere Jahre bestehen, aber auch in 1—2 Wochen töten. Bei angeborenem Wasserkopf von wesentlicher Größe ist die Aussicht sehr trübe, wie überhaupt die Krankheit zu den gefährlichsten gehört, sie mag nun angeboren sein oder sich von selbst aus anderen Krankheiten entwickeln. Der akute, also nicht angeborene Wasserkopf besteht in Miliartuberkulose der inneren Hirnhaut mit Vermehrung des flüssigen Inhaltes der Hirnventrikel und Erweichung der benachbarten Hirnpartien; er befällt sowohl Kinder, bei denen sich schon andere Tuberkelablagerung (meist in den Lungen) bemerklich machte, als auch scheinbar bisher gesunde. Bei dieser Art von Wasserkopf ist natürlich die Größe und das Mißverhältnis des Schädels wenig oder gar nicht bemerklich;

die Kinder fangen dann an verdrießlich, unartig, unsicher im Gehen zu werden, wechseln häufig die Farbe, verlieren den Appetit, brechen zeitweilig, haben Stuhlverstopfung mit eingezogenem Unterleib, Schwindel, Betäubung, Kopfschmerz, Lichtscheu, unruhigen Schlaf mit schreckhaftem Erwachen usw., bis allmählich die oben angegebenen Erscheinungen sich sämtlich einfinden.

Erwähnt wenigstens soll werden noch eine andere Form von Gehirnerkrankung, und das ist das Hydrocephaloid, in seinen Erscheinungen sehr ähnlich der eben geschilderten hitzigen Gehirnhöhlenwassersucht (Hydrocephalus acutus). Sie besteht in einer Blutleere des Gehirns als Folge von starken Säfteverlusten (Blutungen, Durchfälle) und als unterscheidende Merkmale sollen nur angeführt werden, daß hier der Bauch sich heiß anfühlt, etwas schmerzhaft ist bei schleimigen, grünen, übelriechenden Durchfällen, Puls sehr beschleunigt; Kopf kühl, ebenso Gesicht und Hände; Pupille weniger erweitert und weniger empfindlich gegen Licht.

Auch die Behandlung der Krankheit ist nicht für Laien geeignet; sie ist hier nur beschrieben worden, um die Eltern zur schnellen Herbeiholung eines Arztes zu veranlassen, denn meist ist nur im Anfang noch Hilfe möglich.

Bei Beginn der Krankheit ist es zweckmäßig, einige Gaben Belladonna anzuwenden, außer in Fällen, in denen eine Erschütterung oder Verletzung des Kopfes die Krankheit veranlaßte; hier dürfte Arnica besser passen. Bei weiter vorgeschrittener Krankheit wird mehr von Bryonia, Opium, Apis, Mercur., Sulfur zu erwarten sein. Bei angeborenem Wasserkopf wird besonders Helleborus und Jod. empfohlen. Gegen Hydrocephaloid hat sich nach Dr. Schweickert der abwechselnde Gebrauch von Phosphor. in der 5. Verdünnung und Zincum metall. 2. Verreibung mit günstigem Erfolge bewährt.

3. Ansprung, Milchschorf (Crusta lactea)

Dieser Gesichtsausschlag befällt bekanntlich nicht selten übrigens gesunde Kinder, und zwar besonders im ersten Lebensjahre. Die dadurch bedingte Verunstaltung, sowie die Schärfe der aussickernden Feuchtigkeit und die durch das heftige Brennen und Jucken verursachte Unruhe sind meist so groß, daß trotz des sonst ziemlich gutartigen Charakters der Krankheit eine schnelle und sichere Heilung derselben sehr erwünscht sein muß. Diese wird mit Vermeidung aller schädlichen äußeren Mittel durch die homöopathische Behandlung leicht erreicht, und zwar gewöhnlich durch Rhus Toxicod., Viola tricolor oder Sassaparilla. Ist die Umgebung sehr entzündet und das Kind sehr unruhig, so ist es zweckmäßig, zuerst einige Gaben Aconit. und dann erst Rhus zu geben. Sollte sich auf Rhus Toxicod. nicht bald Besserung zeigen, so wende man zunächst Viola tricol. und, wenn nötig, Sassaparilla an. Stockt die Besserung oder ist überhaupt das Übel sehr hartnäckig, so sind einige Gaben Sulfur dazwischen zu geben.

Verbreitet sich der Ausschlag bis auf die Ohren und bilden sich daselbst nässende Flechten mit Grind und Ohrenfluß, so paßt besonders Mercur. oder Hepar sulf. Ferner werden angezeigt sein: Arsen. bei scharfer Aussonderung des Ausschlags mit Jucken und Brennen, Besserung in der Wärme und Abmagerung; Baryta bei schlecht genährten, im Wachstum zurückgebliebenen Kindern und harter Geschwulst der Drüsen; Calcar. carb. bei sogenannten schwammigen Kindern mit Verdacht auf Skrofulosis, wenn unter den dichten Schuppen Eiter da ist; Dulcamara, wo der Ausschlag mehr trocken ist, braune Krusten mit geröteter Umgebung und nach Kratzen blutend; Graphites, wenn der Ausschlag sich besonders am Kinn und hinter den Ohren zeigt, darunter eine helle klebrige Flüssigkeit, welche die darüber befindlichen Krusten zum Abfallen bringt, wonach aber immer neue sich wieder bilden; Lycopodium, wenn der Ausschlag übel riecht und leicht blutet; Mezereum, wenn das Kind die Schorfe wegen heftigen Juckens immer, besonders des Nachts, abkratzt, so daß früh Gesicht und Wäsche blutig aussehen.

Äußerlich ist gewöhnlich gar nichts anzuwenden; bei heftigem Jucken und unwiderstehlichem Reiz zum Kratzen kann man die betreffenden Stellen mit Glyzerin oder frischem Rindstalg öfters leicht bestreichen. Dagegen verbanne man streng alle austrocknenden Zink- und Bleisalben, die mitunter großen Nachteil anrichten können.

4. Kopfgrind (Tinea capitis)

Zur Heilung dieses höchst lästigen Übels, welches sich durch nässende und Schorfe bildende Bläschen auf dem Haarkopfe charakterisiert, reicht in den meisten Fällen Rhus Toxicodendron in öfteren Gaben völlig hin, dem man, zumal bei gleichzeitiger Anschwellung der Drüsen am Nacken und Halse, einige Gaben Sulfur vorausschicken oder Baryta, Calcar. carbonica folgen lassen kann. Äußere Mittel müssen dabei ganz vermieden werden, nur muß man der Reinlichkeit und Entfernung der oft scharfen Feuchtigkeit wegen die Haare möglichst kurz schneiden und täglich den Kopf mit Wasser und Seife gehörig waschen lassen. In den seltenen Fällen, wo nicht bald auf Rhus wesentliche Besserung erfolgt, wird diese auf Hepar sulfuris, Graphit., Staphisagria oder Spongia eintreten.

Außer dieser Art von Kopfgrind kommt auch noch eine andere, der sogenannte Erbgrind oder Honigwabengrind, vor; dieser besteht nicht aus Bläschen und Schorfen, sondern charakterisiert sich durch die fortwährende Bildung eines pilzartigen Schmarotzergewächses an den Haarbälgen, das ein krebsaugenähnliches Aussehen und einen eigentümlichen Geruch nach Mäusedreck hat. Das Hauptmittel ist hier neben täglichen Seifenwaschungen Staphisagria und Hepar sulfuris. Auch ist es in den Fällen, wo sehr feste und dicke Borken vorhanden sind oder die Verklebungen der Krankheitsprodukte untereinander und mit den Haaren sehr bedeutend und fest sind, zu empfehlen, diese Massen durch öftere Einreibungen oder Umschläge mit Mohn- oder Olivenöl abzuweichen.

In sehr hartnäckigen und veralteten Fällen empfehlen sich außerdem noch Mezereum, Psorinum und Sulfur.

5. Augenleiden

Es sind vorzüglich zwei Arten von eigentümlicher Entzündung, welche die Augen der Kinder häufig befallen und deshalb hier besprochen werden müssen. Es sind dies die sogenannte Augenentzündung der Neugeborenen und die skrofulöse Augenentzündung. Beide sind nicht nur sehr häufig, sondern auch nur zu oft von sehr schlimmem Ausgang und Folgen.

a) Augenentzündung der Neugeborenen

Nicht selten entsteht bei Neugeborenen in den ersten Tagen oder Wochen durch unvorsichtigen Lichtreiz, Staub oder mechanische Reizung eine Augenentzündung, die sich durch Lichtscheu, leichte Röte, große Geschwulst der Augenlider und Absonderung eines dicklichen Schleimes zu erkennen gibt. Strenges Vermeiden der angeführten Schädlichkeiten und sorgfältige Reinigung der Augen von dem abgesonderten Schleim durch subtiles Abtupfen mit einem Schwämmchen, das mit lauem Wasser befeuchtet ist, sind Grundbedingungen für die Heilung. Bei den ersten Spuren der Krankheit ist es am zweckmäßigsten, zuvörderst einige Gaben Aconit. anzuwenden; ist es aber schon zu eitriger Schleimabsonderung gekommen, so werden Apis und Bryonia zu versuchen sein, an deren Stelle dann Ignatia tritt, wenn nach den vorigen Mitteln keine Besserung eintreten sollte. Erfolgt solche auch nach Ignatia nicht genügend, so wird Mercur. solub. angezeigt sein, wenn die Schleimabsonderung mehr wässerig ist, bei gleichzeitigem grünlichem Durchfall mit Wundheit des Afters und der Geschlechtsteile, Mercur. sublimat. corros. aber, wenn die scharfe Absonderung die Haut wund macht. Hepar sulfur. würde unter ähnlichen Umständen wie Mercur. zu geben sein, wenn dieser nicht genügte, Calcar. carbon. bei schwächlichen Kindern mit skrofulöser Anlage und bei zurückgebliebener Hornhauttrübung und endlich Sulfur, wenn Bindehaut und Lider sehr geschwollen sind, die Schleimabsonderung dick, rahmähnlich, hellgelb ist und wenn die anderen Mittel nicht auszureichen scheinen, die Krankheit vielmehr sich in die Länge zieht. Schreitet jedoch die Krankheit nicht zurück oder wird die Schleimabsonderung immer massenhafter und eiterartig, so ist die Gegenwart eines Arztes unumgänglich notwendig, da Trübung, Verdunkelung, ja sogar Durchbruch der Hornhaut nur zu leicht erfolgen und dadurch lebenslängliche Beeinträchtigung und Verlust der Sehkraft, sowie Entstellung des Auges herbeigeführt werden kann.

Schließlich wollen wir nicht verfehlen darauf aufmerksam zu machen, daß zur Unterstützung der innerlichen Mittel nach unserer Erfahrung öfters wiederholte Waschungen und Aufschläge mit einer Mischung von 4 Gramm Euphrasia-Tinktur in 200 Gramm destilliertem Wasser recht nützlich sind. Der Gefahr der Ansteckung der Augen des Neugeborenen mit dem Scheidensekret der Mutter während der Geburt kann durch sorgfältiges Auswaschen der Augen und Einträufeln von einigen Tropfen Argentum nitricum D 3 wässerig (nur auf ärztliche Verordnung) vorgebeugt werden. Die unheilbaren Erblindungen vieler Kinder sind auf Unachtsamkeit in dieser Beziehung zurückzuführen.

b) Skrofulöse Augenentzündung

Auch diese Entzündung ist vorzüglich dem Kindesalter (besonders vom 2.—12. Lebensjahre) eigentümlich und überhaupt von allen die häufigste Augenkrankheit. Sie befällt vorzüglich Kinder, die schon andere Symptome der Skrofulcsis zeigen, wie Drüsengeschwülste und Abszesse, Grindkopf, Gesichtsausschlag, Ohrenfluß und dergleichen, und charakterisiert sich besonders durch sehr auffällige Lichtscheu, Geschwulst und Verklebung der Augenlider, sowie durch eine Neigung, Geschwüre und Flecken auf der Hornhaut zu bilden. Ihr Verlauf ist meist sehr langsam und zu Rückfällen geneigt. Ein Hauptmittel in der gewöhnlichsten Form ist Aurum, bei entzündlicher Röte der Bindehaut, kleinen Geschwüren auf der Hornhaut, geschwürigen Lidrändern und Geschwulst der Nase und der Oberlippe. Doch wird Aurum immer (wie auch Baryta carbon., Calcarea carbon. und jodata, Silicea und Sulfur) mehr für die chronische Form passen. In frischen Fällen, namentlich wenn bedeutende Röte, Geschwulst und Schmerz vorhanden, ist es zweckmäßig, einige Gaben Aconit. oder Belladonna vorauszuschicken. In bösartigen Fällen ist Aethiops antimonalis angezeigt.

Die Lichtscheu, die besonders früh nach dem Erwachen das quälendste Symptom ist, erfordert nicht selten eine ganz besondere Berücksichtigung, da sie zuweilen fast das einzige zurückbleibende Symptom ist, zuweilen aber auch die Untersuchung der Augen ganz unmöglich macht. In den meisten Fällen wird sie durch Belladonna schnell gebessert, in den Fällen jedoch, wo sie fast ohne alle sichtbare Entzündung der Augen und der Lider auftritt, durch Conium. Nicht selten hebt auch Viola tricolor diese höchst lästige Beschwerde.

In einer andern, jedoch selteneren Form dieser Augenentzündung, wobei die Schmerzhaftigkeit, Geschwulst und Geschwürsbildung viel bedeutender, überhaupt der ganze Verlauf viel akuter ist, zeichnet sich vor allen Heilmitteln Mercur., namentlich Merc. sublimatus aus, an dessen Stelle man auch den neuerdings mit gutem Erfolg angewendeten Merc. praecip. rub. setzen kann. Sind die abgesonderten Tränen sehr scharf, so daß sie die Wangenhaut wund machen und zeigt sich überhaupt dabei Ausschlag im Gesicht, auf dem Kopf oder an den Ohren, so ist Rhus Toxicodendron das zweckmäßigste Mittel.

Bei großer Hartnäckigkeit oder häufiger Wiederkehr des Übels ist vorzüglich Arsen. in nicht zu seltenen Gaben zu empfehlen. Auch sind in solchen Fällen besondere Augensalben, die vom Arzte verordnet werden müssen, nicht ganz zu entbehren; in allen Fällen ist jedoch großes Gewicht auf den reichlichen Genuß von Obst und Gemüse zu legen, sowie auf ausgiebigen Aufenthalt in frischer Luft bei günstiger Witterung. Auch Wechselfußbäder und Vollbäder mit Zusatz von 1—2 Pfund Staßfurter Salz sind manchmal recht empfehlenswert.

Die nicht selten zurückbleibenden Narben, Flecken und Trübungen der Hornhaut heilt in frischen Fällen am besten Mercur., Conium und Cannabis; in sehr veralteten, langjährigen sind außer diesen häufig noch Apis, Sulfur, Calcarea, Hep. sulf., Silicea, Colchicum notwendig.

Gegen die Gerstenkörner an den Lidrändern ist Pulsatilla das vorzüglichste Mittel; bleiben harte Verdickungen zurück mit Brennen und Absonderung eines kleberigen Schleimes, so hilft Staphisagria, Graphit. oder Calcarea. Gegen die häufige Wiederkehr dieser Gerstenkörner ist Sulfur oder Thuja anzuwenden.

c) Schielen

Außer diesen beiden Entzündungen ist noch besonders das Schielen eine häufig vorkommende Abnormität an den Augen der Kinder. Dasselbe kann teils angeboren, teils durch üble Gewohnheit oder Nachahmung erworben, teils aber auch ein Folgesymptom einer andern inneren Krankheit sein, namentlich einer Gehirnkrankheit oder vom Wurmreiz. Entsteht dasselbe infolge einer Gehirnkrankheit, so hat es eben nur die Bedeutung eines Symptoms einer solchen gefährlichen Krankheit und kann nicht für sich allein betrachtet und behandelt werden. Ist Wurmreiz die Ursache, so sind diejenigen Mittel anzuwenden, welche dem Gesamtzustande entsprechen, namentlich Belladonna, Hyoscyamus, Spigelia, Cina, Marum verum, Cicuta virosa, Cyclamen, Agaricus, Aluminia u. a. m.

Ist es angeboren oder Folge übler Gewohnheit, so suche man durch fortgesetzte Achtsamkeit und Zureden das Übel zurückzubringen und klebe eine Zeitlang das gesunde Auge zu, so daß das Kind gezwungen ist, das kranke Auge zu gebrauchen und gehörig zu richten. Schielen beide Augen nach außen, so nützt es zuweilen, auf die Nasenspitze ein schwarzes Pflaster zu kleben.

In veralteten und sehr bedeutenden Fällen wende man sich an einen Arzt, da hier oft nur durch eine Operation Hilfe geschafft werden kann.

6. Schwämmchen (Aphthen)

Diese hauptsächlich bei Neugeborenen und Säuglingen vorkommende Krankheit besteht in der Bildung kleiner weißer, schimmelartiger Fleckchen auf der Schleimhaut der Zunge und des Mundes und ist meist die Folge von Unreinlichkeit, indem Reste von Milch, Zucker, Brei und dergleichen im Munde zurückbleiben und durch Gärung und Fäulnis die Schleimhaut reizen und anstecken. Zuweilen werden sie auch durch Magensäure veranlaßt. Jedenfalls ist stets dabei auf große Reinlichkeit zu halten und namentlich der Gebrauch der Zulpe oder Nutschbeutel ganz zu vermeiden; dann reichen einige Gaben Borax, oder bei vorhandener Magensäure Acid. sulfuricum hin, das Übel in wenigen Tagen zu heilen. Mercur. ist nur dann stets das beste Heilmittel, wenn zugleich, wie sehr häufig, Durchfälle von schleimiger, grünlicher Beschaffenheit zugegen sind. In ähnlichem Falle wird von den Amerikanern Baptisia tinctoria empfohlen, von dem französischen Arzte Jousset aber Arsenicum.

Nicht selten entwickelt sich aus dieser bloß katarrhalischen Entzündung der Mundschleimhaut eine wirkliche Mundfäule, über die schon Seite 77 gesprochen worden ist. Diese kennzeichnet sich sofort durch ihren eigentümlichen, fauligen Geruch und findet in Kalium chloratum ihr bestes Heilmittel.

Zu beachten ist dabei, daß dieses Übel sich sehr leicht auf andere Kinder überträgt und direkte oder indirekte Berührung, wie namentlich durch Küsse, Trinkgläser, Tassen, Brustwarzen. Es ist demnach hierauf die nötige Achtsamkeit zu richten.

7. Zahnbeschwerden

Obgleich sehr häufig mit dieser Bezeichnung arger Unfug getrieben und eine Menge Beschwerden ganz irrigerweise damit in Zusammenhang gebracht wird, so ist doch in der Tat der Durchbruch der ersten Zähne nicht selten mit Schmerz, Entzündung des Zahnfleisches und einigen anderen Zufällen verbunden, die bei Vernachlässigung selbst wirkliche Lebensgefahr bringen können. Es ist deshalb gut, beizeiten da, wo es überhaupt nötig ist, das Zahngeschäft zu erleichtern und krankhafte Erscheinungen zu beseitigen. Bei Kindern, deren Blut genug Natron und Kalk enthält, was der Fall ist, wenn sie auf rationelle Weise ernährt werden (vom 6. Monat ab Obstsäfte und durchgeschlagene Gemüse zwischen den Milchmahlzeiten), treten nennenswerte Zahnbeschwerden nur selten auf.

Gewöhnlich wird im 5., 6. oder 7. Monat, nachdem schon vorher das Zahnfleisch da, wo später die beiden mittleren Schneidezähne zu stehen kommen, sich breiter, wulstig und weißlich zeigt, der Mund heiß und das Kind oft unruhig, mit Speichelfluß und Sucht, alles in den Mund zu stecken und darauf zu beißen. Wird diese Aufregung sehr heftig, so daß das Kind sich gar nicht beruhigen läßt und nicht in Schlaf kommen kann, so ist es gut, einige Gaben Coffea oder da, wo die Mutter oder Amme an Kaffee gewöhnt ist, Aconit. zu geben.

Wenn die Kinder zugleich einen trockenen Husten haben, nachts unruhig sind mit Hitze, Durst, Röte der Haut, Achzen, Stöhnen und kurzem, geräuschvollem Atem, grünem, gehacktem Stuhl und Zittern oder einzelnem Zucken der Glieder, so ist zuerst Chamomilla angezeigt und dann Belladonna. Hierbei ist darauf aufmerksam zu machen, daß die Kinder durch das viele Geifern und Speicheln sehr leicht die die Brust umhüllenden Kleider durchnässen und sich einzig und allein durch diese Erkältung Husten und Katarrh zuziehen; man lege also unter die Brustbedeckung einfach ein Guttaperchagewebe und schütze dadurch die Kinder vor den Folgen dieser Durchnässung. Dieselbe Vorsicht wird man auch bei Aphthen, Schwämmchen und Mundfäule gut tun anzuwenden.

Wird der Durchfall sehr bedeutend, schleimig, grün, gehackt, so paßt Mercur.

Bekommt das Kind schnell Krämpfe, ohne daß die angeführten Erscheinungen vorher sich zeigten, so ist Ignatia das geeignetste Mittel, in höheren Graden Opium bei wirklichen Krämpfen, und Zincum metall., wenn Starrkrampf eintritt.

Zahnende Kinder schlafen oft mit halbgeöffneten Augen, die Augäpfel nach oben gerichtet, so daß man durch die Lidspalte nur das Weiße sieht;

ebenso haben sie oft ein eigentümliches Lächeln im Schlafe und leichtes Zucken der Gesichtsmuskeln. Gegen diese meist unbedenklichen Erscheinungen gebe man bei reizbaren Kindern einige Gaben Chamomilla. Wenn die Kinder aber plötzlich wie durch Schreck aus dem Schlafe erwachen, sich ängstlich umsehen und mit starrem Blick und erweiterter Pupille sich fürchten, starr und steif werden und brennende Hitze am Kopf und an den Händen haben, so ist wiederum Belladonna das Heilmittel.

Treten vor oder bei dem Zahnen im Gesicht rote Flecken oder nässende Stellen und Blüten auf, so wende man Sulfur in einigen Gaben an.

Stuhlverstopfung lasse man beim Zahnen der Kinder nicht Platz greifen, sondern suche durch Wasserklistiere regelmäßigen Stuhlgang täglich herzustellen.

Wenn die Zähne sehr lange zögern durchzubrechen oder wenn das Kind 9—12 Monate alt wird, ohne daß überhaupt Andeutungen am Zahnfleisch zu bemerken sind, zumal wenn auch die Fontanelle über der Stirne gar nicht oder nur selten langsam kleiner wird, so gebe man alle Tage eine Messerspitze von der 3. Dezimalverreibung von Calcarea carbonica Hahnem. Sehr gute Dienste leisten auch Calcarea phosphorica D 6 und Calc. fluorica im Wechsel.

8. Rachenbräune, Diphtherie

Diese früher in Nordamerika und England seit Jahren epidemisch auftretende Krankheit hat sich seit geraumer Zeit auch in Deutschland heimisch gemacht und durch ihre Bösartigkeit viele Opfer gefordert, so daß es dringend notwendig erscheint, dieselbe hier nicht zu übergehen. Zwar hat dies Übel in einzelnen Fällen auch Erwachsene befallen und kann deshalb kaum im engeren Sinne zu den Kinderkrankheiten gerechnet werden, dennoch aber sind zweifellos Kinder besonders disponiert und gefährdet, so daß es gerechtfertigt erscheint, hier darüber zu sprechen.

Die Krankheit charakterisiert sich durch eine Entzündung der Schleimhaut des Rachens, Gaumens und Halses mit einem eigentümlichen weißlichen, lederartigen Ausschwitzungsprodukt, das die Neigung hal brandig zu werden und durch allgemeine Säftezersetzung und Schwäche oder durch Erstickung zu töten. Meist beginnt sie wie eine gewöhnliche Halsentzündung (Mandelbräune) mit Schmerz und Schwierigkeit beim

Schlingen, bald zeigen sich aber auf der tiefroten Schleimhaut einzelne weiße Membranfetzen, die ganz locker aufzusitzen scheinen und das Aussehen haben, als sei ein Stück dicke Sahne auf die Schleimhaut gelegt; dabei ist gleich vom Anfang an heftiges Fieber und meist schon große Mattigkeit zugegen. Stoßen sich die Fetzen nicht bald ab, wobei sie oberflächliche, leicht heilende Geschwüre hinterlassen, und greift die Membranbildung weiter um sich, namentlich nach unten, so wird auch ihre Färbung mehr schmutzig, fast ins Schwärzliche spielend, die Schmerzen und Schlingbeschwerden werden heftiger, Fieber und Kräfteverfall bedeutender, der Atem stinkend; oft zeigt sich völlige Heiserkeit und Unmöglichkeit zu sprechen und zu schlucken und die Patienten sterben entweder an Schwäche und Lähmung der Schlingorgane oder es tritt auch erst noch brandige Zerstörung der ergriffenen Teile ein und allmähliche Erstickung oder typhöses Hinsterben. Die Genesung im günstigen Falle erfolgt fast stets äußerst langsam und zeigt sich dabei auffallenderweise sehr häufig eine ziemlich lang andauernde Lähmung einzelner Extremitäten oder auch aller. In einzelnen heftigen Fällen, namentlich bei kleinen Kindern, verläuft die Krankheit so schnell, daß mit Eintritt einer ungeheuren Schwäche und eines kleinen, fadenförmigen Pulses bei Leichenblässe gleich mit Bildung der Membranen der Tod aus Kräfteverfall erfolgt. In anderen Fällen beginnt das Leiden ganz plötzlich mit Krämpfen oder auch mit Erbrechen, heftigem Halsschmerz, starkem Fieber, Schlafsucht, Schwerbeweglichkeit der Zunge; die Membranbildung erfolgt dann sehr rasch und verbreitet sich gleichzeitig über die ganze Mund- und Rachenhöhle bis in die Nase und nach unten bis in die Respirationsorgane. Überhaupt erstrecken sich zuweilen die Membranen bis in den Kehlkopf und die Luftröhre und die Patienten sterben dann unter ähnlichen Erscheinungen wie bei der häutigen Bräune (Krupp, s. d. nächsten Artikel).

Schon diese Darstellung des Krankheitsbildes wird hinlänglich dartun, daß das Leiden sich nicht für Behandlung durch Laien eignen kann. Ich werde auch nur deshalb einiges über die anzuwendenden Mittel beifügen, um für den ersten Anfang der Krankheit oder für den Fall, daß überhaupt kein Arzt zu erlangen ist, die Betreffenden nicht rat- und hilflos zu lassen. Bei den ersten Zeichen wird wohl im gewöhnlichen Verlaufe, noch ehe man über den Eintritt der Diphtherie im klaren sein kann, meist Belladonna oder Apis das passendste Mittel sein. Sowie sich aber die verdächtigen Membranen oder andere drohende Symptome zeigen, schreite man ohne Zögern zur Anwendung solcher Mittel, welche nach den bisherigen Erfahrungen am schnellsten und sichersten Hilfe zu bringen geeignet sind. Und da stehen denn in erster Reihe die Quecksilberpräparate Merc. solub., Merc. Jodatus und bijodatus, Merc. corrosiv. und insbesondere Merc. cyanatus, der zwar auch in niederen Potenzen oft geholfen hat, nach anderer Erfahrung aber in höheren Potenzen noch sicherer helfen soll.

Man tut deshalb am besten, von Apis und Mercurius cyanatus 15 Tropfen in je einem Weinglas voll Wasser zu mischen und davon abwechselnd alle 1—1½ Stunde, je nach Heftigkeit der Krankheit, einen Schluck trinken zu lassen. Außerdem sorge man für Leibesöffnung durch ein Warmwasserklistier, lege dem Kinde ein Stück ungesalzenen Speck um den Hals und mache ihm einen Prießnitzschen Umschlag um den Leib, wodurch das Fieber gemildert wird. Auch ist es wichtig, für Erhaltung der Kräfte durch leichtverdauliche Nahrung zu sorgen. Bei Ergriffensein der Nieren paßt besonders Acid. nitr., bei skrofulöser Affektion des Kehlkopfes und der Luftröhre reicht man Jod., Brom. oder Ammon. bromat., bei typhösem Kräfteverfall Arsen.

Gegen die oft zurückbleibenden Lähmungszustände der Augenmuskeln soll sich namentlich Calabar (D 3—D 6) bewährt haben, gegen diejenigen der Muskeln des Kehlkopfes und Schlundes Causticum, gegen das häufig auftretende und leicht gefährlich werdende Nasenbluten aber Natrium nitricum, D 2—D 3 Dezimalverreibung, ein Messerspitzchen voll auf eine Obertasse oder ein Weinglas voll Wasser und davon öfter oder seltener, je nach der Heftigkeit der Blutung, 1—2 Teelöffel einzugeben.

In den gefährlichsten Formen von Scharlach-Diphtherie wird Apisinum oder Lachesis empfohlen.

Noch muß ich mit einigen Worten wenigstens des gewöhnlichsten Heilverfahrens, der örtlichen Ätzungen mit Höllenstein, Chlorkali, Chloreisen usw., Erwähnung tun. Ich glaube Grund zu haben, diese für viel nachteiliger als nützlich zu halten. Einen direkten Nutzen hat eigentlich wohl niemand von ihnen gesehen, die meisten Ärzte nehmen sie nur vor, weil andere sie eben gemacht haben. Da die Diphtherie sicherlich keine lokale, sondern eine allgemeine Erkrankung ist, so ist nicht a priori abzusehen, wie die Zerstörung des örtlichen Produktes, die nebenbei eine große Quälerei des Patienten ist, das eigentliche Leiden bessern soll. Vielleicht ließe sich sogar die Ablösung der Membran von der Schleimhaut, als erwünschte zeitweilige Erleichterung, ebenso sicher und gewiß unschädlicher durch heiße Wasserdämpfe erreichen. Sehr viele homöopathische Ärzte haben durch Pinselungen und Ausspülungen mit gewässertem Alkohol (Weingeist) oder Rotwein ganz entschieden günstige Wirkung auf diese Membranen beobachtet und empfehlen dieselben dringend. Je nach dem Alter des Kindes verdünnt man hierzu den Weingeist so, daß er auf der Mundschleimhaut zwar ein Brennen, aber keinen sehr heftigen Schmerz verursacht. Auch Einblasen von feinem Schwefelpulver soll im Beginn der Krankheit die volle Entwicklung mehrmals verhütet haben.

Bei älteren Kindern sind öftere Gurgelungen mit warmem Honigwasser oder verdünntem Zitronensaft zu empfehlen und den ätzenden Mitteln bei weitem vorzuziehen.

Was die Anwendung des gegenwärtig so viel gebrauchten Diphtherie-Heilserum betrifft, worüber die Ansichten auch angesehener allopathischer Ärzte noch vielfach auseinander gehen, ist es am besten, sich auf den Rat und die persönliche Erfahrung des behandelnden Arztes zu verlassen. Die Nachteile der früher beliebten Ätzungen und Pinselungen mit scharfen Mitteln kommen bei dieser Methode gänzlich in Wegfall.

Krupp (Croup), häutige Bräune

Diese mit Recht von den Eltern sehr gefürchtete Krankheit befällt fast ausschließlich nur Kinder vom 1. bis zum 8. Lebensjahre; besondere Disposition scheinen alle skrofulösen Kinder zu haben. Feuchte und kalte Witterung, besonders aber Ost- und Nordwinde begünstigen ihr Entstehen.

Der Krupp kommt in zwei Formen vor, nämlich der echte und der falsche oder Pseudokrupp. Die Erscheinungen sind bei beiden im Anfang dieselben, die wir sogleich näher beschreiben werden, jedoch kommt der viel gefährlichere echte Krupp, der mit Membranbildung einhergeht, meistens in Verbindung mit Scharlach oder mit der im vorigen Abschnitt besprochenen Diphtherie vor, und ist die Behandlung dementsprechend einzurichten. Da es für den Laien oft sehr schwer ist, die beiden Formen von Krupp voneinander zu unterscheiden, ist es ratsam, unverzüglich ärztlichen Beistand nachzusuchen, wenn ein Kind, das nachts kruppartige Erscheinungen gehabt hat, am nächsten Tage, obwohl es scheinbar besser ist, dennoch Fieber hat und heiser bleibt.

Die Symptome des Krupp sollen nun in folgendem wegen der Wichtigkeit der Sache ausführlich geschildert werden.

Nach geringen katarrhalischen Erscheinungen, zuweilen auch ohne alle Vorläufer tritt meist plötzlich in den ersten Nachtstunden ein eigentümlicher, trockener, rauher, bellender, aus einzelnen heftigen Stößen bestehender Husten auf mit großer Unruhe, Angst, Heiserkeit und mehr oder weniger Schmerzgefühl in der Kehlkopfgegend. Gewöhnlich verfallen die Kranken nach Aufhören des ersten Hustenanfalls wieder in Schlaf, aus dem sie bald wieder durch einen heftigeren Anfall geweckt werden; der Husten wird nun noch hohler, krähender, klangloser, auf jeden Hustenstock folgt ein kurzes zischendes oder pfeifendes Einatmen und die Stimme ist ganz heiser, rauh und tonlos. Zwischen den Hustenanfällen hört man bei jedem Atemzug ein Pfeifen oder Sägen in der Luftröhre. Zuweilen ist der Husten mit fruchtloser Anstrengung, aus der Luftröhre etwas herauszuwürgen oder zu brechen, verbunden, doch fehlt Auswurf gewöhnlich gänzlich und nur erst später werden zuweilen schleimige Massen und endlich kleinere oder größere Fetzen einer festen, oder röhrenförmigen Materie ausgewürgt. Die Atemnot nimmt dabei immer mehr zu, das Kind setzt sich mit sichtbarer Angst auf, klammert sich an, greift nach dem Kehlkopf und beugt den Kopf nach rückwärts. Wird nicht rechtzeitig die Kraft der Krankheit durch die entsprechenden Heilmittel gebrochen, so werden die Erstickungsanfälle immer häufiger und heftiger, man hört deutlich, wie dem Durchgange der Luft ein Hindernis in dem Kehlkopfe entgegensteht, das Gesicht wird gedunsen, bläulich, mit kaltem Schweiße bedeckt; die Extremitäten kalt, der Puls unfühlbar und die Patienten ersticken allmählich unter den gräßlichsten Angstzeichen. Oft verschwindet 2. Dez.-Verdünnung, je nach den Jahren des Patienten, und wiederhole auch die Krankheit scheinbar gegen Morgen bis auf etwas Husten und Heiserkeit und die Patienten erholen sich schnell am Tage, während in der nächsten Nacht die Anfälle von neuem und meist heftiger zurückkehren. In einzelnen selteneren Fällen kann auch der Tod langsam und weniger stürmisch durch Hinzutritt von Lungen-, Herz- oder Gehirnentzündung erfolgen.

So gefährlich nun auch diese Krankheit ist, so gelingt es doch oft bei geeigneter homöopathischer Hilfe, dieselbe in kurzer Zeit vollständig zu heilen; nur kommt es hier gerade mehr wie bei jeder anderen Krankheit darauf an, rechtzeitig einzuschreiten und die Krankheit gar nicht bis auf ihre höchste Entwicklung kommen zu lassen. Bei dem rapiden Gang der Krankheit hängt daher oft die Möglichkeit der Rettung von Stunden ab, und es sind die Eltern nicht ernstlich genug zu ermahnen, bei Kindern niemals einen Katarrh, der mit Heiserkeit und ungewöhnlichem Hustenton verbunden ist, leicht zu nehmen oder zu vernachlässigen.

Hundertfältige Erfahrung hat in der Spongia ein Heilmittel dieser Krankheit erprobt, das zu rechter Zeit und in passender Gabe angewandt nur selten seine Hilfe versagen wird. Sowie sich daher die angegebenen Krankheitserscheinungen zeigen, versäume man nicht, dasselbe sogleich anzuwenden. Um möglichst schnell und eingreifend zu wirken, bediene man sich einer verhältnismäßig stärkeren Gabe, 1—2 Tropfen der 1. bis diese Gabe alle 2—1 Stunden, ja in schon weit vorgeschrittenen oder sehr heftig auftretenden Fällen alle halbe oder Viertelstunden. Die rechtzeitige, energische und für gewisse Fälle konsequente Anwendung der Spongia hat in so unendlich vielen Fällen dieser mit Recht sehr gefürchteten Krankheit den wahrhaft segensreichsten und überraschendsten Erfolg bereits gehabt, daß allein schon hierdurch die Vorzüglichkeit der Homöopathie, gegenüber dem gewöhnlichen Verfahren mit Blutegeln, Salben, Blasenpflastern usw. hinreichend bewiesen wäre, und gerade diese sichere und schnelle Heilung einer so gefährlichen Krankheit hat der Homöopathie zahlreiche Anhänger und Freunde erworben. Sind die Erscheinungen des Krupps mit starker Hitze, Röte des Gesichts und heftigem Fieber verbunden, oder tritt derselbe gar im Verlauf von Masern, Röteln oder Scharlach auf, so ist es nötig, vor der Spongia eine Gabe Aconit., 10 Tropfen der 4. Dez.-Verdünnung, zu geben oder selbst dasselbe im Wechsel mit Spongia weiter anzuwenden. In sehr stürmisch und gefährlich auftretenden Fällen mit großer Neigung zur Bildung von festen, röhrenförmigen Ausschwitzungsprodukten im Kehlkopf und in der Luftröhre, sowie überall, wo die Krankheit schon weiter vorgeschritten ist, wähle man statt der Spongia das Jod. in der 4. Dezimalverdünnung, ein Heilmittel, das der Spongia nahe verwandt ist, aber noch energischer und schneller wirkt.

Ist durch dieses Mittel die Erstickungsgefahr beseitigt, der Husten und die Heiserkeit geringer geworden und das Kind von allem Schmerz und Unruhe befreit, so lasse man dasselbe doch durchaus in den nächsten 24 Stunden das Bett nicht verlassen und gebe so lange Spongia alle 3 bis 4 Stunden fort, bis die Heiserkeit ganz verschwunden und der Husten einen gewöhnlichen, rein katarrhalischen Charakter wieder angenommen hat. Sollten sich in der folgenden Nacht erneuerte Anfälle zeigen, so müssen die Arzneigaben wieder in schnelleren Pausen folgen.

Zeigt sich bei dem Anfalle große Neigung zu würgen und zu brechen und klingt es, als sei viel Schleim im Halse angesammelt, so tut man gut, den Patienten öfters einige Schlucke heißes Zuckerwasser trinken zu lassen, weil dadurch sehr bald der Schleim ausgebrochen oder ausgehustet wird. Auch ist es vorteilhaft, auf die Kehlkopfgegend einen heißen Breiumschlag zu legen, nur darf derselbe durchaus nicht schwer und voluminös sein, weil er sonst das Atmen erschweren und die Unruhe noch vermehren würde. In ganz vernachlässigten Fällen, in denen das Atmen durch die verstopfende Schleimmenbran fast ganz unmöglich gemacht und die Erstickung durch diese mechanische Verschließung der Luftröhre und des Kehlkopfes nahe bevorsteht, ist es, um den homöopathischen Arzneimitteln Zeit zu ihrer Einwirkung zu verschaffen, zuweilen notwendig, vorher ein einfaches Brechmittel anzuwenden, damit durch den mechanischen Akt des Brechens die Verstopfung der Luftröhre zeitweilig beseitigt und dann durch das homöopathische Heilmittel die Wiederkehr dieser lebensgefährlichen Symptome verhütet werde. Zu diesem Zwecke lasse man reichlich lauwarmes Wasser trinken und kitzele den Schlund des Kindes mit einer Feder, bis Erbrechen erfolgt.

Wird nun bei diesem Verfahren der Husten leichter (wenn auch häufiger) und die Schweratmigkeit nur von vielem lockeren Schleim in der Luftröhre bedingt, so ziehe man Hepar sulfuris in der 3. Dez.-Verreibung in Anwendung, ein Mittel, das selbst der Spongia vorzuziehen ist, wenn gleich von Anfang an viel Schleimrasseln zugegen, der Husten häufig oder locker und feucht und nur geringe Atemnot und Aufregung des Blutsystems vorhanden ist.

Sollte trotz der angewandten Mittel die Gefahr immer höher steigen, so versuche man durch öftere Gaben Brom D 4 oder Phosphor. in niedriger Verdünnung die drohende Erstickung zu beseitigen. Namentlich habe ich von Phosphor. in der 4. Dezimalverdünnung einigemal noch ganz entschiedenen Erfolg gesehen, wo durch die Weiterverbreitung des membranösen Prozesses auf die Luftröhre die Gefahr der Erstickung schon sehr hoch gestiegen war. Auch ist es in ganz verzweifelten Fällen, wo der Körper schon kalt wird, vielleicht noch durch kalte Begießungen des Kopfes und Halses möglich, das Leben zu erhalten.

Immerhin sollte der Laie nicht zu lange warten, ärztliche Hilfe in Anspruch zu nehmen, da in manchen Fällen von Kehlkopfkrupp der Luftröhrenschnitt das einzige Mittel ist, um die drohende Erstickungsgefahr zu beseitigen. Ist aber bereits große Herzschwäche und Kohlensäurevergiftung des Blutes eingetreten oder hat die Membranbildung schon auf die tiefer gelegenen Teile der Luftröhre übergegriffen, dann ist es meistens auch für diese Operation zu spät.

10. Keuchhusten

Diese eigentümliche Art von Lungen- und Bronchialkatarrh befällt meist nur Kinder, doch bleiben auch zuweilen Erwachsene von demselben nicht ganz verschont, wie denn überhaupt derselbe oft epidemisch auftreten und dann ganz entschieden (ebenso wie jeder Katarrh) ansteckend werden kann. Gewöhnlich beginnt er wie ein gewöhnlicher Husten und Schnupfen; bald aber zeigt sich ein mehr paroxysmenartiges Auftreten des Hustens, der aus mehreren kurzen, stoßweisen Ausatmungen (Exspirationen) mit Erschütterung ohne vollkommenes Einatmen besteht, worauf plötzlich in einem langen Zuge eine tiefe, laute, pfeifende und gellendkreischende Einatmung (Inspiration) folgt, und so fort. Ein solcher Hustenanfall dauert eine oder mehrere Minuten und wiederholt sich je nach der Heftigkeit der Krankheit in Pausen von 1—4—8 Stunden; in den Pausen selbst ist meist keine Spur einer Erkrankung vorhanden. Sind diese Anfälle heftig, so kündigen sie sich kurz vorher durch Unruhe und Ängstlichkeit an; das Kind stemmt Hände und Kopf irgendwo an, beugt den Kopf vor und scheint dem Ersticken nahe mit rotblauem Gesicht; gewöhnlich endet der Anfall mit Auswurf, Schleim oder Speisen. Der

Verlauf der Krankheit ist meist sehr langsam, von 3—12 Wochen; bei ungehörigem Verhalten gesellt sich auch leicht eine Lungen- oder Luftröhrenentzündung dazu, wodurch die Krankheit nicht selten einen tödlichen Ausgang nimmt.

In dem ersten Stadium, wo sich noch keine krampfhaften Hustenanfälle zeigen, wird die Behandlung wie die bei einem gewöhnlichen Husten sein müssen; nur wenn aus einzelnen Anzeichen oder wegen großer Verbreitung des Keuchhustens der Verdacht von baldiger Entwicklung desselben gerechtfertigt ist, scheint der Versuch ratsam, den völligen Ausbruch durch frühzeitige Anwendung eines der spezifischen Keuchhustenmittel zu verhüten. Bei völlig ausgebildetem Keuchhusten kann es nur sehr selten gelingen, denselben schnell zu heilen, wohl aber werden die passenden Heilmittel fast immer den Verlauf bedeutend abkürzen und die Anfälle selbst milder und gefahrlos machen. Die Hauptmittel sind Belladonna, Veratrum, Ipecacuanha, Cuprum, Cina, Drosera, Sambucus und Bryonia.

B e l l a d o n n a paßt in den meisten Fällen, wo ein starker, bellender, trockener Krampfhusten zugegen ist, wenig oder gar kein Schleim abgesondert wird, Gaumen und Hals gerötet und beim Schlingen und Berühren schmerzhaft ist, das Gesicht und die Augen rot und Zeichen von Benommenheit, Kongestion und Schlafsucht vorhanden sind. Bei täglich 2—4maliger Anwendung dieses Mittels werden in den geeigneten Fällen nicht nur die Anfälle sehr bald gemildert, sondern wird zuweilen die ganze Krankheit binnen 14 Tagen völlig geheilt.

Bei sehr heftigem Stickhusten und Blauwerden im Gesicht, Nasenbluten und Speiseerbrechen ist I p e c a c u a n h a angezeigt, V e r a t r u m hingegen bei häufigem Erbrechen, blassem, eingefallenem Gesicht mit kaltem Schweiß und deutlich bemerkbarer Unruhe und Ängstlichkeit vor dem Hustenanfalle, bei Durst und Frostigkeit, sowie bei Harnabgang während des Hustens.

C i n a zeigt sich hilfreich, wenn die Kinder während des Hustens ganz starr werden und nach demselben ein gluckſendes Geräusch vom Hals nach dem Unterleib zu hörbar ist; ebenso besonders wenn Heißhunger nach dem Erbrechen sich einstellt und die Kinder sehr blaß und um die Augen gerändert aussehen, oder viel in der Nase bohren und überhaupt Wurmbeschwerden haben.

Cuprum und besonders Cuprum aceticum in der 4. dezimalen Verreibung entsprechen sehr heftigen Graden der Krankheit, wenn der Atem während des Hustens ganz wegbleibt, Starrheit oder Zuckungen des Körpers eintreten, die Patienten erst nach einer Weile langsam wieder zu sich kommen und schwer sich erholen und auch außer dem Husten Schnärcheln mit Röcheln von Schleim in der Brust zu hören ist.

Drosera entspricht mehr den leichteren Fällen mit viel Schleimabsonderung, Heiserkeit und pfeifendem, röchelndem Atem.

Sambucus paßt bei lockerem Husten mit Pfeifen und Giemen auf der Brust, häufigem Erbrechen, fortwährender Atembeengung, leichtem Gedunsensein des Gesichtes, reichlichem Urinabgang und öfterem Drängen auf der Blase.

Bei Keuchhustenanfällen, die besonders in der Nacht heftig und häufig sind, bewähren sich Mezereum und Conium.

Tritt der Husten besonders nach dem Essen und Trinken ein mit jedesmaligem Erbrechen, so nützt nicht selten auch Bryonia.

Glonoinum wird große Beachtung verdienen, wenn Gehirnschlag zu befürchten steht; Atropin. sulfuric. wenn Bellad. nicht ausreicht und der Glottiskrampf, d. i. Krampf der Stimmritzenbänder, sehr heftig ist; Opium bei sehr schlafsüchtigem, wie betäubtem Zustande.

Von neueren und beziehentlich amerikanischen Empfehlungen will ich nur Sticta pulmon., Eupatorium purpur., Rumex crispus, Gelsemium, Naphthalinum und Kali bromatum anführen.

Gegen die bisweilen eintretenden Nasenblutungen heftigerer Art werden Crocus sativ. oder Bryonia anwendbar sein.

Bei schmerzloser, teigiger Geschwulst des Gesichtes oder auch der Extremitäten, die zuweilen infolge heftiger Anfälle eintritt, gebe man Rhus Tox. oder Kalium carb. (bei trockenem Kopfhaar), Arsen., Digitalis. Meist wird jedoch diese Anschwellung gleichzeitig mit dem Besserwerden der Hustenanfälle ohne besonderes Mittel von selbst verschwinden.

Außerdem muß während der ganzen Krankheit sehr streng darauf gehalten werden, daß die Patienten fortwährend möglichst in gleicher Lufttemperatur sich aufhalten, damit nicht durch eine hinzutretende Lungenentzündung wirkliche Gefahr entsteht. Die Patienten müssen demnach meist das Zimmer hüten und dürfen nur bei warmem, mildem Wetter dasselbe verlassen. Auch ist es sehr ratsam, ihnen nur leichtverdauliche, aber nahrhafte Kost und dieselbe, namentlich bei Neigung zum Erbrechen, nur in sehr geringen Portionen, aber öfters zukommen zu lassen. Endlich vermeide man, den Kindern viel Süßigkeiten zu geben.

11. Stimmritzenkrampf (Asthma der Kinder)

Diese Krankheit hat oft große Ähnlichkeit mit Krupp; sie unterscheidet sich von ihm hauptsächlich dadurch, daß alle entzündlichen Kehlkopfsymptome gänzlich fehlen, daß überhaupt in der freien Zeit gar keine Krankheitszeichen zurückbleiben und die Anfälle ohne alle Vorboten auftreten. Die Kinder erwachen meist aus ganz ruhigem Schlaf mit vollständigem Erstickungskrampfe, der von keinem oder wenig trockenem, rauhem Husten, aber keuchendem, sägendem Atem, keinem Schmerz im Kehlkopf, oft aber von einer zusammenschnürenden Empfindung im oberen Teile der Brust begleitet ist. Während am folgenden Tage nicht das geringste Krankheitssymptom zu beobachten ist, kehrt meist in der nächsten Nacht ein neuer, oft heftigerer Anfall zurück. Gelingt es nicht, diese Krankheit zu heben, so tritt der Tod im Anfall selbst durch Erstickung ein.

Die Heilmittel dieser Krankheit sind Sambucus, Ipecacuanha und Moschus. Ipecacuanha verdient den Vorzug, wenn das Asthma von einem eigentümlichen Drängen und Pressen der eingeatmeten Luft gegen den Kehlkopf begleitet ist, als ob in demselben ein fremder Körper stecke oder als ob derselbe krampfhaft zusammengeschnürt würde, wobei die Luft in einem krächzenden Tone ausgestoßen wird, die Inspiration aber frei erfolgt; dabei ist kalter Schweiß, eingefallenes, angstvolles Gesicht, oftes Harndrängen und Lassen wenig blassen Urins zugegen.

Sambucus ist angezeigt, wenn der Krampf in der Nacht aus dem Schlafe aufweckt, wenig oder gar kein Husten zugegen ist, mit allgemeiner trockener Hitze ohne Durst, bläulichem und gedunsenem Gesicht, bläulichen Händen und Vorderarmen, Umsichschlagen mit den Armen, kleinem aussetzendem Puls, sehr schnellem, pfeifendem Atem.

Moschus hat sich bewährt, wenn plötzlich ein Gefühl oben in der Kehle wie von Schwefeldampf eintritt mit Zusammenschnürung der Luftröhre und krampfhaften Bewegungen und Zucken der Arme und Beine oder starrkrampfartiger Steife des Körpers. Gegen das sogenannte

Ausbleiben des Atems ist Ignatia ein Hauptmittel, während bei dem Verfangen der Kinder Chamomilla in erster Reihe zu berücksichtigen ist.

Skrofulösen und rachitischen Kindern gebe man von Zeit zu Zeit Calcar. carb. Hahnem. und Sulfur im Wechsel, wodurch die Neigung zu Stimmritzenkrampf dauernd gehoben wird.

12. Wurmbeschwerden

Sehr viele Kinder, ja sogar manche Erwachsene, haben in ihren Gedärmen Würmer (Maden- oder Spulwürmer), deren Anwesenheit oft wenig oder gar nicht beschwerlich ist, sondern sich nur durch zeitweiligen Abgang mit dem Stuhl kundgibt. Nur wenn diese Würmer in übermäßiger Anzahl sich vermehren oder auch wenn sie durch eine krankhafte Beschaffenheit des Darminhalts gereizt werden oder bei übermäßiger Reizbarkeit der Darmschleimhäute erscheinen jene bekannten Beschwerden und krankhaften Erscheinungen, die demnach wenigstens zum Teil die Folge einer allgemeinen Krankheit und nicht allein der mechanischen Reizung durch die Würmer sind. Überhaupt darf nicht außer acht gelassen werden, daß, obschon alle diese Eingeweidewürmer nur von außen durch Eier, Zwischenträger, Muttertiere usw. in den menschlichen Magen und Darm kommen können, doch sicherlich von seiten des betreffenden Magens und Darmes eine besonders günstige Disposition dazu gehört, diese Tiere zu entwickeln, zu beherbergen und zu vervielfältigen. Nur dadurch ist es unter anderem erklärlich, daß von Kindern, die in ganz gleichen Verhältnissen leben und fortwährend zusammen sind, die einen fortwährend von Würmern heimgesucht sind, während die andern ganz frei bleiben. Auch ist es Erfahrung, daß Kinder, die sehr viel Brot, Kuchen, Brei, Mehlspeisen, Kartoffeln, Milch bekommen, sehr warm gehalten werden und wenig körperliche Bewegung haben, am meisten von Würmern und Wurmbeschwerden befallen werden, worauf dann nebenbei immer mit Rücksicht zu nehmen ist bei Behandlung dieser Übel. Das bloße Töten und Abtreiben der Würmer allein heilt also keineswegs die Beschwerden radikal oder dauernd, sondern es muß auch die eigentümliche Disposition, welche die Wurmbildung mit befördert und in Gang erhalten hat, gehoben werden. Und dies geschieht nächst einer zweckmäßigen Diät am besten durch die hier angegebenen homöopathischen Arzneimittel.

Die Beschwerden, die durch die Madenwürmer (Oxyuren) hervorgebracht werden, sind fast nur mechanischer Natur; diese halten sich nämlich meist im Mastdarm auf und verursachen dann zu gewissen Zeiten ein unerträgliches Jucken und Kribbeln im Mastdarm und After, das sensible Kinder zuweilen, besonders nachts im Bett, ganz außer sich bringt. Sie kriechen auch bei Mädchen nicht selten aus dem After in die Scheide und verursachen da außer Jucken außerdem auch noch leicht Weißfluß und geben durch das Jucken außerdem noch leicht Veranlassung zu Onanie. Durch Klistiere sind diese Würmer, da sie sich fast nur im Mastdarm aufhalten, ziemlich sicher fortzuschaffen; man bedient sich hierzu gewöhnlich einer leichten Abkochung von Zwiebel oder Knoblauch mit Milch. Da aber solche Klistiere wegen ihres lange anhaltenden Geruches sehr unangenehm sind, so empfehle ich jetzt hierzu nur noch eine leichte Abkochung von Walnußblättern. Ja es ist sogar Tatsache, daß reine Kaltwasserklistiere meist ebenfalls wirksam sind; nur müssen diese oft wiederholt werden (zweimal täglich 2—4 Wochen lang). Bessere Erfolge erzielt man mit der Tinktur von Pyrethrum roseume flor. Man ziehe ein Eigelb in 120 Gramm (⅛ Liter) Wasser ab, füge einen Teelöffel von der Tinktur hinzu und rühre dies durcheinander. Nachdem der Darm durch ein Wasserklistier von Kot befreit ist, werden hiervon 2—3 Eßlöffel voll eingespritzt, welche möglichst lange behalten werden müssen. Dies wird 4 Tage hintereinander und dreimal einen Tag um den anderen fortgesetzt. Nach einer Pause von 8 Tagen wiederholt man es jeden 2. Tag, zu 4 Tagen. Gelingt es nicht vollständig und dauernd diese Madenwürmer durch Klistiere zu beseitigen und bleibt namentlich Jucken und Reizbarkeit zurück, so muß man zu inneren Mitteln greifen. Hier ist nun Ignatia das Hauptmittel und meist in einigen wenigen Gaben imstande, das Jucken ganz oder doch auf längere Zeit zum Schweigen zu bringen. Kommt das Jucken besonders nachts vor mit fieberhafter Aufregung und Unruhe, so ist Aconit. anzuwenden. In langwierigen Fällen, wo oft das Jucken in bestimmten Zeiträumen, meist beim neuen oder vollen Mond wiederkehrt, ist es am zweckmäßigsten, einigemal vor den bestimmten Zeiten Sulfur zu geben.

Außerdem sind noch als wirksame Mittel gegen Madenwürmer zu nennen: Calcarea, Ferrum, Marum und Mercurius.

Die von Spulwürmern verursachten Beschwerden sind mannigfaltiger; denn sie bewohnen mit Vorliebe den Dünndarm, oft in großen Mengen, und dringen nicht selten bis in den Magen und die Speiseröhre. Gewöhnliche Zeichen sind: blasses Gesicht mit tiefen, bläulichen Augenrändern, plötzlich entstehende und ebenso schnell vergehende Übelkeit und Schmerzen im Bauche, Wasserzusammenlaufen im Munde oder Erbrechen, Widerwille gegen besondere Speisen, zumal gegen alles Süße, Jucken und häufiges Bohren mit dem Finger in der Nase usw. Zweifellos wird ihre Diagnose nur durch den Abgang einzelner Würmer mit dem Stuhl. Nicht ganz selten treten auch Symptome auf, die scheinbar einen sehr gefährlichen Charakter haben, wie Schielen, Schlummersucht, Krämpfe. Die Hauptmittel gegen die Beschwerden von Spulwürmern sind: Cina, Mercur., Sabadilla, Spigelia, Aconit., Sulfur und Calcarea.

Cina ist gewöhnlich das Hauptmittel bei Kindern mit dickem Bauche, blassem Gesicht, erweiterter Pupille, vielem Nasenbohren, Heißhunger abwechselnd mit Appetitlosigkeit, leichtem Erbrechen, Bettnässen, unruhigem Schlaf. Ist dabei große Aufregung und Fieber zugegen, so ist es gut, vorher eine Gabe Aconit. anzuwenden, und wenn Stuhldrang oder öftere kleine Schleimstühle sich einstellen, Mercur. in einigen Gaben zu verordnen.

Spigelia ist oft hilfreich bei öfteren plötzlichen Bauchschmerzen, Heißhunger, periodischem Kopfweh. Bettnässen, erweiterten Pupillen oder Verdrehung der Augen, Schleimabgang aus dem After ohne Stuhl, während Sabadilla besonders auch in den sehr lästigen Fällen paßt, wo Erbrechen von Spulwürmern sich zeigt oder wenigstens das öftere Gefühl von Übelkeit und Brechwürgen mit der Empfindung eines fremden Körpers im Schlunde.

Ist mit den Wurmbeschwerden große Nervenüberreizung, Gehirnaffektion, Schreckhaftigkeit und Zusammenfahren im Schlafe verbunden, so dient am besten Belladonna oder Lachesis. Gegen Krampfzufälle werden besonders noch Chamomilla, Valeriana und, in heftigen Fällen, Zincum met. Anwendung finden können.

Von den Spulwürmern weiß man übrigens gewiß, daß sie sich hauptsächlich von stärkemehlhaltigen Speisen nähren, also am besten in den

Därmen von Kindern gedeihen, die viel mit Brei und Brot gefüttert werden; deshalb ist hinsichtlich der Diät hierauf bei Spulwürmern besondere Rücksicht zu nehmen.

Die Neigung zu Wurmbildung, sowie die allgemeine hierzu am meisten disponierende Körperkonstitution beseitigt in vielen Fällen am sichersten und nachhaltigsten Calcarea in seltenen Gaben, zuweilen im Wechsel mit Sulfur.

Was nun die direkte Tötung und Abtreibung dieser Würmer anlangt, so ist dieselbe allerdings in vielen Fällen empfehlenswert, in einigen geradezu notwendig. Denn obgleich gerade diese beiden Arten von Eingeweidewürmern an und für sich ziemlich unschuldiger Natur sind, so kommen doch Fälle vor, in denen sich die Spulwürmer in so unglaublichen Massen ansammeln, daß der Darm davon ganz erfüllt und fast unwegsam geworden ist und heftige Beschwerden, sogar Todesfälle infolge derselben vorgekommen sind. Auf der anderen Seite gibt es nicht ganz selten so reizbare Kinder, daß sie durch den Reiz der Würmer, namentlich durch das Kribbeln und Jucken der Madenwürmer, ganz außer sich kommen und in Krämpfe oder Gehirnreizungen fallen. Diese letzteren nun, die Oxyuren, lassen sich fast stets durch die schon besprochenen Klistiere leicht töten und auf eine längere Zeit vertreiben, während die Spulwürmer am besten durch Zittwersamen (Cina), mit Sirup zu einer Latwerge gemacht, beseitigt werden. Am leichtesten läßt sich der Zittwersamen, der seines greulichen Geschmackes wegen allerdings schwer von den Kindern genommen wird, in der Form des Alkaloids, des Santonins, anwenden, das in den Apotheken mit Zucker oder Schokolade verbacken unter dem Namen „Santoninzeltchen" und „Wurm"- oder „Santoninschokolade" und auch als „Santonintabletten" zu haben ist. Immerhin ist aber die Abtreibung der Spulwürmer wegen dabei möglichster Rücksichtnahme auf Dosis usw. nicht ohne den Rat eines Arztes vorzunehmen.

Über die Beschwerden, welche der Bandwurm hervorzurufen pflegt, ist bereits Seite 148 flg. gesprochen worden.

13. Durchfall und Atrophie

Bei Durchfall der Säuglinge, diesem so häufigen Leiden, ist vor allem darauf zu sehen, ob derselbe nicht die Folge einer unpassenden Nahrung ist. Erst nach Erörterung und Regelung dieses Umstandes denke man an die passenden Arzneimittel. Unter diesen sind die wirksamsten Chamomilla, Ipecacuanha, Mercur., Rheum, Calcarea, Arsen., Secale corn., Colchicum, Argentum nitricum, deren spezielle Anzeigen bereits Seite 131 flg. angegeben worden sind.

Infolge eines lange und fortgesetzt anhaltenden Durchfalls, der dann auch mit Erbrechen und anderen Symptomen einer gestörten Verdauung verbunden ist, stellt sich gewöhnlich die sogenannte Atrophie (Darrsucht) der Kinder ein, ein Leiden, das eben durch die fortwährend mangelhafte Ernährung des Organismus verursacht wird und sich durch immer zunehmende Abmagerung, Hinfälligkeit, Schlaflosigkeit, durch ein verfallenes greisenartiges Gesicht, aufgetriebenen, harten Unterleib und hektisches Fieber charakterisiert. Eine ganz eigentümliche Erscheinung bemerkt man bei solchen atrophischen Kindern am Hinterkopf. Es schiebt sich nämlich das Hinterhauptbein unter die Scheitelbeine hinein, so daß sich eine Art Stufen bildet. Diese Verkleinerung der Schädelhöhle wird durch die Abnahme der Gehirnmasse infolge des Fettschwundes bedingt. Eine Hauptaufgabe ist natürlich auch hier vor allem die Anordnung einer zweckmäßigen Kost, und zwar ist in vielen Fällen das einzige Rettungsmittel für solche heruntergekommene Kinder eine gesunde Amme, sowohl wenn das Kind bereits entwöhnt worden ist, als auch, wenn es künstlich aufgefüttert wurde. Hierdurch und durch fortgesetzte Gaben von Calcarea gelingt es allein, solche Kinder zu erhalten und allmählich wieder zu kräftigen. In letzterer Zeit haben wir wiederholt günstige Erfolge gesehen von dem Gebrauch des sogenannten Leipziger Kinderpulvers, das in den meisten homöopathischen Apotheken zu haben ist. Zeigt sich Calcarea wirkungslos oder ist bereits der höchste Grad der Abmagerung und Verdauungsschwäche eingetreten, so bringt Arsen. zuweilen noch Hilfe. Und zwar paßt vorzüglich Calcarea bei weißen, schleimigen, Arsen. bei dunklen, sehr stinkenden Auslehrungen. Stellen sich bei einem solchen Kinde Krämpfe ein, welche dann Folgen der mangelhaften Ernährung des Gehirns durch wässeriges und mangelhaftes Blut sind, so ist nur noch von China und Phosphor. Rettung zu erwarten. Zuweilen treten derartige Krämpfe auch bei sonst gesunden Kindern auf infolge eines kurzdauernden, aber sehr heftigen Durchfalles oder Brechdurchfalles; auch hier ist dann der große Verlust, den der Organismus an flüssigen Blutbestandteilen erlitten hat, die Ursache der Krämpfe und China das vorzüglichste Heilmittel.

Bei älteren Kindern ist der Durchfall gewöhnlich nur Folge einer Magenverderbnis oder Überladung oder einer Erkältung und dann ein wenig gefährliches Leiden, für dessen Behandlung die Seite 116 angegebenen Anzeigen ausreichen.

14. Bettnässen

Diese Beschwerde, die viel häufiger bei Knaben als bei Mädchen vorkommt, kann natürlich als eine krankhafte nur bei Kindern gelten, die bereits sich gewöhnt haben, den Urin zu bestimmten Zeiten und mit sogenanntem Abhalten zu entleeren; sie ist für gewöhnlich nicht von einer organischen Krankheit der Harnwege oder von einer Störung des Rückenmarkes abhängig; denn dann zeigt sich die Unfähigkeit, den Urin zurückzuhalten sowohl bei Tag als bei Nacht, hier aber zeigt sich der unwillkürliche Harnabfluß nur in der ersten oder zweiten Stunde des Schlafes, nachdem das Kind den ganzen Tag und meist auch den übrigen Teil der Nacht die Fähigkeit, den Urin zurückzuhalten, vollkommen gehabt hat.

Statt aller unnützen und ganz unverdienten Strafen nehme man folgendes Verfahren vor: Das Kind wird wie gewöhnlich zu Bett gebracht, nachdem es kurz zuvor seine Blase entleert hat; man läßt es einschlafen. Etwa nach ¾ oder 1 Stunde weckt man es, läßt es aufstehen und Urin lassen. In der nächsten Nacht wartet man mit diesem Wecken 5 Minuten länger, und so verfährt man Nacht für Nacht, bis man den ersten Schlaf 2—3 Stunden andauern lassen kann. Dann erweckt man das Kind gar nicht mehr oder höchstens einmal in der Nacht. Übrigens sorge man dafür, daß Patient schon mehrere Stunden vor dem Schlafengehen nichts Flüssiges mehr zu trinken bekommt und erhöhe das Fußende des Bettes durch Unterschieben von Holzklötzen um 30 Zentimeter.

Von inneren Mitteln soll man besonders berücksichtigen: Belladonna bei Knaben; Causticum bei Kindern mit schwarzen Augen und Haaren, und wenn der Urin im ersten Schlafe abzugehen pflegt; Cina bei dem Dasein von Madenwürmern; Kreosot., wenn die leidenden Teile schon in höherem Grade geschwächt sind; in demselben Falle auch Nux vom., besonders wenn die Knaben schon frühzeitig zur Onanie geneigt sind. (Hier werden auch Lupulinum und Acid. phosphoricum am Platze sein!) Ferner Plantago major in den Fällen, welche nicht von Würmern abzuhängen scheinen; Pulsatilla bei Kindern mit blauen Augen, blondem Haar und weichem Gemüt; besonders auch bei Mädchen, die der Pubertätsentwicklung schon näher stehen; wenn sich der Zustand gern im Herbst verschlimmert und ebenso bei Rückenlage. (Ähnlich soll Sepia wirken!) Spigelia, wenn Spulwürmer nachgewiesen sind, und endlich Sulfur bei blassen, mageren Kindern mit dickem Bauch, welche eine wahre Scheu zeigen sich zu waschen, und wenn andere Mittel sich ungenügend erwiesen haben.

Über die anderen Harnbeschwerden ist schon Seite 155 flg. das Nötige angegeben worden.

15. Masern

Diese ansteckende, meist aber gutartige Krankheit beginnt stets mit Fieber und katarrhalischen Erscheinungen; besonders ist der Husten sehr trocken und scharrig mit Kitzeln, Kratzen und Brennen im Halse; gewöhnlich sind auch die Augen angegriffen, gerötet und empfindlich gegen Licht. Erst nach einem oder mehreren Tagen zeigt sich dann auf der Haut der Ausschlag, der in roten, unregelmäßigen, etwas erhabenen Flecken besteht und gewöhnlich 3—5 Tage steht. Nach 8—14 Tagen erfolgt dann eine kleieartige Abschälung der Haut, die in einzelnen Fällen nur sehr unbedeutend ist. Bei Druck mit dem Finger auf eine gerötete Hautstelle verschwindet die Hautröte, kehrt aber nach Aufhebung des Druckes sofort wieder zurück, und zwar von der Mitte nach den Rändern zu (vgl. Scharlach).

Die Hauptmittel bei dieser Krankheit sind Pulsatilla und Aconit., in den meisten Fällen werden einige Gaben Pulsatilla in den ersten Tagen hinreichen, um die ganze Krankheit günstig und mild verlaufen zu lassen. Ist das Fieber sehr heftig, zumal vor dem Ausbruch des Ausschlages, so ist Aconit. vorzuziehen, dem man auch einige Gaben Belladonna beifügen muß, wenn bedeutende Gehirnaffektion mit Delirien zugegen ist oder die Lichtscheu und die Augenentzündung sich sehr steigert.

Zögert der Ausschlag zu lange herauszutreten, so befördern diesen am besten einige Gaben Sulfur; aber auch Bryonia (bei entzündlichem Zustand der Brustorgane), Camphora (bei großer Schwäche, blassem Gesicht, kalter und blauer Haut, Frösteln bis zum Schüttelfrost mit Zähneklappern, kaltem Schweiß und heißem Atem), Ipecacuanha (bei gleichzeitiger Brustbeklemmung, seufzendem Atem, Neigung zum Erbrechen und wirklichem Erbrechen) und Mercur. solubil. sind bei zögerndem, schwierigem Ausbruch der Masern in Anwendung zu ziehen. Bei zurückgetretenen Masern beachte man besonders Bryonia und Ipecacuanha; bei Bildung von kleinen Mundgeschwüren zur Zeit der Abschuppung Mercur. solubil., und wenn der Hautausschlag plötzlich erblaßt: Veratr. album.

Der Husten erfordert zuweilen, wenn er sehr heftig, trocken und krampfhaft ist, Hyoscyamus oder Ipecacuanha, und wenn er sich bis zur Lungenentzündung steigert, Aconit. und Bryonia. Vernachlässigter Masernhusten kann nicht selten Veranlassung zu Lungentuberkulose geben.

Zeigen sich schleimige Durchfälle, so sind nächst Pulsatilla die geeignetsten Mittel Mercur und China.

Bei drohender Lungenentzündung, die bei geschwächten und schlecht genährten Kindern sich sehr leicht zu den Masern gesellt, und durch höheres Fieber, schnelleres Atmen und heftigeren Husten sich kennzeichnet, wende man sofort Phosphorus emeticus, alle 2 Stunden 5 Tropfen im Wechsel an und mache Prießnitzsche Umschläge um die Brust, die alle 2—3 Stunden zu erneuern sind.

16. Röteln

Die Röteln wurden bisher für eine milde Form der Masern oder des Scharlachs gehalten. Sie verlaufen meist ohne Fieber. Höchstens findet eine Temperatursteigerung um 1 Grad statt. Der zuerst im Gesicht und dann am übrigen Körper hervortretende Ausschlag besteht aus hanfkorn- bis linsengroßen, roten Flecken, die gewöhnlich glatt, seltener knötchenartig und mit Jucken verbunden sind. Diese Flecken fließen bald zusammen und bilden gewundene Streifen oder landkartenartige Figuren. Sie verschwinden nach 1—2 Tagen, ohne oder nur mit einer mäßigen Abschuppung. Der bei Masern stets vorhandene Bronchialkatarrh fehlt und nur selten ist etwas Rachenkatarrh und Lichtscheu zugegen. Die Krankheit bedarf überhaupt nur selten einer arzneilichen Hilfe; nur bei Entzündung des Halses sind einige Gaben Belladonna am Platze. Bei großer Unruhe, Reizbarkeit und Schlaflosigkeit ist oft Coffea am schnellsten wirksam.

17. Scharlachfieber und -friesel

Es ist weder möglich noch nötig, beide Arten dieser Krankheit immer streng voneinander zu scheiden, da sie sowohl in einer Epidemie oft beide vorkommen, als auch sogar nicht selten an einer Person gleichzeitig untermischt auftreten, und überhaupt die begleitenden Symptome und Folgekrankheiten bei beiden ganz dieselben zu sein pflegen. Auch hinsichtlich der Behandlung ist diese Unterscheidung von keinem wesentlichen Nutzen, außer daß es vielleicht hinsichtlich des Schutzes vor Ansteckung (Prophylaxe) zweckdienlicher erscheint, bei dem glatten Scharlachfieber Belladonna, bei dem Scharlachfriesel Aconit. anzuwenden.

Der Hautausschlag besteht demnach in dieser Krankheit entweder in einer großfleckigen, glatten, feuerfarbigen Hautrötung, die bei Druck mit der Fingerspitze verschwindet, aber sogleich wieder von den Rändern nach der Mitte zu (bei Masern umgekehrt!) erscheint, sobald man den Druck hat aufhören lassen, oder in purpurroten, mit dunkelroten Frieselkörnchen besetzten Flecken, oder auch in einer Mischung von beiden. Hiermit ist aber stets, gewöhnlich schon vor dem Ausbruch des Ausschlages, eine mehr oder weniger heftige Entzündung (Röte, Geschwulst und Schmerz) des Gaumens und Halses verbunden, die zuweilen auch eine Anschwellung der äußeren Halsdrüsen mit verursacht.

Der Ausschlag selbst ist in einzelnen Fällen sehr schwach und flüchtig, nur für einzelne Stunden zu bemerken, während er in anderen Fällen sehr intensiv ist und 3—5 Tage fast unverändert bleibt. Überhaupt ist Scharlach eine oft veränderliche und heimtückische Krankheit, die 4 bis 5 Wochen lang eine fortgesetzte Aufmerksamkeit und Pflege erfordert; gleichmäßige Temperatur und Vermeidung von Zug und Erkältung ist allerdings eine Hauptsache, allein keineswegs taugt es, die Patienten so sehr warm zu halten, wie man es sonst tat; 14—15 Grad Réaumur in der

Stube sind das Höchste. Nur wird man allerdings wohltun, dieselben nicht zu bald (selten vor der 3. und 4. Woche) aus dem Bett zu lassen. Bei Masern kann die Temperatur noch niedriger sein, auch kann man hier die Patienten viel eher (nach 5—10 Tagen) aus dem Bett lassen, wenn nicht katarrhalische und endzündliche Zustände der Bronchien oder der Lungen besondere Vorsicht erheischen.

Scharlach ist aber wegen der Mannigfaltigkeit der begleitenden Symptome und Folgekranheiten oft so bösartig und gefährlich und die Behandlung meist so schwierig und kompliziert, daß hier nur einige Belehrungen und allgemeine Regeln für den mehr normalen Verlauf gegeben werden können. Das Hauptmittel ist gewöhnlich Belladonna und sehr oft allein imstande, einen regelmäßigen und gutartigen Verlauf zu bewirken; nur wo das Fieber und die allgemeine Hitze sehr heftig ist und auch trotz der Belladonna bleibt, wird man wohltun, einige Gaben Aconit. dazwischen zu geben. Zeigt sich dabei sehr große Aufregung, Unruhe und Schlaflosigkeit und zögert der Ausschlag herauszutreten, so ist meist Coffea und bei übergroßer Unruhe Sulfur angezeigt.

Erreicht die Halsentzündung einen übermäßigen Grad, so empfiehlt sich nächst Belladonna am meisten Mercur., Lachesis und Baryta; droht sie gar brandig zu werden, Arsen. und Acid. muriaticum. Gegen die Ohrdrüsenentzündung dient am besten Bellad., Hep. sulf., Mercur und Rhus Tox.

Bei Schlafsucht, Betäubung und Gehirnentzündung sind Belladonna, Apis und Opium meist passend; bei Zurücktreten des Ausschlages Bryonia, Ipec., Phosph. oder Sulf. Bei Komplikation mit Diphtherie, was nicht selten vorkommt, werden die auf Seite 265 genannten Mittel angewandt.

Gegen die oft nachfolgende Wassersucht sind die Hauptmittel Hep. sulf. und Merc. sol., außer diesen auch noch Arsen., Colchicum, Helloborus, Lycopod. und Rhus Tox., namentlich ist Colchicum angezeigt, wenn der Urin nicht nur spärlich und trübe, sondern ganz dunkel und schwärzlich wird; Lycopodium: besonders bei Bauchwassersucht und wenn der Urin einen roten, sandartigen Bodensatz macht; Arsen.: bei allgemeiner Hautwassersucht, mit wächserner Blässe und häufigem Durst auf kaltes Wasser; Apis: bei sparsamem Harn und bedeutender

Geschwulst der unteren Extremitäten; Helleborus niger: wenn der Harn sparsam abgeht und einen dunklen, kaffeesatzähnlichen Bodensatz bildet; Kalium carbonicum: wenn die Wassersucht anfängt mit bedeutender Geschwulst der Augenlider; Phosphor.: wenn der gelassene Harn einen Bodensatz macht wie grauer Sand.

Hinsichtlich der Prophylaxe gegen Ansteckung dieser Krankheit gilt folgendes: Überall, wo Scharlachfieber oder -friesel epidemisch an einem Orte auftritt, namentlich aber, wenn dasselbe sich böswillig zeigt, gebe man allen Kindern, welche diese Krankheit noch nicht überstanden haben, oder auch selbst den Erwachsenen, welche sich davor fürchten, alle 3 bis 4 Tage eine kleine Gabe Belladonna. Bricht diese Krankheit im Hause oder gar in der Familie selbst aus, so lasse man täglich diese Gaben nehmen. Säuglingen und kleinen Kindern gebe man zu diesem Zwecke lieber Streukügelchen. Bei ausschließlich grassierendem Scharlachfriesel gebrauche man abwechselnd Aconit. und Belladonna. Durch dieses Verfahren, das schon von Hahnemann als wirksam erkannt und zuerst empfohlen wurde, wird man in vielen Fällen die Ansteckung völlig verhindern oder wenigstens die Krankheit ungewöhnlich mild und gutartig verlaufen machen.

18. Pocken

Die Spitzpocken (Windpocken) bedürfen fast nie einer arzneilichen Hilfe, da sie beinahe stets ohne alle Nebensymptome verlaufen. Nur bei eintretenden Fiebererscheinungen ist es zweckmäßig, anfangs einige Gaben Aconit. anzuwenden, ebenso bei Gehirnaffektion Belladonna und bei sehr großen Pusteln mit starker Eiterung Mercur. und Sulfur. Ebensowenig verlangen die Impfpocken (Schutzblattern) eine besondere Behandlung. Ruhe und Schutz der geimpften Stellen reicht meist aus; höchstens bei heftigem Fieber einige Gaben Aconit. und bei entstehendem Blütenausschlag Sulfur.

Nicht weniger gutartig verlaufen in vielen Fällen die Varioloiden (die durch die Kuhpockenimpfung gemäßigten Pocken); nur daß hier das vor oder bei dem Ausbruche auftretende Fieber öfter einige Gaben Aconit. verlangt. Einige Gaben Sulfur nach dem Erscheinen der

Pusteln gereicht, lassen dann fast immer dieselben schnell reifen und ohne weitere Erscheinungen heilen; stellen sich doch bedenkliche Nebensymptome dabei ein, so ist die Behandlung ganz so wie bei den wahren Pocken.

Die wahren Pocken sind fast stets von sehr heftigem Fieber begleitet, zumal vor und bei dem Ausbrechen der Pusteln, weshalb Aconit. anfangs das passendste Heilmittel ist, das auch bei großer Aufregung, Reizbarkeit und Schlaflosigkeit mit Coffea oder bei heftiger Gehirnaffektion mit Belladonna vertauscht werden kann. Sind die Pocken auf der Haut zu erkennen, so sind die Hauptmittel Mercur. subl., Tart. emet., Thuja und Sulfur. In leichten Fällen wird Thuja die Krankheit meist schnell verlaufen machen, so daß meist wenig oder gar keine Narben davon zurückbleiben; nur wenn die Eiterung sehr verbreitet und stark ist, wird es nötig, einige Gaben Mercur. und Sulfur zu geben. Zeigen sich bedeutende Beschwerden auf der Brust und im Halse, so verdient Tartarus emeticus den Vorzug. Werden die Pocken mißfarbig und schwarz und die Eiterung jauchenartig, so muß Arsen. angewandt werden. Bei Speichelfluß, großer Reizung der Augen oder Durchfall ist Mercur. am meisten angezeigt.

Über die Behandlung der zuweilen zurückbleibenden Augenleiden ist zu vergleichen, was an der betreffenden Stelle gesagt worden ist.

Nach dem Reichsimpfgesetz vom 4. März 1874 muß in Deutschland jedes Kind vor Ablauf des auf sein Geburtsjahr folgenden Jahres der Schutzpockenimpfung unterzogen werden. Dieselbe wird im 12. Lebensjahre nochmals wiederholt. Gesetzliche Gründe zur Unterlassung der Impfung sind nur Krankheitszustände der Impflinge, während in England auch Gewissensbeschwerden der Eltern berücksichtigt werden. Seitdem die reine Kuhpockenlymphe allgemein benutzt wird, kommen direkt schlimme Folgen des Impfens nicht mehr viel vor, dagegen können bei schwächlichen und skrofulösen Kindern noch nachträglich Gesundheitsstörungen eintreten, die dann jedoch in den meisten Fällen durch die entsprechenden homöopathischen Mittel (Calcarea, Sulfur, Thuja) behoben werden können. Jedenfalls ist es ratsam, bei allen derartigen Vorkommnissen einen homöopathischen Arzt zuzuziehen.

19. Hüftgelenkentzündung, freiwilliges Hinken

Dieses Leiden, welches in der Mehrzahl der Fälle eine Erkrankung an Tuberkulose ist, befällt nicht selten plötzlich Kinder, ohne daß eine erkennbare Ursache vorausgegangen ist. Es verlangt vorwiegend chirurgische Behandlung, welche durch homöopathische Mittel oft wesentlich unterstützt werden kann. Ohne über besonderen Schmerz zu klagen, fangen sie an zu hinken und den einen Schenkel hinaufzuziehen; bei Vernachlässigung und skrofulöser Anlage erreicht die Krankheit öfters einen sehr hohen Grad, indem Entzündung und Vereiterung des Hüftgelenks entsteht, wodurch Knochenfraß, Steifheit und Verwachsung des Gelenkes und lebenslängliche Verkürzung und Unbrauchbarkeit des ganzen Beines erwachsen kann. Bei der ersten Spur des Leidens reichen sehr oft einige Gaben Belladonna, denen man nach 24 oder 48 Stunden einige Gaben Mercur. folgen läßt, im Verein mit völliger Ruhe des betroffenen Beines hin, um dasselbe völlig und ohne nachteilige Folgen zu heben. Bei sehr heftigen linksseitigen Schmerzen beachte man Stramonium, bei Verlängerung des Beines Colocynth., Kreos., Rhus Tox., Sulfur und Thuja, bei Verkürzung aber Ambra, Coloc., Mezer., Oleander, Phosph., Sepia. In Fällen, wo schon hektisches Fieber eingetreten, zeigten sich Carbo animal. oder Lachesis hilfreich. Unter den neueren Mitteln wird besonders Phytolacca empfohlen. Ist das Übel schon älter, so wird nur ein Arzt imstande sein, dasselbe zweckmäßig zu behandeln, wie es denn auch selbst in leichteren Fällen wegen der möglichen Verwechslung mit einem Knochenbruch oder mit einer Verrenkung ratsam ist, einen Sachverständigen beizeiten zu befragen.

Manchmal ist nämlich eine Operation zur Entfernung des Eiters oder eines Knochenstückes notwendig und meistens werden auch Seebäder oder Salzbäder und orthopädische Apparate gute Dienste erweisen.

20. Drüsengeschwülste und Skrofeln

Sehr häufig kommen namentlich bei Kindern Anschwellungen von Drüsen vor, die bald unter lebhaftem Schmerz und anderen Entzündungssymptomen in Eiterung übergehen, bald ohne bedeutenden oder allen Schmerz lange Zeit scheinbar unverändert bestehen und allmählich verhärten. Hauptsächlich kommen sie am Hals, Nacken, Ohr, in der Achselgrube und Leistengegend vor. Häufig sind bei solchen Kindern außer diesen Drüsengeschwülsten auch noch andere Leiden zu beobachten, als Ohrenausfluß, Hautausschläge, Grindkopf, chronischer Schnupfen usw., und die Behandlung muß dann natürlich auch hierauf Rücksicht nehmen, worüber weiter unten bei der Skrofulosis mehr gesagt ist. Was die Drüsenanschwellungen selbst anlangt, so ist bei frischen, schmerzhaften Fällen mit Röte, Schmerz und Neigung zur Eiterung (die sich durch Weichwerden und sogenannte Fluktuation [Schwappung] erkennen läßt) das Hauptmittel Mercurius; nur wenn sich eine rosenartige Röte mit Schmerz weit über die Geschwulst verbreitet, ist es zweckmäßig, einige Gaben Belladonna vorauszuschicken. Ist der Abszeß aufgegangen und hat sich der Eiter entleert, tritt aber keine Heilung ein, sondern fortwährende Eiterung, so muß nach einigen Gaben Hepar sulfuris eine längere Zeit hindurch bis zur völligen Heilung und Vernarbung Silicea angewandt werden.

Bei harten, schmerzlosen Drüsengeschwülsten sind Baryta muriatica und Brom Hauptmittel; ist das Übel aber sehr alt, so ist vorher abwechselnd Sulfur und Calcarea anzuwenden. Bei Drüsenverhärtungen in der Leistengegend ist Carbo animalis vorzuziehen, und ist ein Stoß oder eine Quetschung die Ursache der Anschwellung, Conium.

Die Skrofulosis ist eine Entwicklungskrankheit der Kinder und hauptsächlich durch angeerbte Disposition, manchmal auch durch eine falsche und zweckwidrige Ernährung bedingt. Eine zweckentsprechende Behandlung dieser außerordentlich verbreiteten und zu den traurigsten Folgeübeln Veranlassung gebenden Krankheit, bei der zugleich die Regelung der Diät und Lebensweise ein wichtiges und notwendiges Moment ist, wird in der Regel nur von einem sachverständigen Arzte geleitet werden können, um so mehr, als die Krankheitserscheinungen ebenso mannigfach und wechselnd als hartnäckig und gefährlich sind. Es können demnach hier nur für einzelne Fälle einige Andeutungen gegeben werden.

Außer den Drüsenleiden und den oben angeführten Erscheinungen charakterisiert sich diese Krankheit besonders durch eine eigentümliche

Körperbildung, namentlich durch den Dickbauch, schwache Beine, gedunsene Nase und Lippen, weißliche Hautfärbung, sowie durch Verdauungsbeschwerden, namentlich Neigung zu Durchfällen, Eßgier, eigentümliche Gelüste und Kreide, Kalk, Kohlen usw.; das Laufen wird ebenfalls derartigen Kindern schwer, sowie sich überhaupt das ganze Knochengerüst unkräftig und schwach mit einer gewissen Neigung zur Erweichung und zum Knochenfraß zeigt.

Außer einer sehr sorgfältigen Diät, die namentlich in leichter und nahrhafter Kost (Milch, Eier, Hafergrütze, Gemüse und Obst, wenig Fleisch, keine Fleischbrühe) mit strenger Vermeidung alles Überfütterns mit Brot und Kartoffeln bestehen muß, und sonstiger Kräftigung durch Reinlichkeit, gesunde, frische Luft, Bäder und passende Muskelübung, sind die vorzüglichsten Mittel Calcarea, Mercurius, Silicea und Sulfur.

Calcarea paßt besonders bei großer Schwäche der Beine, Verkrümmung der Knochen, schwierigem Laufen, Härte und Dicke des Bauches, allgemeiner Abmagerung, Neigung zu Durchfällen, harten Drüsengeschwülsten, langsamem und schwierigem Zahnen, Geschwulst der Nase und Lippe, magerem und runzeligem Gesicht, großem Kopf und offenen Fontanellen.

Mercurius bei Geschwulst und Eiterung der Drüsen, Ohrausfluß, Augenentzündung, Kopfgrind, Gesichtsansprung, Neigung zu Schweißen, grünlichen oder schleimigen Durchfällen, chronischem Schnupfen, Knochenauftreibung, Knochenfraß.

Silicea bei Knochenfraß, Rachitis, Gelenkentzündung, freiwilligem Hinken, Vereiterung der Drüsen, stinkendem Ohr- und Nasenausfluß.

Sulfur besonders zu Anfang der Behandlung und bei Hautausschlägen, Flechten, Kopfgrind, alten Drüsenverhärtungen, Augenentzündungen.

Außer diesen vier Mitteln verlangt diese symptomenreiche Krankheit natürlich noch eine andere, namentlich: Arsen. jodat., Baryta, Belladonna, Calc. phosph., Hepar sulfuris, Jod., Phosphor., Rhus Toxicod.; doch ist es hier untunlich, für alle einzelnen Formen und Fälle ausreichende Anzeigen zu geben.

21. Rachitis (Zweiwuchs. Englische Krankheit) und Verkrümmungen

Man nahm früher an, daß diese Krankheit nur eine Form der Skrofulosis sei, bei der sich die Krankheitserscheinungen nicht oder weniger in den drüsigen und den weichen Teilen kundgeben, sondern besonders in den Knochen und Gelenken konzentrieren. Neuere Untersuchungen haben aber ergeben, daß dies nicht der Fall ist; Rachitis entwickelt sich oft genug an Kindern, die durchaus nicht skrofulös sind. Sie besteht in einer gestörten Entwicklung der Knochenmasse, die durch Mangel an ihren erdigen Bestandteilen weich und porös wird, und entwickelt sich immer vor Schluß des ersten Lebensjahres meist ziemlich akut, zuerst am Hinterkopf, dann an den Rippen und zuletzt an den Extremitäten, dem Becken und der Wirbelsäule. Ihr erstes Erkennungszeichen sind profuse Kopfschweiße, beständige, auf Schmerz deutende Unruhe beim Aufliegen des Hinterkopfes und Kahlwerden desselben infolge des fortwährenden Reibens und Bohrens in das Kissen. Solche Kinder werden sofort ruhig, wenn man sie aufhebt und den Hinterkopf von allem Drucke befreit. Diese Zeichen sollen die Eltern nur aufmerksam machen; eine genaue Untersuchung und Erkennung wird nur dem Arzte möglich sein. Allmählich entstehen dann auch Erweichungen und Krümmungen der Knochen und Knochenenden, namentlich der Unterschenkelknochen; das Gehen wird dadurch entweder ganz unmöglich oder wenigstens sehr erschwert und wankend. In einem höheren Grade der Krankheit können auch Auftreibungen und Verkrümmungen der Wirbelsäule, Knochenfraß, Knochenerweichung usw. sich entwickeln. Das Hauptmittel in dieser Krankheit ist Calcarea, und zwar besonders Calcarea phosphorica. Auch Silicea, Acid. phosph. Aurum, Kal. phosph. und Phosphor. können zuweilen Nutzen bringen. Vor allem ist hier auch der Ort, wo der Lebertran eine große Wirksamkeit zeigt. Ein guter Ersatz für Lebertran ist Piscin, das von den meisten Kindern gerne genommen wird. Hinsichtlich der Diät und Lebensordnung gilt dasselbe, was bei der Skrofulosis gesagt worden ist.

Obwohl die Verkrümmungen keineswegs immer die Folge von Rachitis sind, sondern oft andere, namentlich auch äußere und mechanische Ursachen haben, so können sie doch hier passend gleich mit berührt werden. Dieselben betreffen teils die Glieder, namentlich die Füße (als Platt-, Klump- und Pferdefuß), teils die Wirbelsäule. Die ersteren erfordern sehr oft chirurgische Operationen (Sehnendurchschneidungen) oder wenigstens Binden und Maschinen. Die Rückgratsverkrümmungen erheischen nächst der Beseitigung der Ursache vor allem die geeignete Haltung (meist Liegen), Gymnastik und zuweilen Unterstützung durch Geradehalter usw., als Mittel, über deren Notwendigkeit und Spezialität nur ein geeigneter Arzt gehörig entscheiden kann. Ein solcher ist deshalb sofort zu befragen, sobald nur die geringste Abweichung von der Norm bemerkt wird; denn die Eltern können nicht dringlich genug darauf aufmerksam gemacht werden, daß nur im Beginne und bei noch nicht weit vorgeschrittener Verkrümmung eine wesentliche und radikale Abhilfe möglich ist.

22. Krämpfe

Wie schon gesagt, ist das Kindesalter überhaupt, namentlich das Säuglingsalter, wegen seiner besonderen Reizbarkeit des Nervensystems zu Krämpfen vorzüglich disponiert, und verhältnismäßig sehr geringe Umstände, wie Zahn- und Wurmreiz, Verdauungsbeschwerden, Erbrechen, Schreck und Furcht, sind bei ihm imstande, Krampfanfälle hervorzurufen. Das Hauptmittel gegen diese Krämpfe vor, während und nach der Zahnperiode ist Zincum; dasselbe wirkt gegen die meisten Anfälle dieses Übels wahrhaft spezifisch und wunderbar, nur muß es in nicht zu kleinen und nach Umständen in schnell hintereinander gereichten Gaben angewandt werden. In leichten Fällen, in denen bei Säuglingen infolge von Erkältung Durchfall, Leibschneiden und Erbrechen, große Unruhe, beständiges Wimmern und Zuckungen der Arme und Beine mit Blässe des Gesichts, halbgeöffneten oder nach oben verdrehten Augen auftreten, ist aber Chamomilla fast immer das hilfreichste Mittel, und nur wenn Kamillen-, Fenchel- und andere Teesorten schon angewandt worden sind, ist es ratsamer, nach einer Gabe Aconit. mehrmals Ipecacuanha zu geben. Ist Zahnreiz die offenbare Ursache der Krämpfe, wobei immer große trockene Hitze und Röte des Gesichtes und der Mundhöhle zugegen sind mit unruhigem, schreckhaftem Schlaf und Zusammenfahren aus demselben, so zeigt sich Belladonna am wirksamsten. Wo Schreck die Krämpfe verursacht hat und allgemeines Zittern des Körpers, Schlagen mit Armen und Beinen oder lautes Geschrei vorhanden ist, da sind Opium und Ignatia ganz besonders angezeigt. Treten Krämpfe bei schwächlichen und reizbaren Kindern auf ohne alle derartige Veranlassungen und Zufälle, so ist es am ratsamsten, Coffea für den Anfang anzuwenden; doch ist die Herbeiziehung eines Arztes dann unumgänglich notwendig, ebenso wie bei jenen Krämpfen, welche bei Kindern und Säuglingen nach langdauernden und schwächenden Durchfällen oder sehr heftigen akuten Brechdurchfällen auftreten und ihre Heilung sehr oft durch China finden. Verursachen Würmer die Krämpfe, was allerdings viel seltener der Fall sein wird, als man gewöhnlich annimmt, so ist Cina das Hauptmittel; jedoch muß die Anwesenheit der Würmer durch ihren zeitweiligen Abgang erwiesen und zugleich andere Erscheinungen, wie Blässe des Gesichtes, umränderte Augen, Jucken in der Nase und am After, Übelkeit, Wasserzusammenlaufen usw. zugegen sein. Krämpfe im Verlauf von Krupp, Keuchhusten, Lungen- und Gehirnentzündung deuten stets auf große Gefahr und kann deren Behandlung dem Nichtarzte nicht überlassen bleiben und noch weniger hier genügend besprochen werden, als die Grundkrankheit stets bei der Mittelwahl besonders zu berücksichtigen ist.

Sehr günstig wirken bei den meisten Krampfanfällen der Kinder warme Bäder von 28° R, die deshalb bis zur Ankunft des Arztes in jedem Falle anzuwenden sind, daneben gebe man die besprochenen Mittel. Nach Aufhören des Krampfanfalles muß die ursächliche Krankheit richtig behandelt und die Kinder müssen noch längere Zeit vor jeder Aufregung bewahrt werden.

23. Veitstanz

Der Veitstanz, von dem man einen kleinen und einen großen unterscheidet, ist eine Krankheit der Bewegungsnerven, vollkommen unabhängig von einem Leiden des Gehirns oder Rückenmarks, eine Krampfkrankheit der willkürlichen Muskeln, wobei das Bewußtsein vollkommen ungetrübt ist und welche nur im wachen Zustande beobachtet wird, niemals im tiefen Schlafe.

Bei dem kleinen Veitstanze (auch Muskelunruhe genannt) machen die Kranken wider ihren Willen allerlei verwirrte und unzweckmäßige Bewegungen, welche als schwächere nur einzelne Partien, als stärkere aber einen größeren Teil des Körpers befallen und bei längerer Dauer der Krankheit das Fleisch welk und den Kranken blaß und mager machen. Als disponierende Ursachen gelten das Kindesalter bis zur Pubertät und rasches Wachstum, als Gelegenheitsursachen aber stärkere Gemütsaffekte (Furcht, Schreck), Onanie und Würmer.

Bei dem großen Veitstanze bestehen die anfallsweise auftretenden Bewegungen in Herumspringen, Hüpfen, Tanzen, kreiselartigem Drehen, Klettern, Gestikulieren und dabei Lachen, Singen, Weinen usw. Hinterher verfallen die Kranken gewöhnlich in tiefen Schlaf, schwitzen stark und sind sehr abgespannt.

Von der Behandlung dieser Krankheit gilt dasselbe wie bei der Epilepsie; sie muß ebenfalls in den meisten Fällen dem Arzte überlassen bleiben. Daher hier nur einige besonders bestimmte und durch Erfahrung bewährte Anzeigen für drei Hauptmittel, die den gewöhnlichsten Formen des Veitstanzes entsprechen: Ignatia, Stramonium und Hyoscyamus.

Ignatia, von der das bei der Epilepsie über ihre allgemeinen Anzeigen und Entstehungsursachen Gesagte auch hier zu berücksichtigen ist, paßt mehr für die leichteren Grade, die sich hauptsächlich durch eine fortwährende allgemeine Muskelunruhe und Bewegung dokumentieren. Besonders charakteristische Zeichen sind außerdem das Auftreten der Beschwerden vorzüglich nach dem Mittagessen, das Nachlassen derselben beim Liegen auf dem Rücken und der schwankende Gang mit Stolpern und Fallen über kleine Gegenstände.

Für Fälle von völlig ausgebildetem und heftigem Veitstanz ist Stramonium ein Hauptmittel; hier sind starke, krampfhafte Bewegungen der Glieder vorhanden, sehr oft kreuzweise, oben der linke Arm, unten der rechte Fuß und umgekehrt, oder drehende Bewegung mit den Händen und Armen, wie zum Spinnen, oder schnelles Bewegen des Kopfes, oder überschnelles Laufen und Springen; damit wechseln zuweilen Krämpfe des Rumpfes ab, Rückwärtsbiegung oder Starrkrampf, oder Schlingkrämpfe mit Unmöglichkeit, Wasser zu trinken.

Nach diesem Stadium der Unruhe tritt dann oft große Erschöpfung und Ruhe ein mit Phantasieren oder Singen, Lachen, Weinen und dergleichen.

Ähnlichen Fällen entspricht auch Hyoscyamus, besonders wenn Verdrehen und Umherwerfen aller Glieder, gleich ungezogenen Gebärden, vorhanden ist und auch in der freien Zeit ein Zustand von Übereilung, Übergeschäftigkeit und Schwatzhaftigkeit sowie eine Annäherung an Blödsinn und Dummheit zu bemerken ist.

Außer diesen drei Mitteln wären noch zu erwähnen Belladonna, wenn Lach- und Weinkrämpfe vorherrschen; Cuprum metall., wenn Arme und Beine hin und her geschleudert werden und auch die Rumpfmuskeln mit affiziert sind; Secale corn., wenn die Zuckungen im Gesicht anfangen und dann auf andere Körperteile überspringen. Sind Würmer im Spiel, so berücksichtige man die weiter oben dagegen angeführten Mittel. Leidet das Allgemeinbefinden sehr und sind die Kranken sehr niedergeschlagen, dann gebe man Zincum metall. oder cyanat.; bei Blutleere und Schwäche werden China und Ferrum am Platze sein, und in chronischen Formen gebe man Sepia oder Silicea.

Von neueren Mitteln will ich nur Calabar (von den Amerikanern sehr gerühmt), Caulophyllum, Gelsem. semperviv. und Veratrum viride nennen.

Über den Starr- und Kinnbackenkrampf sowie über die Epilepsie der Kinder ist das zu vergleichen, was über diese Krankheiten bei Erwachsenen gesagt worden ist.

Kinder, die am Veitstanze leiden, müssen vor jeder geistigen Aufregung und körperlichen Anstrengung bewahrt werden, in schlimmen Fällen ist sogar dauernde Bettruhe erforderlich. Kaffee und Tee sind zu meiden, auch Fleischbrühe schadet meistens, dagegen ist der reichliche Genuß von Milch, Obst und Gemüse sehr zuträglich. Kalte Waschungen von Brust und Rücken leisten meistens gute Dienste.

Alphabetisches Register

A

B

C

D

E

F

G

H

L

M

N

O

P

Q

R

T

U

V

W

Z

Dritter Teil

Homöopathische Konstitutionstypen

Arsenicum album (Weißes Arsenik)

Dieser Fürst unter den Giften ist auch ein Fürst unter den Arzneien. Den Ängstlichen nimmt Meister *Hahnemann* allen Grund, er verreibt und verdünnt das Arsenik so lange, bis

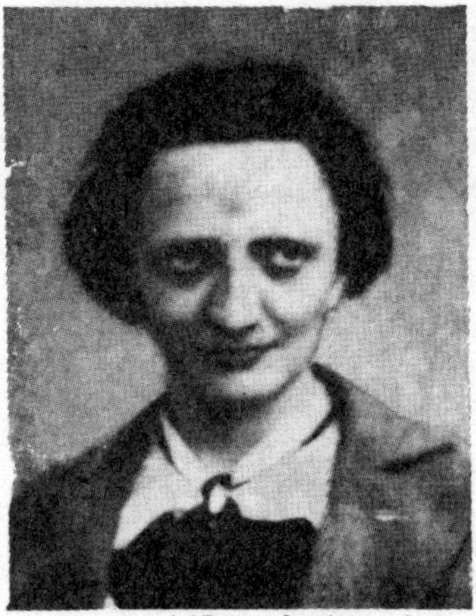

Abb. 1. Arsenicum-Typ

Übe dich darin, Kranken und Gesunden schon im Gesicht abzulesen, welches wohl ihr Mittel sein mag!

Hier tritt uns die nervöse Unruhe und Angst, der Kräfteverfall mit umschatteten Augen des Arsenpatienten entgegen. Lebhafte geistige Fähigkeiten bei körperlicher Schwäche und Reizbarkeit.

eine Wirkung auf Gesunde nicht mehr leicht ersichtlich ist, aber der für diese Saite gestimmte, empfindliche kranke Körper dennoch lebhaft erzittert und in Heilbewegung gerät.

Die an Arsenik mahnenden Erscheinungen bei rasch verlaufenden Krankheiten sind große Schwäche, Erbrechen, Durchfälle, heftige Magen- und Leibschmerzen, brennender Durst. Der Arsenkranke ist voll Unruhe und Angst, zeigt Kräfteverfall, verlangt nach Wärme und heißem Getränk.

Abmagerung, gelbes und graues Aussehen, Neigung zu wäßrigen Anschwellungen, Geschwürsbildung, trockene Flechten. Fieber, von erkrankten Bauchteilen ausgehend. Alte Kopfschmerzen, Gesichtsschmerzen, besonders nachts periodisch, Nervenschwäche.

Scharfe, dünne Nasensekrete, quälender Reizhusten nachts, muß aus Beengung aufsitzen. Asthma, nervös oder von Herzschwäche herrührend. Harnzwang. Alle Schmerzen sind brennend, schlimmer nachts und in Kälte.

Hautkranke reagieren gut auf die D3 in Verreibung, bei passenden Baucherkrankungen wähle die D6 in Verreibung, bei Nervenschmerzen höhere flüssige Potenzen.

Baryum carbonicum (Schwerspat)

Ein Mittel für Kinder und alte Leute. Skrofulose; Kinder bleiben körperlich und geistig zurück, zeigen Halsdrüsen,

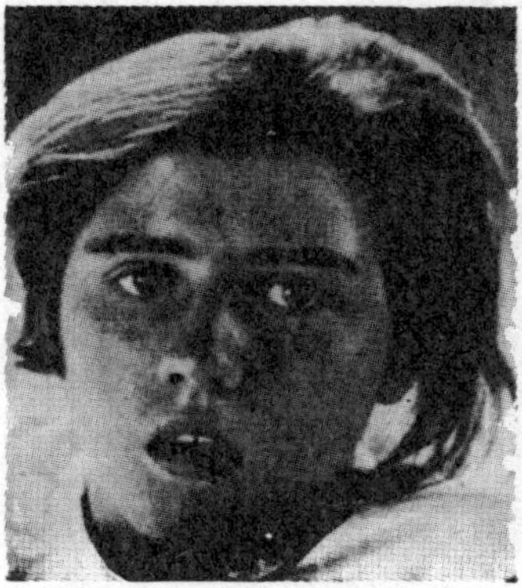

Abb. 2. Baryum-carbon.-Typ

Der offene Mund dieser kindlich gebliebenen Erwachsenen läßt nach großen Mandeln und Halsdrüsen fahnden und an Baryum denken.

Katarrhe und immer neue Mandelentzündungen (D 12 in Verdünnung). Geschlechtliche Reizbarkeit. Mißtrauische, leutscheue Alte mit Schwindel, Schlaflosigkeit, Zittern, Lähmungen nach Schlagfluß. Aufgetriebener Leib, Bauchdrüsen. Arterienverkalkung. D 6 in Verreibung — D 30 in Verdünnung.

Carbo vegetabilis (Holzkohle)

Die Kohle ist ein altberühmtes Heilmittel, das nicht nur in homöopathischen Verreibungen und Verdünnungen, sondern auch in fein verteilter Substanz sehr segensreich wirkt, z. B. entgiftend bei Fäulnisprodukten, Bakteriengiften, übelriechenden Wunden, Pilz- und Fleischvergiftungen, Durchfällen aller Art.

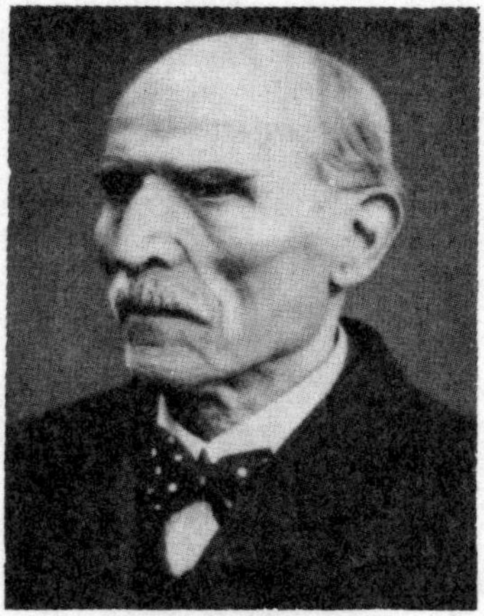

Abb. 3. Carbo-vegetabilis-Typ
Der gealterte Carbo-Patient mit bläulichem Gesicht und Nase, wegen Engbrüstigkeit offenem Mund, mit seinem vollen Leib ist unschwer zu erkennen.

In homöopathischer Form wirkt die Holzkohle, wie auch in ähnlicher Weise die Tierkohle (*Carbo animalis*), bei Erschöpfung mit kaltem Schweiß und kalten Gliedern, blauen Lippen. Dabei besteht Verlangen nach frischer Luft. Starke Blähsucht, blutende Afterknoten, Neigung zu Blutungen und brennende, übelriechende Absonderungen. Heiserkeit, Krampfhusten, Atemnot. Ein wertvolles Mittel für Alte mit ihrem schwachen Kreislauf, auch in hohen Potenzen von D 12—D 30.

Graphites (Reißblei)

Diese mineralische Kohle, uns in den Bleistiften vertraut, enthält neben dem Kohlenstoff auch Eisen, was im Prüfungsbild deutlich wird. Das in früheren Zeiten gegen Hautausschläge gern gebrauchte Mittel offenbarte *Hahnemann* noch andere wichtige Tugenden: Skrofulöse, dicke Menschen mit Hämorrhoiden und Darmträgheit sind besonders für Graphites passend, vor allem auch, wenn Magenschmerzen, besser durch Essen, das Krankheitsbild begleiten (D12 in Verdünnung).

Die verschiedenen Hautleiden sind teils bläschenartig (Gürtelrose), teils borkig, wie beim Milchschorf des Kleinkindes, teils flechtenartig trocken. Auftretende Schrunden sprechen besonders für das Mittel. Bei Wundrose an Gesicht und Kopf oft

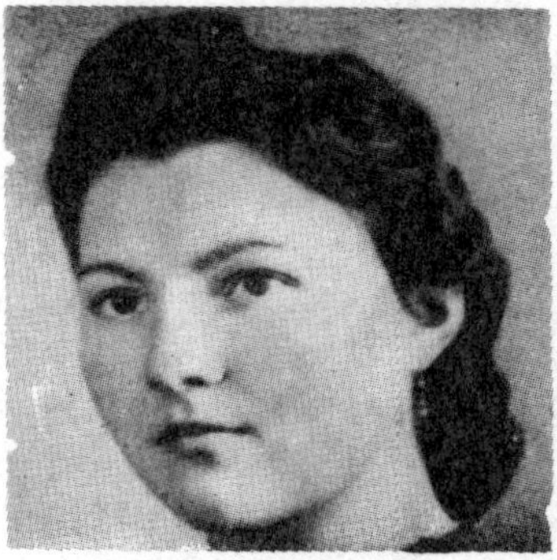

Abb. 4. Graphit-Typ

Der Graphit-Patient ist oft dick, behäbig, schwermütig, langsam in seinen Bewegungen und seinem Wesen mit Zeichen überstandener Skrofulose im Kindesalter.

bewährt, verhindert vorbeugend in D12 2mal wöchentl. genommen die hier häufig gesehenen Rückfälle. Neigung zu Achselfurunkeln. Graphites ist auch ein gutes Gehörmittel (D3 in Verreibung), wenn Schwerhörigkeit und Ohrensausen nach Ohrenkatarrhen sich eingestellt haben.

Ängstliche, schwermütige Naturen sind für Graphites empfänglich. In chronischen Fällen sind seltene Gaben (2mal wöchentl.) am Platze.

Ignatia (Ignatiusbohne)

Dieser merkwürdige, in Asien heimische Kletterstrauch steht unserer *Nux vomica* nahe; beide enthalten das giftige Strychnin.

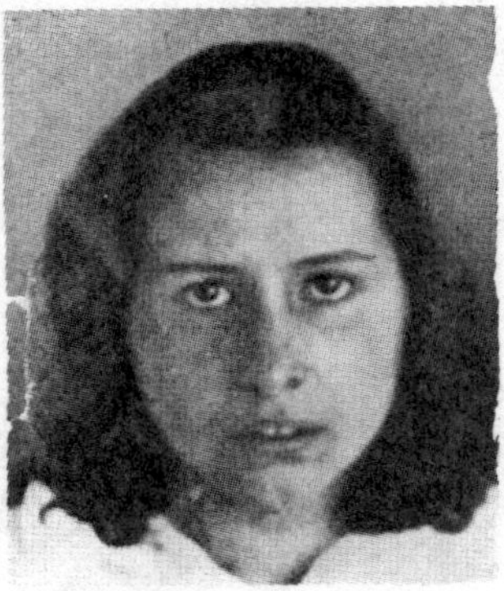

Abb. 5. Ignatia-Typ

Hier das fein empfindende und leicht gekränkte, bald lachende, bald weinende Ignatia-Gemüt. Seelische Eindrücke bestimmen seine Krankheiten.

Ignatia zeigt starke Überempfindlichkeit aller Sinne mit Neigung zu Krämpfen, Zuckungen, hysterischen Anfällen. Wo solche Zeichen auftreten als Folgen heftiger Gemütsbewegungen, schafft das Mittel (D 12—D 30) rasche Beruhigung. Auch Knödelgefühl im Schlund, Magenkrämpfe, Migräneanfälle stehen dann unter seiner Gewalt. Tiefes Seufzen, schlaflos vor Kummer. Gegenmittel nach Kaffeemißbrauch.

Lycopodium (Bärlappmoos)

In der Tierheilkunde und Homöopathie wohlgeschätztes Mittel, durch Verreibungen der Sporen dieses kriechenden Mooses gewonnen. Nieren, Blase, Bauchorgane, Gelenke stehen unter seiner Gewalt. Wir denken an das Mittel bei mehr chronischen, schleichenden Übeln, wenn der Gemütszustand herrisch, reizbar ist, Gedächtnisschwäche sich zeigt; magerer Oberkörper, Bauch voll von Gasen, Hämorrhoiden, allgemeine Verschlimmerung gegen Abend, Besserung in freier Luft und Bewegung, in der Kälte. Nase, Augen, Ohren sind voll eitriger Katarrhe, Mundwinkel entzündet.

Nach wenig Bissen Vollgefühl, Blähsucht, Schläfrigkeit. Will lose sein um die Taille. Meist verstopft. Schwache, langsame Blase, männliches Unvermögen. Gliederschmerzen schlimmer im Bett, Krampfadern, stark gefüllte Venen überall. Nässende, juckende Flechten.

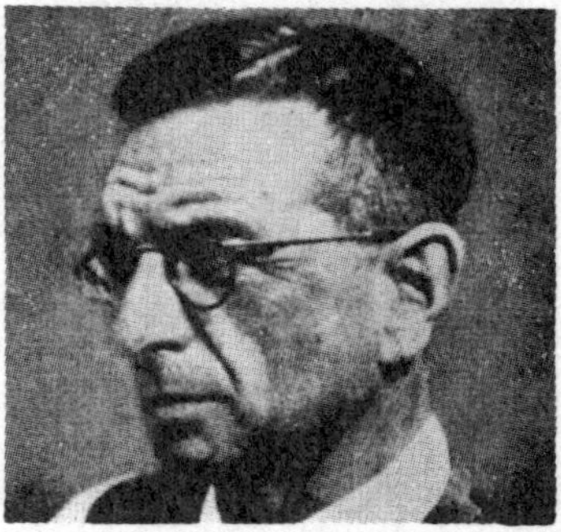

Abb. 6. Lycopodium-Typ
Das Bild des früh alternden, vom Leben gezeichneten hageren Mannes mit pessimistischer Lebensauffassung, der sich gern zurückzieht.

Starke Beziehungen zur Leber, paßt als Zwischenmittel für Gallenkranke, bei chronischer Gelbsucht. Neigung zu Blutungen, solche werden manchmal durch Gaben des Mittels hervorgerufen.

Lycopodium vermag tiefgreifend umstimmend zu wirken und wird für solche Fälle gern in D 30 und in langen Pausen gegeben, mit Vorteil auch im Wechsel mit *Sulfur* D 30 und *Calcium carbonicum* D 30.

Nux vomica (Brechnuß)

Umfangreicher Gebrauch wird von diesem Mittel in der Schule *Hahnemanns* gemacht. Gar manche Kur von chronisch Kranken muß mit Nux begonnen werden, denn es ist das Mittel, um nach übermäßigem Einnehmen stark wirkender

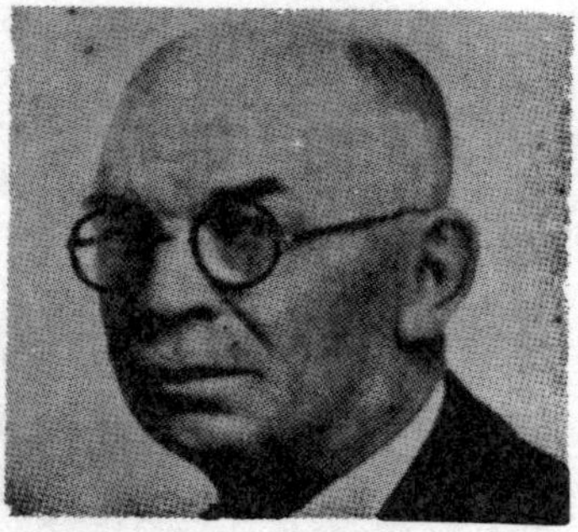

Abb. 7. Nux-vomica-Typ

An Nux denken wir beim galligen Bürositzer mit seinen Stirnfalten. Der breite Mund mit vortretenden Lippen zeigt die Neigung zu Sinnengenuß und Krankheiten des Magendarmkanals.

Arzneien das Nervensystem erst einmal zu glätten, zu beruhigen, damit es für die sanften homöopathischen Reize wieder empfänglich werde.

Nuxkranke sind reizbar, giftig, ertragen keine Geräusche, wollen in Ruhe gelassen sein; meist sind es Männer, die nach zu viel Stubenluft, Alkohol, Tabak erkrankten. Die sitzende Lebensweise führt zu allerlei Magenübeln (D12), schlechtem Stuhlgang, Hämorrhoiden; Kopfschmerz, Schwindel, Katarrhe treten auf. Neigt zu Hexenschuß, friert viel, will selbst bei Fieber im Bett warm zugedeckt bleiben. Viel schlaflos, besonders ab 3 Uhr, steht müde und mit Kopfweh auf. Blasenreiz, Geschlechtsreiz (D30). Frauen leiden an zu starker Regel mit Krämpfen. Schwangerschaftserbrechen.

Phosphorus

Dieses leicht entzündliche, feuerflammende Element ist vielen von uns von den Brandbomben des Krieges her noch in grausiger Erinnerung. Gebändigt durch kunstgerechte Verdünnung vermag es aber manchem Kranken Hilfe zu schaffen. Es paßt für zarte, empfindsame Menschen mit schwachem Knochenbau, allgemeiner Kraftlosigkeit, mit vielem Frieren neben Hitzegefühl in Kopf und Brust. Der Kranke ist bei aller Magerkeit geistig rege, selbstbewußt, voller Gedanken, aber körperlich anfällig.

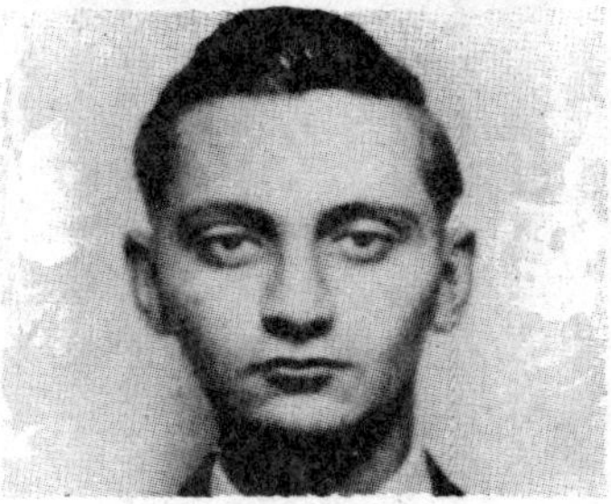

Abb. 8. Phosphor-Typ
Magere, schlanke Typen mit guten Schulzeugnissen, aber schlechten Sportleistungen sind für Phosphor empfänglich.

Viel Herzklopfen, Wallungen, leichtes Bluten, Neigung zu nächtlichen Schweißen. Die Sinne sind empfindlich, es besteht Furcht vor Alleinsein, Angst bei Gewittern, Spannung und Abspannung wechseln rasch.

Altersschwindel, Hirnmüdigkeit, Sehnerventzündung, nervöser Reizhusten, Heiserkeit. Kann nachts nicht links liegen. Durst auf kaltes Getränk. Magenschmerz mit Heißhunger und leichtem Erbrechen. Bronchitis, in Lungenentzündung übergehend bei Masernkindern. Viel Kehlkopf- und Lungenkatarrhe. Chronische Weichleibigkeit, Herzklappenfehler bei Kindern, Fettherz, Gelbsucht.

Knocheneiterungen, Fisteln, Eiter dünn und übelriechend. Schuppenflechte bei Kindern.

D6—D30 in Verdünnung in seltenen, tastenden Einzelgaben, da sonst leicht Erstverschlimmerung auftritt.

Pulsatilla (Küchenschelle)

Die liebliche Anemone zeigt im ersten Frühjahr ihre zartbewimperten großen lila Glocken auf unseren Kalkbergen. Sie

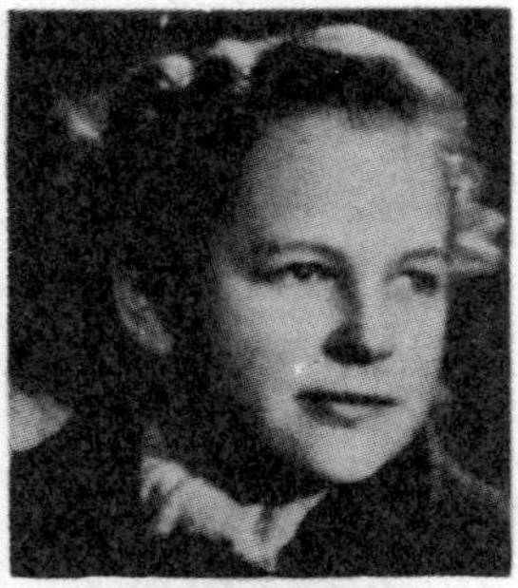

Abb. 9. Pulsatilla-Typ

Die Bilder des **Ignatia**- und des **Pulsatilla-Kindes** ähneln sich. Beide haben weiches, leicht zu Tränen gereiztes Gemüt, **doch ist** Pulsatilla ruhiger im Wesen und in den körperlichen Reaktionen, wie wir es bei seinen blonden Haaren und blauen Augen erwarten dürfen.

enthält einen kampferartigen Stoff, der in der Homöopathie einen weiten Wirkungskreis besitzt.

Die dafür passenden Kranken sind sanften Gemütes, zu Tränen und Traurigkeit geneigt, blauäugig, frostig, lieben aber die frische Luft. Der veränderlichen Stimmung entspricht auch ein häufiger Wechsel der Leiden: Gicht und Rheuma wandern von Gelenk zu Gelenk, Masern und Grippeinfektionen von einem Organ zum andern, besonders auf Ohr und Auge. Pulsatilla leitet diese Gifte aus durch Darm, Nieren und Hautausschläge, milde Schleimflüsse aller Schleimhäute. Besonders bewährt bei Augenentzündungen des äußeren und inneren Auges, selbst beim grünen Star. Ein zweites wichtiges Gebiet für Pulsatilla ist der Unterleib der Frauen, den es bei schwacher oder fehlender oder mit Unterbrechung fließender Periode, bei mildem Weißfluß, Regelkrämpfen und z. B. in der Schwangerschaft aufs schönste zu regulieren versteht. Schließlich paßt Pulsatilla gut für verdorbenen Magen nach Festmahlen mit fetten Speisen, Kuchen, Gefrorenem, wenn darauf Magenschmerz und Übelkeit eintrat. Zunge weiß belegt, chronischer Magenkatarrh.

Blasenkatarrhe, Bettnässen, Beingeschwüre, Krampfadern sind ebenfalls Hinweise auf unser Mittel. Allgemeine Verschlimmerung abends.

Alle Verdünnungen von der Tinktur bis zu D30 werden gebraucht, letztere besonders bei Unterleibsleiden, die niederen Potenzen bei Augenstörungen und Katarrhen.

Sepia (Tintenfisch)

Der Tintenfisch trübt mit seinem Saft bei Verfolgung das Meerwasser weitum. Der Saft liefert eine Malerfarbe: daß er

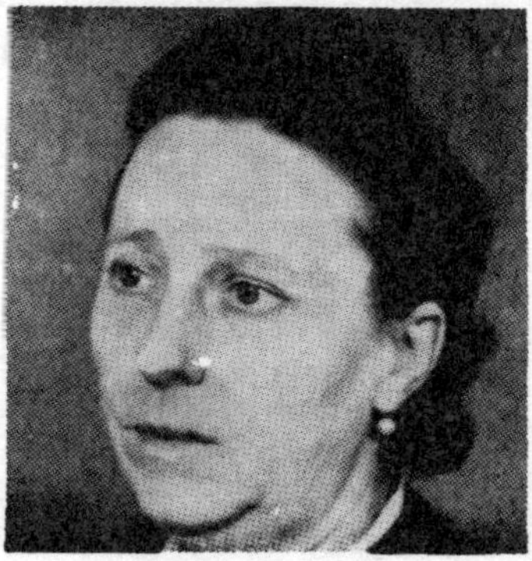

Abb. 10. Sepia-Typ

Die brünette Frau der Wechseljahre, niedergeschlagen oder gleichgültig, an Körperfülle zunehmend, mit schlaffen, gelblichen Gesichtszügen.

auch ein brauchbares Heilmittel abgeben kann, wurde von *Hahnemann* entdeckt.

Sepia paßt besonders für Frauen in den Wechseljahren, die reizbar, launisch sind und an den bekannten Hitzen leiden (D 12). Es besteht Senkung, viel Kreuzweh. Bewegung bessert die Beschwerden. Auch auf die Haut zeigt Sepia eine starke Wirkung bei Schuppenflechte, Ringflechten, krätzeartigen Ausschlägen. Neigung zu Ohnmachtsanwandlungen, wie überhaupt zu ungleicher Blutverteilung.

Verdünnungen D 3—D 30.

Silicea (Kieselsäure)

Die vielbenützte Heilwirkung des Zinnkrauttees zur Nierenanregung beruht auf der im Zinnkraut reichlich enthaltenen Kieselsäure. Diese kann auch durch Verreibungen aufgeschlossen

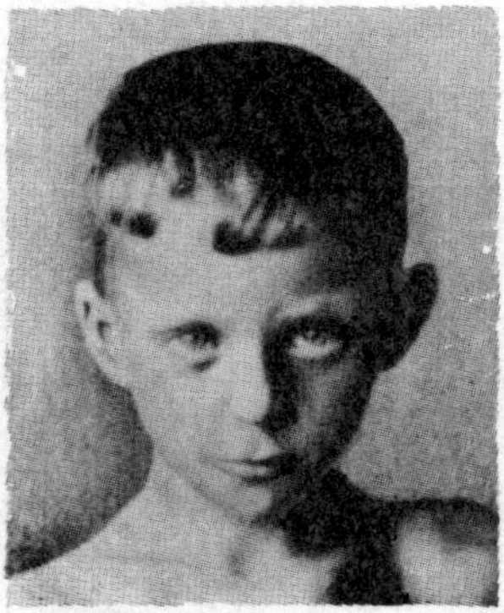

Abb. 11. Silicea-Typ

Die hohe, breite Stirn mit zu schmalem Kinn deutet auf den unregelmäßigen Knochenbau des Rachitikers hin. Verbiegungen der Wirbelsäule, der Beine finden sich oft bei diesen meist kleinen, zierlichen Leuten. Das Gemüt ist ähnlich der Pulsatilla-Natur empfindsam. Die im Blick und in dem leicht geöffneten Mund sich verratende Schwäche zeigen das mangelnde Rückgrat, das ihm die Kieselsäure geben wird.

werden und zeigt dann folgende Arzneisymptome: Frieren, Kinder sitzen am Ofen, zeigen Neigung zu rachitischer Knochenverkrümmung, die Gelenke sind schwach und kraftlos, die Füße feuchtkalt, Schweiße am Kopf nachts, Zellgewebseiterungen, Fisteln treten auf, Furunkulose.

Nervöse Erregung, Krämpfe, nächtliche Epilepsie. Hinterkopfschmerz, besser von Warmeinhüllen. Chronische Gicht mit Knoten, Drüsen, langwierige Geschwüre.

Kitzelhusten der Lungenkranken, später eitriger, übelriechender Auswurf. Neigung zu bösartigen Neubildungen (D3 in Verreibung). Üble Folgen von Impfungen (D30).

Sulfur (Schwefel)

Schwefel in seiner Verbindung mit *Jod* (*Sulfur jodatum*) war nach unseren früheren Ausführungen das Mittel, das 1925 den großen deutschen Chirurgen *Bier* durch seine erstaunlichen Erfolge bei **Furunkulose** zum Studium und zur Anerkennung

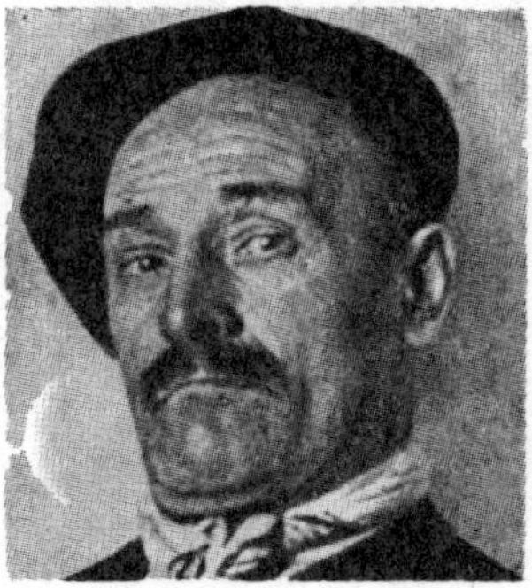

Abb. 12. Sulfur-Typ
Der vielgeschäftige, selbstbewußte Draufgänger mit rotem Kopf und unreiner Haut, voller Pläne, Ideen und Erfindungen.

unserer Homöopathie führte. In der Behandlung schleichender Übel nimmt Sulfur den ersten Rang ein durch seine von innen nach außen auf die Haut leitende Eigenschaft.

Besondere Hinweise auf Sulfur sind Hitzewallungen, Abneigung gegen Wasser und Waschen, sprödes Haar, rauhe trockene Haut, nächtliches Jucken, widerliche Ausdünstung, auffallend rote Lippen (auch ohne die moderne Schminke), Elendsgefühl um 11 Uhr, leiser Schlaf, Verlangen nach frischer Luft, nach Entblößung. Die Schmerzen haben brennenden Charakter, ebenso die Ausscheidungen. Beim Vorliegen solcher Allgemeinsymptome wird am besten 3—4mal 1 Gabe der D30 innerhalb 2 Tagen gereicht und die Nachwirkung abgewartet. Ebenso handle bei dem charakteristischen Durchfall, der in der Frühe aus dem Bett treibt, während umgekehrt ein verstopfter Darm durch niedere Verreibungen (D3) am besten in Gang kommt.

Es gibt von der Skrofulose bis zur Lungenentzündung, vom chronischen Magenkatarrh bis zu Hämorrhoiden, Rückenschwäche und Unterleibsstörungen keine Krankheit, bei der nicht Schwefel als Zwischenmittel oder Heilmittel angezeigt sein kann, besonders dann, wenn jene Neigung zu Hauteruptionen aller Art schon zugegen ist.

Bekannt ist die Linderung von chronischem Rheuma, Gicht, Ischias in den heißen Schwefelquellen von Aachen, ferner die ähnliche Allgemeinwirkung des Jodschwefels in Bad Wiessee.